Leben LERNEN
Klett-Cotta

Zu diesem Buch

Durch bewusste Wahrnehmung verschiedener Körperempfindungen und Gefühle, durch erlebnisorientierte Interventionen mit und am Körper entstehen neue intensive Erfahrungen, die therapeutisch in der Gruppen- und Einzeltherapie sowie in der Erwachsenen- und Kindertherapie genutzt werden können.

Die hier vorgestellten Aufbauübungen zu den Themen *Selbstsicherheit, Körperbewusstsein, Angstbewältigung, Familienanalyse* und *Lebensgeschichte* sind ebenso wie die Übungsblätter, Frage- und Beobachtungsbögen im Bausteinverfahren in der Therapiesitzung anwendbar. Ein exemplarischer Kassenantrag mit Behandlungsverlauf sowie Patientenberichte veranschaulichen die Integration der Übungen in den psychotherapeutischen Behandlungsablauf (für Verhaltenstherapie oder andere Therapieverfahren).

Dieser Band eignet sich – ebenso wie der Band mit den *Basisübungen* – besonders auch als Nachschlagewerk für Therapeuten und Klienten.

Die Reihe »Leben Lernen« stellt auf wissenschaftlicher Grundlage Ansätze und Erfahrungen moderner Psychotherapien und Beratungsformen vor; sie wendet sich an die Fachleute aus den helfenden Berufen, an psychologisch Interessierte und an alle nach Lösung ihrer Probleme Suchenden.

Alle Bücher aus der Reihe »Leben Lernen« finden sich unter www.klett-cotta.de/lebenlernen

Gudrun Görlitz

Körper und Gefühl in der Psychotherapie – Aufbauübungen

Klett-Cotta

Leben Lernen 121

Klett-Cotta
www.klett-cotta.de

Printed in Germany
Umschlag: Klett-Cotta Design
Unter Verwendung eines Fotos von © Annegret Boll
Satz: PC-Print, München/Kösel Media GmbH, Krugzell
Gedruckt und gebunden von Esser printSolutions GmbH, Bretten
ISBN: 978-3-608-89021-1

Sechste, durchgesehene Auflage, 2019

Bibliografische Information der Deutschen Nationalbibliothek
Die Deutsche Nationalbibliothek verzeichnet diese Publikation in der Deutschen Nationalbibliografie; detaillierte bibliografische Daten sind im Internet über <http://dnb.d-nb.de> abrufbar.

Inhalt

Vorwort zur 6. Auflage

Körper- und gefühlsorientiertes Vorgehen spielt in der Psychotherapie eine zunehmend größere Rolle.
Diese Entwicklung ist wahrscheinlich auch dafür verantwortlich, dass nach der 8. Auflage des Bandes *Basisübungen* (LL 120) nun auch der vorliegende Band *Aufbauübungen* bereits in 6. Auflage erscheinen kann. Den Kollegen, Patienten und Lesern, die dies ermöglichen und die sicherlich auch zunehmend von körper- und gefühlsorientiertem Vorgehen in der Psychotherapie profitieren, möchte ich für ihr Interesse ganz herzlich danken.

Augsburg, im März 2019 Gudrun Görlitz

Einführung

Viele Menschen verlangen ihrem Körper selbstverständliches Funktionieren ab und spüren ihn nur, wenn er schmerzt, andere laufen vor ihren Gefühlen davon, aus Angst überwältigt zu werden. Körper- und Gefühlssignale wertschätzen zu lernen – in der Psychotherapie und im täglichen Leben – ist das Ziel dieses Buches.

Wie vermittle ich meinen Patienten »Gefühle zuzulassen« und mit ihrem Körper bewusster umzugehen? Wie kann ich Angstbewältigung, Selbstsicherheit und die Arbeit am lebensgeschichtlichen Hintergrund erlebnisorientiert – unter Einbeziehung von Körper und Gefühl – nahe bringen? In den Kapiteln **Selbstsicherheit, Körperbewusstsein, Angstbewältigung, Familienanalyse** und **Analyse der Lebensgeschichte** des vorliegenden Bandes kann der Leser Antworten auf diese Fragen finden. Insbesondere Therapeuten, die eher integrativ arbeiten und sowohl an der Veränderung der aktuellen Situation als auch an lebensgeschichtlichen Hintergründen interessiert sind, werden zahlreiche Anregungen finden.

Mit den beiden Bänden »Körper und Gefühl in der Psychotherapie *(Basis- und Aufbauübungen)* habe ich Erfahrungen aus meiner langjährigen psychotherapeutischen Arbeit gesammelt, die ich dem Leser gerne weitergeben möchte. Da mein Fundus an erlebnisorientierten Übungen inzwischen sehr umfangreich geworden ist, sind daraus nun zwei Bände entstanden, sodass Sie auch gezielt je nach Schwerpunktthemen auswählen können.

Die dargestellten körper- und gefühlsorientierten Übungen sollen Patienten helfen, die Potentiale von Körper und Gefühlen für ein gesünderes Leben nutzbar zu machen. Zu den eher grundlegenden und in nahezu jeder Psychotherapie relevanten Themen **Kontakt, Entspannung, Körperwahrnehmung** und **Gefühl** habe ich im ersten Band die wichtigsten *Basisübungen* zusammengestellt.

Im vorliegenden Band *Aufbauübungen* finden sich neben einfacheren auch komplexere Übungen. Auch wenn ich die Übungen hauptsächlich im Rahmen meiner verhaltenstherapeutischen Ar-

beit mit Patienten und Weiterbildungsteilnehmern gesammelt habe, so können diese doch ebenso gut von Psychotherapeuten unterschiedlicher Richtungen angewandt werden. Der Band *Aufbauübungen* kann zum Einstieg und auch als weiterführende Lektüre des Bandes *Basisübungen* verwendet werden.
Der Aufbau dieses Buches soll dem Leser möglichst übersichtlich sowohl die Einbettung als auch die Anwendung der Übungen verdeutlichen. Damit Sie sich mühelos zurechtfinden können, finden Sie in jedem der Kapitel folgendes Schema wieder:

- Jedes Kapitel beginnt mit Informationen zu psychotherapeutischen *Grundlagen* der einzelnen Themen und Störungsbereiche.
- Danach gibt eine kurze tabellarische *Übersicht* dem Leser Hinweise für die Anwendung der Übungen und Therapiematerialien.
- Das Kernstück eines jeden Kapitels bildet die detaillierte Beschreibung des Aufbaus und der Durchführung der *Übungen.*
- Anschließend folgen *Therapiematerialien* zum jeweiligen Thema.
- Abschließend gibt es noch *Informationen* für Patienten einschließlich einiger *Patientenberichte*, die der Therapeut seinen Patienten aushändigen kann.

Dafür, dass es mir in den vergangenen Jahren möglich war, sehr viel Zeit und Energie diesem Projekt zu widmen, möchte ich mich bei allen, die mir Verständnis sowie emotionale und körperliche Unterstützung entgegenbrachten und die Texte kritisch lasen, bedanken.

A) Grundlagen: Erlebnisorientiertes Vorgehen in der Psychotherapie

1. Vorteile des erlebnisorientierten Vorgehens

Ein wesentliches Ziel in der Psychotherapie besteht darin, neue Erlebnis- und Erfahrungsmöglichkeiten für Patienten zu schaffen. In den Anfängen der Verhaltenstherapie wurden überwiegend verhaltensorientierte Methoden angewandt, später dann auch kognitive. Körperliche und emotionale Methoden jedoch eröffnen ein ganz neues vielfältiges Spektrum von Zugangsweisen (vgl. auch *Sulz u. Lenz,* 2000; *Disse,* 2004; *Sulz* et al., 2005).

Durch konkrete erlebnisorientierte Interventionen auf der körperlichen und emotionalen Ebene können bestimmte Stimmungszustände provoziert werden, die ihrerseits Veränderungen auf der kognitiven und der Verhaltensebene nach sich ziehen.

Erlebnisorientierte Methoden erleichtern über Emotionen die Internalisierung von Veränderungen. In der klinischen Praxis haben wir es häufig mit Menschen zu tun, die große Schwierigkeiten haben, neue Erfahrungen zu machen, Gefühle und Körperempfindungen wahrzunehmen und für sich zu nutzen. Aus diesem Grund ist es sehr nützlich, im psychotherapeutischen Setting selbst neue Erfahrungs- und Erlebnismöglichkeiten zu schaffen, die dann schrittweise und systematisch in den Alltag des Patienten integriert werden können und damit auch automatisch sein Erlebnis- und Verhaltensrepertoire erweitern.

Basierend auf Forschungsarbeiten über die neurologischen Grundlagen von Emotionen weisen *Kanfer* et. al. (1996) auf die Bedeutung der affektiv-gefühlsorientierten Methoden hin. Die entsprechenden Untersuchungsergebnisse legen nahe, »dass affektive Erfahrungen weitgehend durch die rechte Hirnhemisphäre und durch subkortikale Strukturen einschließlich des limbischen Systems reguliert werden (*Mac Lean,* 1952). Im Gegensatz dazu werden kognitiv-symbolische Erfahrungen primär durch die linke Hemisphäre kontrolliert.« (S. 406)

Auch wenn diese Differenzierung heute nicht mehr ganz so unumstritten ist, bietet sie doch Hinweise dafür, dass affektiv-erlebnisorientierte Methoden die Internalisierung von neuen Erfahrungen erleichtern. Vgl. auch Erkenntnisse der Neuropsychotherapie (*Grawe*, 2004).

Diese Aktivierung kann im emotionalen und körperlichen Bereich methodisch folgendermaßen eingeleitet werden:

1. Durch **Entspannungs- und Besinnungsübungen, Phantasiereisen, Imaginations- und Vorstellungsübungen**, bei denen die gesamte Vielfalt des Wahrnehmungs- und Erlebnisspektrums evoziert werden kann (kinästhetisch, auditiv, visuell, olfaktorisch, gustatorisch, kognitiv, emotional und physiologisch), geraten die Patienten in einen emotionalen und Emotionen stimulierenden Zustand mit entsprechenden Körperempfindungen. Die häufig notwendige Wiederbelebung und Verknüpfung der verschiedenen Wahrnehmungs- und Erlebnisbereiche ist in entspanntem Zustand meist sehr wirksam. Bezüglich einer notwendigen Verhaltensänderung können Vorstellungsübungen auch für entsprechende Induktionen, ähnlich wie in der *Hypnotherapie* oder bei *systematischer Desensibilisierung*, genutzt werden (siehe z. B. Übungen wie *Phantasiereise Traumland* / Einfühlen* /Rosenstrauch* usw.).

2. Durch **Übungen, die gezielt an bestehende körperliche und emotionale Zustände anknüpfen**, kann sowohl in Einzel- als auch in Gruppensitzungen direkt am hilfreichen Umgang mit Körperempfindungen und Emotionen gearbeitet werden (siehe z. B. Übungen *Tröster* / Gefühle atmen* / Dialog mit der Angst / Elternvorstellung* usw.).

---

* (Die mit einem * versehenen Übungen finden sich im Band *Basisübungen*, die restlichen Übungen im vorliegenden Band *Aufbauübungen*)

3. Durch **körperliche und emotionale Interaktionen der Teilnehmer in der Gruppe** können reale neue Erfahrungen erlebt werden, die für Verhaltens- und Einstellungsänderungen sowie Rückmeldeprozesse genutzt werden können (siehe z. B. Übungen *Rücken an Rücken* / Streicheleinheiten* / Begrüßungskuss / Selbstsicherheitsmaschine /Partner-Atmen** usw.).

4. Durch **Übungen, die gezielt emotionale und körperliche Reaktionen evozieren**, können neue Erfahrungen vermittelt und Verhaltensspielräume eröffnet werden. (siehe z. B. Übung *Gefühlstopf* / Gefühlskreis* / Heißer Stuhl / Indianertrab* usw.).

5. Durch **Übungen zur emotionalen Rekonstruktion** (im Bereich der Gruppenwirkfaktoren auch als Katharsis bezeichnet) können unangemesse Affekte, die als Relikt belastender lebensgeschichtlicher Ereignisse das heutige Leben beeinträchtigen, verarbeitet werden (siehe z. B. Übungen *Ich bin nicht allein, ich habe mich/Reise zu den Stärken* / Familienbotschaften / Gangarten* usw.).

6. Durch **körperorientierte Übungen** können neue emotionale und körperliche Erfahrungen in den Bereichen Körperkontakt, Körperwahrnehmung, Körperbewusstsein, körperliche Aktivierung usw. vermittelt und gleichzeitig auch neue emotionale Zustände ausgelöst werden (siehe Übungen *Winken* / Entspannungsstern* / Kopfwiegen* / Tanzchoreographie / Feldenkrais / Indianertrab / Hyperventilation / Drängeln* usw.).

Sowohl die emotionale als auch die physiologisch-körperliche Stimulierung von Patienten in der therapeutischen Einzel und Gruppensitzung muss jedoch diagnostisch und im Gesamttherapiekonzept wohl überlegt sein und darf nicht nur um ihrer selbst willen oder als »Nabelschau« durchgeführt werden (vgl. *Röhricht*, 2000, und *Schmitz*, 2001).

Im Folgenden möchte ich noch weitere Vorteile des erlebnisorientierten Vorgehens in der Psychotherapie für Patienten und Therapeuten im Überblick darstellen:

10 Gründe für erlebnisortientiertes Vorgehen in der Psychotherapie

1. Bessere Verankerung neuer Verhaltensweisen aus lernpsychologischer Sicht durch Nutzung verschiedener Erlebnisebenen.
2. Reduzierung des sprachlichen Übergewichts in der Therapiesituation.
3. Erweiterung des Verhaltensrepertoires insbesondere auf der nonverbalen Ebene.
4. Nutzung mehrerer Sinneskanäle.
5. Förderung des Aufbaus von Kongruenz und Authentizität, d. h. der Übereinstimmung von »Innen und Außen« (Fühlen, Denken, körperlichen Reaktionen und Verhalten).
6. Erleichterung des therapeutischen Zugangs zu Emotionen.
7. Mobilisierung von therapeutischem Wissen, bedingt durch die implizite Förderung von Phantasie und Kreativität.
8. Geringere Ansprüche an Patienten bezüglich »intellektueller Differenziertheit«.
9. Förderung von Leichtigkeit, Mühelosigkeit, Spaß und Lebendigkeit in der Therapiesituation.
10. Herstellen einer Verbindung von Kopf und Körper.

Das Zusammenspiel von Körper, Gefühl, Gedanken und Verhalten sowie die mögliche Anwendung erlebnisorientierter Übungen möchte ich an einem Fallbeispiel demonstrieren.

2. Fallbeispiel: Essstörung

Marion, 23 Jahre alt, leidet unter Bulimie. Mit 14 Jahren, als ihre Figur weiblicher wurde, begann ihr Vater, sie mit anzüglichen Blicken und Bemerkungen über ihre »neuen Rundungen« zu verunsichern. Das verwirrte Marion, machte sie wütend und traurig zugleich. Die Ballettlehrerin, deren große Karrierehoffnung und Liebling sie bis dahin gewesen war, kritisierte plötzlich öffentlich den Umfang ihrer Oberschenkel und ihr Gewicht. Marion fühlte Enttäuschung, Scham und Peinlichkeit. Sie bekam Angst um ihren Traumberuf als Balletttänzerin, für den sie bisher in hartem jahrelangen Training nahezu ihre gesamte Freizeit geopfert hatte. Die Mutter forderte, trotz ihrer sehr guten Schulleistungen, wie immer einfach nur mehr Disziplin und noch mehr Leistungsbereitschaft. Von ihr fühlte sie sich lieblos behandelt und unverstanden. Sie sollte einfach nur wie bisher brav sein, funktionieren und einen grazilen, schlanken Körper haben, wie die Models in Mutters Frauenzeitschriften.

Die Eltern gerieten in eine Ehekrise, stritten sich fast täglich. Sie warfen sich gegenseitig lautstark vor, Marion falsch erzogen zu haben. Marion fühlte sich schuldig.

Aber niemand interessierte sich für ihre Gefühle und dafür, was in ihr innerlich, neben all den Auswirkungen der hormonellen Veränderungen in dieser Zeit der Pubertät, vorging. Wenn sie mit ihrer überschlanken Schulfreundin über ihren Kummer sprach, berichtete diese nur begeistert von ihren eigenen Diäten.

Dann ging alles sehr schnell. Marion lehnte ihren Körper immer mehr ab. Sie erlebte diesen zunehmend weiblicheren Körper als etwas Fremdes, Störendes, das sie aus ihrer bisher »heilen Welt« herausgerissen hatte. Sie gab ihm die Schuld an ihrer Unsicherheit, Traurigkeit, Verzweiflung. Er machte sie wertlos. Sie hasste ihn. Er musste verändert werden, das erschien ihr die einzig mögliche Lösung zu sein. Sie erlebte sich nur noch aus »falschem Körper« bestehend, fett und hässlich. Sie glaubte, von den Menschen um sich herum nur mit einem »richtigen«, schlanken, leichtgewichtigen Körper akzeptiert zu werden. Nur so dachte sie der Lächerlichmachung und Kritik entgehen zu können.

Sie war ehrgeizig, immer noch eine gute Schülerin, und so beschloss sie, ihren Ehrgeiz auch für ihr neues Ziel – das radikale Abnehmen – einzusetzen. Sie konnte damit jedoch nicht mehr aufhören, alles wurde noch schlimmer. Sie musste schließlich das Ballett aufgeben, da sie mehrmals kollabiert war. Nun gab es nur noch die Kalorien, die Waage und das Zentimetermaß. Jedes Pfund weniger löste Euphorie aus, jedes Gramm mehr Abscheu und Traurigkeit.

Mit 15 Jahren kam sie in einem lebensbedrohlichen anorektischen Zustand zunächst zur Zwangsernährung ins Krankenhaus. Danach wurde sie in eine psychosomatische Klinik verlegt, wohin sie nach einem dramatischen Rückfall 1 Jahr später noch einmal kam. Sie hatte Leistung und Essen verweigert, war nicht mehr zur Schule gegangen und hatte das Gymnasium abgebrochen.
Als sie endlich zuzunehmen begann, waren alle erleichtert. Keiner wusste damals, dass sie täglich bis zu fünf Heißhungeranfälle hatte und heimlich erbrach. Sie ekelte sich vor sich.
Schließlich ging sie noch einmal zur stationären Psychotherapie in die Klinik, diesmal freiwillig, weil sie bei ihrem letzten Aufenthalt eine gute Vertrauensbeziehung zu ihrer Bezugstherapeutin aufbauen konnte. Anschließend verspürte sie erstmals ausreichend Motivation, sich in eine von Ärzten und Therapeuten schon lange empfohlene ambulante Anschluss-Psychotherapie zu begeben.
Als sie sich erstmals bei mir vorstellte, war sie 22 Jahre alt. Sie wohnte noch zu Hause und bemühte sich um Anpassung. Das Verhältnis der Eltern untereinander war sehr kühl. Ihre Beziehung zu ihnen war eng und gespannt. Sie fühlte sich ständig beobachtet und kontrolliert. Sie hatte mit Mühe einen Realschulabschluss geschafft und jobbte als Bedienung, obwohl sie mit einem IQ von 136 hochbegabt war. Sie fühlte sich in der Kneipe fehl am Platz und unterfordert. Sie verspürte das dringende Bedürfnis nach geistiger Nahrung. Sie war nun entschlossen, ihr Leben zu verändern, es selbst in die Hand zu nehmen und wusste gleichzeitig, dass sie dazu noch weitere professionelle Hilfe benötigte.

Wir legten folgende Behandlungsziele fest:

- *Aufbau von adäquater Körperwahrnehmung und gesundem Körperbewusstsein (einschließlich gesundem Essverhalten)*
- *Förderung der emotionalen Wahrnehmungs- und Ausdrucksfähigkeit*
- *Förderung der Autonomieentwicklung durch Verarbeitung lebensgeschichtlich bedingter und aktueller Konfliktsituationen, auch unter Einbeziehung der Herkunftsfamilie*
- *Aufbau von Selbstsicherheit und Durchsetzungsfähigkeit, zum Teil in Einzel-, zum Teil in Gruppentherapie*
- *Lebensplanung unter Berücksichtigung der vorhandenen Begabungen und Ressourcen.*

Marion hat sich inzwischen intensiv mit ihrem Körperbild, ihren Gefühlen und ihrer Familie auseinander gesetzt. Die Ess-Brechanfälle konnte sie auf ca. drei pro Monat reduzieren. Sie treten immer noch besonders dann auf, wenn sie sich unverstanden, kritisiert, abgelehnt oder einsam fühlt und ihren durch den »Gefühlswirrwarr« entstehenden körperlichen

und emotionalen Spannungszustand nur durch »Fressen und Kotzen«, wie sie es nennt, glaubt lösen zu können. Aufgrund der bisherigen guten Fortschritte kann Marion hoffentlich diese »Restsymptomatik« auch noch in den Griff bekommen.
Im bisherigen Therapieverlauf waren für Marion körperorientierte Übungen und Therapiematerialien (z. B. *Atementspannung**, *Körperbild, Grundbedürfnisse** usw.), Übungen und Materialien zum Umgang mit Gefühlen (z. B. *Tröster, Ich bin nicht allein ich habe mich, Gefühlspolaritäten* usw.*) und die allmähliche Ablösung von ihrer Herkunftsfamilie (z. B. *Elternvorstellung, Familienbotschaften, Erziehersätze* usw.) wichtig. Regelmäßige Sitzungen mit den Eltern, die allmählich Marions Krankheit verstehen und akzeptieren gelernt haben, waren dabei sehr hilfreich.
Nach 28 Einzelsitzungen möchte sie nun an einer körper- und gefühlsorientierten Selbstsicherheitsgruppe teilnehmen.

Dieses Fallbeispiel, das wir in ähnlichen Variationen in unseren psychotherapeutischen Praxen vielfach erleben, veranschaulicht in drastischer Weise die Zusammenhänge zwischen Körper und Gefühl, der Entwicklung des Körperbilds und der familiären Situation. Natürlich dürfen auch persönliche Veranlagungen sowie soziokulturelle und Umweltbedingungen nicht außer Acht gelassen werden. Erlebnisorientiertes Vorgehen ist bei diesen, meist kognitiv betonten, Patientinnen häufig sehr hilfreich.

3. Denken, Fühlen, Spüren, Handeln: Theoretische Betrachtungen

Dieses Kribbeln im Bauch, das man nie mehr vergisst,
wie wenn man zu viel Brausestäbchen isst,
dieses Kribbeln im Bauch, kennst Du doch auch,
einfach überzuschäumen vor Glück
(Pe Werner)

Mein Herz hüpft vor Freude
Diese Enttäuschung liegt mir schwer im Magen
Ein großer Trauerkloß sitzt in meinem Hals und will nicht hochkommen
Mein Kopf brummt sorgenvoll
Meine Beine sind lahm vor Schreck
Die Begeisterung lässt mein Herz höher schlagen
Schuldgefühle lasten zentnerschwer auf meiner Brust
Meine Knie zittern vor Angst
Ich fühle mich so bedrängt, dass mir fast die Luft zum Atmen fehlt …

Diese und andere Alltagsäußerungen sprechen für sich und machen die Beziehung zwischen Gefühlen und entsprechenden Körperreaktionen deutlich. Die Auswirkungen der Gefühle auf den Körper werden auch als Psychosomatische Reaktionen bezeichnet. Dauern diese psychosomatischen Reaktionen über einen längeren Zeitraum an oder besteht ein Ungleichgewicht zwischen Erregung und Entspannung, so können sich aus den psychosomatischen Reaktionen auch psychosomatische Erkrankungen entwickeln.

Zur Verdeutlichung des Verständnisses von psychosomatischen Störungen hier noch eine Definition aus dem Kompendium der Psychiatrie und Psychotherapie:

> *»Unter dem Begriff der* ***psychosomatischen Störungen im engeren Sinne*** *werden jene somatischen Erkrankungen zusammengefasst, bei deren Entstehung, Aufrechterhaltung und Verlauf psychische Faktoren zumindest teilursächlich wirksam sind. Von* ***somatopsychischen Prozessen*** *wird dann gesprochen, wenn somatische Störungen sekundär zu bestimmten psychischen Veränderungen führen. Darüber hinaus werden in einem*

weitergefassten Kontext zu den psychosomatischen Störungen auch Erkrankungen gerechnet, bei denen Wechselwirkungsprozesse zwischen psychischem Erleben einerseits und körperlichen Phänomenen andererseits wirksam sind.« (Freyberger u. Stieglitz, 1996, S. 185)

In ihrem *Programm zur Gesundheitsförderung* schreiben *Franke* u. *Möller* (1993): »Kann jemand, z. B., wenn er beleidigt wird, diese Beleidigung nicht zurückweisen oder schimpfen, den anderen zu einer Entschuldigung auffordern, sich laut ärgern oder etwas Ähnliches tun, so kommt es zu einer Überaktivierung der physiologischen Ebene. Gesundheitsförderlich ist es somit, auf allen Reaktionsebenen ein großes Repertoire an verschiedenen Strategien zur Verfügung zu haben, das man jeweils situationsangemessen einsetzen kann.« (S. 10)

Übungen zum Gefühlsausdruck, zur Körperwahrnehmung, zum Aufbau sozialer Kompetenz, zur Entspannung und zum Abbau von Ängsten tragen dazu bei, das Repertoire im Umgang mit Gefühlen und Körperreaktionen zu erweitern (vgl. z. B. Übungen *Begrüßungskuss, Entspannungsstern*, Streicheleinheiten*, Heißer Stuhl* usw.). Verschiedene der von mir vorgestellten Übungen, welche die Verbindung von Körper und Gefühl zum Ziel haben, lehnen sich an das »Konkordanzkonzept« von *Gerber, Miltner, Birbaumer und Haag* (1989) an.

Die *Konkordanztherapie* hat zum Ziel, eine Übereinstimmung *(Konkordanz)* von Denken, Fühlen, Handeln und physiologischen Reaktionen herzustellen. Sie ist das Ergebnis langjähriger experimenteller klinischer Untersuchungen. Die Konkordanztherapie wurde im Rahmen einer von der Deutschen Forschungsgemeinschaft geförderten Studie zur »differentiellen Indikation psychologischer Interventionsverfahren bei psychosomatischen Patienten« durchgeführt. Die Autoren haben festgestellt, dass bei psychosomatischen Patienten eine sogenannte *Diskordanz* (mangelnde Übereinstimmung) der einzelnen Ebenen vorliegt. Die Unfähigkeit des Patienten zur angemessenen Wahrnehmung des Körpers, v. a. in belastenden Situationen, spielt dabei eine wichtige Rolle.

Eine adäquate Körperwahrnehmung ist neben kognitiven Bewältigungsfähigkeiten eine wichtige Voraussetzung für Emotionen. Die

Autoren gehen davon aus, »dass Patienten mit psychosomatischen und psychophysiologischen Erkrankungen eine mangelnde Fähigkeit besitzen, die mit einer autonomen Reaktion verbundenen interozeptiven Afferenzen zu diskriminieren und zu benennen. Aufgrund dieser Überlegungen scheint uns eine adäquate Bearbeitung solcher Verhaltenselemente bei psychophysiologisch gestörten Patienten angezeigt.« (S. 11).

Dabei gehen die Autoren, unter Berücksichtigung der mangelnden autonomen Wahrnehmung und Selbstregulation bei diesen Patienten, von einer Diskrepanz zwischen den einzelnen Ebenen des menschlichen Erlebens und Verhaltens aus (Gedanken, Gefühle, Körperreaktionen und Verhalten). Diese Patienten können situationsabhängige Stressinduktionen und deren physiologische Korrelate nicht entsprechend gedanklich zuordnen und die notwendige Gegenregulation einleiten. Als Ursache physiologischer Störungen im Erwachsenenalter (wie z. B. Migräne oder Asthma) wird die »verminderte Fähigkeit zur viszeralen Selbstregulation autonomer Prozesse« in der Kindheit betrachtet. Der Erwachsene leidet somit unter lang andauernden, während der Sozialisation erworbener ungünstiger Einstellungs- und Verhaltensmuster.

Das Ziel der Konkordanztherapie besteht darin, durch eine bessere Übereinstimmung der Erlebnisebenen eine angemessene Bewältigung belastender Alltagssituationen aufzubauen. Sie bedient sich dabei u. a. verschiedener Methoden der Stressinduktion, um bestimmte Körperreaktionen und Gefühle, einschließlich entsprechender Gedanken und Verhaltenstendenzen, hervorzurufen. Körperwahrnehmungsübungen werden mit kognitiven Methoden verknüpft, dabei wird die Wichtigkeit des unablässigen Abfragens von Körperempfindungen und Kognitionen der Patienten durch den Therapeuten hervorgehoben.

Im Band *»Basisübungen«* habe ich versucht, im theoretischen Teil den aktuellen Stand des körperorientierten Vorgehens in der Psychotherapie darzustellen, nun möchte ich zusätzlich die emotionale Seite beleuchten.

4. Die emotionale Wende in der Verhaltenstherapie – Wunsch oder Wirklichkeit?

Nach der *kognitiven Wende* gibt es inzwischen zahlreiche Ansätze, die auf eine emotionale Wende hinweisen, diese möchte ich im Folgenden kurz vorstellen. Zuvor möchte ich jedoch den Komplexitätsgrad der möglichen Gefühle und Gefühlsbewertungen an einem *Beispiel* verdeutlichen, das mir immer wieder in der Kinder- und Familientherapie in ähnlicher Form begegnet:

Ein Ehemann beobachtet seine Ehefrau beim gemeinsamen Spiel mit den Kindern. Diese Beobachtung kann folgende unterschiedliche Gefühle bei ihm auslösen:

- *Vergnügen angesichts dieser harmonischen Szene*
- *Freude darüber, dass seine Frau den Kindern Zuwendung gibt*
- *Überraschung darüber, dass Mutter und Kinder nach langer Zeit wieder einmal miteinander spielen*
- *Angst, dass das Haushaltsgeld nicht reichen könnte, weil die Ehefrau schon wieder ein neues Spiel gekauft hat*
- *Ärger, weil der Abwasch in der Küche noch nicht erledigt wurde*
- *Enttäuschung, weil Frau und Kinder ihn nicht bitten mitzuspielen*
- *Verachtung und Geringschätzung, weil er Spielen für sinnloses Vergnügen hält*
- *Neid, weil seine Frau, seiner Meinung nach, viel besser mit den Kindern spielen kann als er selbst*
- *Eifersucht, weil die Ehefrau sich ihm nicht sofort zuwendet und das Spiel unterbricht, wenn er den Raum betritt*
- *Schuldgefühle, weil ihn die Szene daran erinnert, dass er selbst schon lange nicht mehr mit seinen Kindern gespielt hat.*

Wenn nun der Ehemann seine Gefühle nicht äußern und wortlos den Raum verlassen würde, könnten sich wiederum bei Mutter und Kindern, je nach Deutung der Situation und eigenen Erfahrungen, folgende unterschiedliche Gefühle einstellen:

Überraschung – Freude – Erleichterung – Zufriedenheit – Stolz – Gelassenheit – Dankbarkeit – Rührung – Mitgefühl – Enttäuschung – Furcht – Reue – Sorge – Zorn – Missmut – Abneigung

Dies ist nur eine Auswahl. Eine umfangreiche Auflistung von Gefühlen finden Sie in den Therapiematerialien (siehe auch Band *»Basisübungen«: Gefühlspolaritäten, Basisgefühle*).

Wenn nun Mutter und Kinder diese Gefühle ebenfalls für sich behalten würden, könnte dies zu hochgradigen familiären Spannungen führen, nur weil die Mutter den Kindern die für die gesunde Entwicklung der Kinder notwendige Zuwendung gab und mit den Kindern ein Spiel gespielt hat.

Wenn wir uns dann noch mit den persönlichen Deutungen der an der Situation beteiligten Personen beschäftigen würden, wäre wohl auch beim Leser die Gefühlsverwirrung perfekt.

Wie können diese komplizierten wechselseitigen Prozesse in der Psychotherapie bearbeitet, aufgelöst, verändert werden?

1. *Es ist sicherlich sinnvoll, diesen Teufelskreis kognitiv zu erklären. Dies gelingt z. B. anhand des Modells der vier Erlebnisebenen (siehe Therapiematerialien) oder mit Hilfe der Video-Analyse einer Spielsituation der Familie.*
2. *Die Modelle von Kindererziehung, die Einstellung gegenüber Zuwendung und Spiel, die gegenseitigen Erwartungen können mit verschiedenen Methoden kognitiv und emotional analysiert werden (z. B. Übung Familiensoziogramm, Gefühlstopf*).*
3. *Die belastenden lebensgeschichtlichen Erfahrungen der Eltern können körperorientiert bearbeitet werden (z. B. Übung Familienbotschaften).*
4. *Falls der Vater nur aufgrund eines erhöhten Erregungsniveaus – aufgrund persönlicher Überlastung – ärgerlich reagiert, könnten auf der körperlichen Ebene Entspannungsübungen hilfreich sein.*
5. *Mit möglichen Ängsten oder anderen negativen Gefühlen kann auf der emotionalen Ebene gearbeitet werden (z. B. Problemanalyse oder Dialog mit der Angst).*
6. *Auf der Verhaltensebene kann der Familie eine Reihe von therapeutischen Übungsaufgaben gegeben werden.*

Weitere Methoden sind denkbar. Das Beispiel soll auch verdeutlichen, wie eng Gedanken und Gefühle verknüpft sind und wie stark sich die persönliche Lebensgeschichte auf diese und auf das Verhalten auswirken kann. Auch die physiologischen Reaktionen können dabei eine entscheidende Rolle spielen, wenn z. B. ein Kind alleine schon beim Anblick des ärgerlichen Gesichts des Vaters zu zittern beginnt und einen Schweißausbruch bekommt, daraufhin ein Glas umstößt und damit erneut negative Emotionen in der Familie auslöst.

Methoden, die sich auf Verhalten und Gedanken beziehen, sind inzwischen gut erforscht und reichlich vorhanden. Die biologische Psychologie, die Verhaltensmedizin, die Biochemie und Neurophysiologie beschäftigen sich seit längerer Zeit mit den physiologischen und biochemischen Grundlagen des menschlichen Erlebens. Wie steht es aber mit den Gefühlen?

Die *kognitive Wende* in der Verhaltenstherapie vollzog sich etwa ab 1965. Dies war eine wichtige Ergänzung zu den lerntheoretischen Grundlagen. Im Rahmen dieser kognitiven Wende hat *Ellis* (1977/2004) die *rational-emotive Therapie* entwickelt. Er machte deutlich, dass Gefühle und Gedanken eng miteinander verbunden sind, sich gegenseitig bedingen und auslösen können.

Gefühlstheorien werden auch heute noch häufig in Verbindung mit Kognitionen diskutiert, dafür existieren vier mögliche Varianten

- *Gefühle und Gedanken sind gleichbedeutend*
- *Gefühle sind die Folge von Gedanken*
- *Gefühle treten spontan auf, die Gedanken folgen später*
- *Gefühle und Gedanken entwickeln sich parallel und können auch unabhängig voneinander bestehen.*

Daraus folgt, dass manche Psychotherapeuten zwischen Gedanken und Gefühlen nicht unterscheiden und Gefühle immer unter Kognitionen subsumieren. Andere dagegen legen primär Wert auf die Berücksichtigung der Gefühle in der Therapie und wieder andere versuchen, Methoden zu entwickeln, um mit Gefühlen und Gedanken nacheinander oder gleichzeitig zu arbeiten. Jede dieser Vorgehensweisen lässt sich begründen und hat ihre speziellen Vorteile. Vielleicht ist auch der therapeutische Effekt ähnlich.

Wichtig erscheint mir jedenfalls, dass den Gefühlen der ihnen gebührende Stellenwert auch in der verhaltenstherapeutischen Psychotherapie eingeräumt wird.

Das gesellschaftliche Interesse an Gefühlen scheint groß zu sein. Dafür spricht z. B., dass das Buch von *Daniel Goleman* (1995) *Emotionale Intelligenz* in Amerika und auch bei uns ein Bestseller wurde.

Für manche Psychotherapeuten spielten Gefühle jedoch lange Zeit eine untergeordnete Rolle.

Im zweibändigen *Lehrbuch der Verhaltenstherapie* von *Margraf* (1996), mit einem Gesamtumfang von ca. 1000 Seiten, beschäftigten sich damals nur wenige Autoren mit dem Thema Emotionen. Anleitungen für Interventionen im Gefühlsbereich und für körperorientierte Methoden kommen hier noch zu kurz. In der Ausgabe von 2008 findet sich inzwischen jedoch ein ganzes Kapitel über den Zusammenhang von Emotionen und Kognitionen. In Band 2 (Störungen) findet der Leser im Stichwortverzeichnis nur eine einzige Seitenangabe für den Begriff *Emotionalität. Emotion* und *Gefühl* tauchen im Stichwortverzeichnis gar nicht auf. Lediglich im Glossar wird unter dem Begriff Emotion u. a. kurz erklärt, dass es bei starken Emotionen zu zeitweisen Beeinträchtigungen des klaren Denkens und angemessenen Handelns kommen kann. »Versuche zur Einteilung von Emotionen sind umstritten, am besten haben sich Konzepte zur Einteilung von Primäremotionen durchgesetzt.« (S. 467)

In Band 1 (Grundlagen, Diagnostik, Verfahren, Rahmenbedingungen) beschäftigen sich von insgesamt 39 Kapiteln zumindest drei etwas ausführlicher mit Gefühlen.

Pauli, Rau und Birbaumer beschreiben hier im Rahmen ihres Kapitels über die biologischen Grundlagen der Verhaltenstherapie auf zweieinhalb Seiten die Entstehung von Emotionen sowie die Primäremotionen. (S. 67 bis 81).

Es finden sich aber kaum, außer bei *Lutz,* Vorschläge für verhaltenstherapeutische Interventionen, die sich mit der Förderung von Wahrnehmung und Ausdruck von Gefühlen beschäftigen. *Lutz und Koppenhöfer* gehörten bis vor kurzem zu den wenigen Verhaltenstherapeuten, die erlebnisorientierte Interventionen im Bereich der Körperwahrnehmung und Emotionen einbeziehen (vgl.

hierzu auch die Übung *Genießen** im Kapitel Körperwahrnehmung).
Lutz beschreibt im Rahmen der Euthymen Therapie (S. 113 bis 128 und S. 335 bis 352) ausführlicher verhaltenstherapeutische Methoden im emotionalen Bereich, insbesondere die Arbeit mit positiven Gefühlen.
Revenstorf (S. 140) erwähnt, dass Emotionen für Verhaltenstherapeuten schon immer eine Bedeutung gehabt haben, wenn auch meist im Sinne von Reduktion von Emotionen, die als Beeinträchtigung empfunden werden, wie z. B. Angst, Trauer, Wut, Scham usw.
Zahlreiche neuere Veröffentlichungen zum Thema Emotionsarbeit in der Psychotherapie sind seit 1996 erschienen und emotionsbezogene Therapie wird auch in der verhaltenstherapeutischen Praxis immer häufiger umgesetzt, vgl. *Greenberg* (2006), *Rabaioli-Fischer* (2007), *Lammers* (2007) und *McKay* (2008). Deshalb wird heute vielfach bereits von einer *emotionalen Wende* in der Verhaltenstherapie gesprochen.

5. Erkenntnisse der Emotionsforschung

Im Rahmen der Strategischen Kurzzeittherapie beschäftigte sich Sulz bereits 1994 im Gegensatz zu den o.g. Lehrbüchern sehr ausführlich mit emotionspsychologischen Grundlagen und der Beschreibung unterschiedlicher Gefühlszustände. Von einer affektiv-kognitiven Entwicklungstheorie kommt er dabei zu einer affektiv-kognitiven Störungstheorie, die für das therapeutische Vorgehen relevant ist. Den Gefühlen räumt er dabei zentrale Bedeutung ein.

Im *Lehrbuch der Selbstmanagement-Therapie* (*Kanfer, Reinecker, Schmelzer,* 1996) sprechen die Autoren über Anzeichen für eine *emotionale Wende* in der Psychologie und in der Verhaltenstherapie. »Neue Forschungsarbeiten zum Thema von Emotionen gehen von deren evolutionärer Bedeutung für das (Über-)Leben der Menschheit aus.« (S. 399) Diese Forschungsergebnisse führen zu folgenden Erkenntnissen:

- *Gefühle sind genetisch angelegt und allen Menschen gemeinsam*
- *Emotionen dienen dem Überleben des Organismus*
- *Sie dienen der Anpassung an die Umwelt*
- *Evolutionsbiologisch betrachtet, sind Emotionen positiv zu sehen, da sie helfen, den Reproduktionserfolg sicherzustellen*
- *Emotionen sind komplexe Verhaltensketten*
- *Sie tragen zu einem Gleichgewichtszustand bei*
- *Sie variieren auf drei Dimensionen: Intensität, Ähnlichkeit und Polarität*
- *Es gibt primäre (z. B. Angst) und sekundäre Emotionen (z. B. Angst vor der Angst) sowie Mischformen (Scheu wird z. B. bei Zimbardo (1995) als eine Kombination von Furcht und Überraschung bezeichnet).*

Im Rahmen der biologischen Psychologie weisen *Birbaumer und Schmidt* (1991) noch auf folgende zusätzliche Aspekte hin:

- *Gefühle bewegen sich in den Dimensionen angenehm – unangenehm sowie erregend – desaktivierend (Freude z. B. ist angenehm/erregend, Trauer dagegen unangenehm/desaktivierend).*

- *Die Ausdrucksäußerungen des* **Gesichts**, *welche die primären Emotionen begleiten, sind angeboren. Sie können in allen menschlichen, auch sog. Primitivkulturen identifiziert werden.*
- *Bestimmte Darstellungsregeln für einzelne Gefühle können zwar die angeborenen Muskelreaktionen überlagern, aber nicht völlig maskieren.*
- *Unwillkürliche, primäre Gefühle sind symmetrisch auf beiden Seiten des Gesichts, willkürliche dagegen stärker auf der linken Gesichtshälfte.*
- *Gefühle manifestieren sich nicht nur im Bereich der Gesichtsmuskeln, sondern auch in der Stimme, im Gang, in Handbewegungen und sogar in Mikrobewegungen der Finger (diese sind messbar mit einem sog. Sentographen).*
- *Elektrische und mechanische Reizung verschiedener Hirnregionen (in limbischen und einigen corticalen Arealen) können unmittelbar intensive Gefühle der Furcht, der Trauer oder der Einsamkeit auslösen, auch ohne einen entsprechenden äußeren Reiz.*
- *Die Dauer primärer Emotionen (Freude, Trauer, Furcht, Wut, Überraschung und Ekel) überschreitet selten Sekunden.*
- *Gefühle sind von gleichzeitigen physiologischen Reaktionen begleitet. Diese Reaktionen sind messbar (z. B. Herzratenanstieg).*
- *Stimmungen halten länger an als Gefühle (Stunden oder Tage). Sie machen das Auftreten bestimmter Gefühle wahrscheinlich (z. B. führt gereizte Stimmung häufiger zu Ärger).*

Bei Zimbardo, der in der 6. Auflage des *Lehrbuchs »Psychologie«* von 1995 ein relativ umfangreiches Kapitel dem Thema Emotion widmet, finden sich noch folgende zusätzlichen Informationen:

- *Kognitive Prozesse gehen mit Gefühlen einher. Sie schließen die Interpretationen, Erinnerungen und Erwartungen einer Person ein.*
- *Das begleitende Verhalten ist sowohl expressiv (z. B. lächeln, weinen) als auch instrumentell (z. B. Hilferufe).*
- *Hormone beeinflussen Gefühle und umgekehrt (z. B. Stimmungsumschwünge, die mit Stress, Schwangerschaft und dem Menstruationszyklus zusammenhängen).*
- *Das autonome Nervensystem, Sympathikus und Parasympathikus bereiten den Körper auf emotionale Reaktionen vor. (Bei*

milder, unangenehmer Stimulation ist der Sympathikus aktiver, bei milder, angenehmer der Parasympathikus, bei intensiver Stimulation werden beide einbezogen.)

Diese Liste ist sicherlich nicht vollständig, reicht jedoch aus, um die Wichtigkeit der Berücksichtigung und Nutzung emotionaler Vorgänge in der Psychotherapie zu verdeutlichen.

Zimbardo fasst die wichtigsten Emotionstheorien wie folgt zusammen:

1. ***Darwins (1872) Theorie des evolutionären Erbes*** *besagt, dass der emotionale Ausdruck angeboren ist und deshalb die Möglichkeiten des Ausdrucks von Gefühlen durch die Mimik für alle Menschen gleich sind. Er betont den Anpassungswert von Emotionen. Nach seiner Theorie folgt der Gesichtsausdruck der inneren emotionalen Empfindung.*
2. *Die umstrittene* ***James-Lange-Theorie (1884)*** *besagt, dass das beobachtbare emotionale Verhalten den anderen emotionalen Prozessen vorgeordnet sei (nach James-Lange sind wir ängstlich, weil wir zittern; wütend, weil wir zuschlagen; traurig, weil wir weinen, usw.).*
3. *Eine moderne Version dieser James-Lange-Theorie wird als* ***›facial-feedback‹-Hypothese*** *(Izard, 1971: Tomkins, 1962) bezeichnet, d. h. eine Rückkopplung auf den Gefühlszustand durch den Gesichtsausdruck (Lächeln Sie und Sie fühlen sich froh, runzeln Sie die Stirne und Sie fühlen sich verwirrt).*
4. *In der* ***Zwei-Faktoren-Theorie*** *von* ***Schachter*** *und* ***Singer (1962)*** *wird angenommen, dass Emotion entsteht, wenn unerklärter Erregung aufgrund von Hinweisreizen aus der gegenwärtigen sozialen Situation Bedeutung verliehen wird.*
5. *Die* ***Theorie der kognitiven Bewertung*** *von* ***Lazarus (1982)*** *geht von einem Zusammenspiel von Umweltfaktoren, kognitiver Bewertung und emotionalen Erfahrungen aus. Sie postuliert, dass zunächst eine kognitive Bewertung der Situation vorgenommen wird, die dann darüber entscheidet, ob und ggf. welche Emotionen wir fühlen werden.*
6. *Nach der* ***vaskulären Theorie*** *der emotionalen Efferenzen von* ***Zajonic (1985)*** *gehen affektive Präferenzen und Gefühle der kognitiven Bewertung oder gar dem Erkennen eines Reizes voraus.*

Die Emotionsforschung ist zur Zeit in Bewegung. In der 16. Auflage fassen *Zimbardo und Gerrig* (2004) den aktuellen Stand der Emotionsforschung folgendermaßen zusammen: »Sowohl das autonome Nervensystem als auch das lymbische System und Areale des Cortex sind an der Physiologie von Emotionen beteiligt. Emotionstheorien versuchen typischerweise, die Kausalbeziehung zwischen physiologischer Erregung und dem Erleben emotionaler Gefühle zu spezifizieren. Gegenwärtige Theorien gehen davon aus, dass Kognitionen, in Form von Bewertung, für die Interpretation von Gefühlen wichtig sind. Emotionen dienen oft der Motivation von Menschen. Sie spielen zudem bei der Regulierung von sozialen Beziehungen und bei der Festlegung von Inhalt und Effizienz kognitiver Prozesse eine Rolle.« (S. 561)

6. Die Bedeutung der Emotionsforschung für die Psychotherapie

Welche Bedeutung haben nun die beschriebenen Erkenntnisse und Theorien für die Psychotherapie?
Zunächst erscheint mir ein Ordnungssytem im Dschungel der Gefühle wichtig, damit wir uns mit unseren Patienten selbst nicht in einem Gefühlswirrwarr verlieren, Gedanken mit Gefühlen oder Körperempfindungen verwechseln, Basisgefühle nicht mit Sekundär- oder Mischgefühlen.
Bei *Kanfer, Reinecker und Schmelzer* (1996) findet sich folgende ausführliche Darstellung von zehn fundamentalen Emotionen nach *Izard* (1994):

Zehn fundamentale Emotionen

1. *Interesse/Erregung*
2. *Vergnügen/Freude*
3. *Überraschung/Schreck*
4. *Kummer/Schmerz*
5. *Zorn/Wut*
6. *Ekel/Abscheu*
7. *Geringschätzung/Verachtung*
8. *Furcht/Entsetzen*
9. *Scham/Schüchternheit/Erniedrigung*
10. *Schuldgefühl/Reue*

Die Autoren des Selbstmanagement-Ansatzes weisen auf die Gefahr der Überbetonung der kognitiven Ebene hin, die zu der Fehlannahme führen könnte, dass menschliches Handeln in erster Linie eine Folge von Logik und rationalen Überlegungen sein könnte. Sie betonen, dass die Bedeutung von Emotionen keinesfalls vernachlässigt werden darf. Ihre Darstellung der sechs Prozesse nach *Greenberg und Safran* (1990), durch die emotionale Veränderung eingeleitet werden kann, halte ich im Hinblick auf eine mögliche *»emotionale Wende in der verhaltenstherapeutischen Psychotherapie«* für äußerst wichtig und praxisrelevant.

1. **Anerkennen von Emotionen**: Das Anerkennen, dass Verhalten durch Emotionen mitbestimmt wird, macht Patienten bestimmte eigene Reaktionen und die der anderen verständlich. Der Therapeut hat die Aufgabe, die Patienten auf die lebensnotwendige Bedeutung von Emotionen hinzuweisen (siehe z. B. Übung *Angstanalyse*).
2. **Entwicklung von Bedeutungen**: In der Therapie bietet die Entwicklung der Bedeutung von Gefühlen eine wichtige Möglichkeit für notwendige emotionale Umstrukturierungen, z. B. bei belastenden oder traumatischen Erlebnissen (siehe z. B. Übung *Einfühlen**, im Band *Basisübungen*).
3. **Auslösen von Affekten**: Um Gefühle zu verändern ist es oft wichtig, bestimmte Emotionen direkt auszulösen. Oft bringt das Zulassen eines Gefühls eine notwendige Auseinandersetzung in Gang (siehe z. B. Übung *Begrüßungskuss*).

4. **Übernahme von Verantwortung**: Alle Gefühle, auch Ärger, Hass, Trauer, sind Gefühle der Person selbst. Therapeuten müssen ihre Patienten darauf hinweisen, dass Gefühle für das Leben eines Menschen eine wichtige Funktion besitzen und weder als gut noch als schlecht bewertet werden können. Dies führt zur Selbstverantwortung des Menschen, der damit aktiv Einfluss nehmen kann (siehe z. B. Übung *Tröster**, im Band *Basisübungen*).
5. **Veränderung unangepasster emotionaler Reaktionen**: Manche Gefühle behindern die Entfaltung der Persönlichkeit. Bei Angststörungen z. B. bietet die Auseinandersetzung und Konfrontation mit der Angst eine effektive Möglichkeit der erfolgreichen Behandlung von Ängsten (siehe z. B. Übung *Das Befürchtete tun*).
6. **Emotionaler Ausdruck in der therapeutischen Beziehung**: Die therapeutische Beziehung und das Setting stellen für den Patienten eine wichtige Möglichkeit dar, das Äußern und den Umgang mit Gefühlen zu erlernen (vgl. *Kanfer, Reinecker, Schmelzer* S. 400 bis 402). – (Siehe dazu Therapiematerial und Übung *Gefühlstopf** im Band *Basisübungen*)

Da mir das o. g. Modell der zehn fundamentalen Gefühle zwar sehr plausibel, aber für therapeutische Zwecke etwas zu komplex erscheint, habe ich mich bei den in diesem Band dargestellten Übungen und Therapiematerialien auf das Modell der sieben Basisgefühle beschränkt, das uns in der Literatur häufig begegnet (vgl. *Gerrig* und *Zimbardo*, 2008, S. 457).

Sieben Primäremotionen

Freude
Trauer
Furcht
Wut
Überraschung
Ekel
Verachtung

B) Praxis: Körper- und gefühlsorientierte Aufbauübungen

Der nun folgende praktische Übungsteil stellt das Kernstück des Buches dar. Sie finden hier zu den Themen **Selbstsicherheit, Körperbewusstsein, Angstbewältigung, Familienanalyse** und **Analyse der Lebensgeschichte** zahlreiche Einzelübungen, Instruktionen, Therapiematerialien sowie Informationen für Therapeuten und Patienten, die in ein psychotherapeutisches Gesamtkonzept integriert werden können. Durch Patientenberichte zu jedem Kapitel wird versucht, das Vorgehen erlebnisorientiert zu veranschaulichen. Zu jedem Thema gibt es eine *Übersicht* der Übungen und Therapiematerialien mit genauen Angaben zur Anwendung, für jede einzelne Übung eine detaillierte methodische und inhaltliche »Gebrauchsanweisung«.

Zu Beginn dieses Kapitels möchte ich dem Leser zunächst noch einige allgemeine Hinweise zur Handhabung der Übungen geben und das verwendete Übungsschema kurz erläutern (ausführlichere Erläuterungen, Ratschläge und Hinweise für Therapieanfänger kann der Leser im Band *Basisübungen* finden).

1. Methodische Hinweise zur Handhabung der Übungen

a) Nahezu alle der beschriebenen Übungen eignen sich für wachstumsfördernde Prozesse bei **psychisch und körperlich stabilen Menschen** auch im Bereich von Selbsterfahrung und Weiterbildung.

b) Die überwiegende Zahl der Übungen eignet sich für alle Patienten mit **Selbstsicherheitsproblemen**, sozialen Ängsten und sozialen Defiziten unterschiedlicher Genese als Krankheitsursache oder Begleitsymptomatik. Für diese Patientengruppe wurden auch viele der Übungen speziell entwickelt (z. B. *Party**, *Laufsteg).*
c) Patienten mit **psychosomatischen Reaktionen** profitieren ebenso wie **Angstpatienten** in besonderem Maße von körper- und gefühlsorientierten Übungen.
d) Die Mehrzahl der Übungen sind auch für Patienten mit **Depressionen** leichter bis mittelschwerer Ausprägung geeignet, im Anschluss an kognitive und verhaltensorientierte Methoden und bei Bedarf auch bei begleitender medikamentöser Behandlung.
e) Für die Arbeit mit **Hochbegabten** sind Übungen, die eine Verbindung zwischen »Kopf, Herz und Bauch« herstellen besonders empfehlenswert (z. B. *Partner-Atmen**, *Gefühlskreis**).
f) Viele Übungen eignen sich auch für **Stotter-Patienten** zum Aufbau von Selbstsicherheit. Einige Übungen haben sich für die symptomorientierte Behandlung dieser Patientengruppe ganz besonders bewährt (z. B. *Atementspannung**, *Körperrhythmen*).
g) Für körperlich **missbrauchte Patienten** (Opfer von Gewaltanwendungen, sexuellen Grenzüberschreitungen, Vergewaltigungen usw.) sind besonders Übungen zum Abbau von Ängsten und zum Aufbau von Durchsetzungsverhalten indiziert. Alle Übungen, die mit Körperkontakt verbunden sind, sind für diese Patientengruppe mit erhöhtem Schwierigkeitsgrad verbunden und sollten daher nur mit Vorsicht eingesetzt werden.
h) Patienten mit **Persönlichkeitsstörungen** sollten nur von spezialisierten Therapeuten möglichst mit den für die Störungen existierenden speziellen Therapieprogrammen behandelt werden. Einige der vorgestellten Übungen, für die ein geringer Schwierigkeitsgrad für narzisstisch gestörte und Borderline-

---

* (Die mit einem * versehenen Übungen finden sich im Band *Basisübungen*, die restlichen Übungen im vorliegenden Band *Aufbauübungen*)

Patienten angegeben wurde, eignen sich auch für die Behandlung von Patienten mit Persönlichkeitsstörungen.

i) Bei Patienten mit einer akuten **Psychose** oder psychotischen Episoden in der Vorgeschichte sind v. a. alle aufdeckenden, emotions- oder erregungsauslösenden Übungen kontraindiziert.

j) Bei bestimmten **organischen Erkrankungen** (z. B. des Herz-Kreislaufsystems) ist bei Übungen zur Reizkonfrontation und körperlichen Aktivierung Vorsicht geboten. In diesen Fällen empfiehlt sich die Rücksprache mit dem behandelnden Arzt (z. B. *Indianertrab*, *Tanzchoreographie*).

k) Zum **Einstieg für Therapieanfänger** werden eher die leichten bis mittelschweren Übungen (siehe Übersichten zu Beginn der einzelnen Kapitel) mit wortgetreuen Instruktionen empfohlen (*z. B. Reise zu den Stärken*, Genießen*, Scheinwerfer*).

l) Der Therapeut sollte die Übungen, die er mit den Patienten durchführt, möglichst vorher **»am eigenen Leib«** erlebt und ausprobiert haben. Dies kann im Rahmen der Selbsterfahrung, Weiterbildung, Supervision oder einer Intervisionsgruppe geschehen.

m) Da bei einer Reihe der Übungen Erregung oder unangenehme Gefühle ausgelöst werden, ist es notwendig, dass der Therapeut eigene **Kompetenzen im Umgang mit unangenehmen Gefühlen** besitzt und nicht selbst z. B. hilflos reagiert, wenn ein Patient zu weinen beginnt, oder ärgerlich, wenn dieser seinen Unmut äußert.

n) Bei Übungen, die mit **Körperkontakt** verbunden sind, möchte ich empfehlen, sorgfältig zu prüfen, inwieweit Berührungen und Körperkontakt zur ethischen Forderung einer klar abgegrenzten Patient-Therapeut-Beziehung passen. Dies ist insbesondere auch in der Einzeltherapie wichtig (z. B. *Nonverbales Kennenlernen**, *Streicheleinheiten**). Körperlicher Kontakt mit Patienten kann eine wichtige therapeutische Unterstützung sein, muss aber auch als reine therapeutische Intervention transparent gemacht werden. Wenn körperlicher Kontakt mit Patienten in Alltagsverhalten abgleiten oder gar persönliche Zuneigung zwischen Patient und Therapeut um ihrer selbst willen ausdrücken sollte, käme dies einem Missbrauch der Therapeutenrolle gleich. »Der Patient braucht für die Intimsphäre seines eigenen Körpers einen besonderen Schutz. Möchte der Therapeut den Patienten anfassen, muss er als Voraussetzung hierfür genau wissen, warum und wozu er das will« (*Maaser* et.al.,1994, S.120).

o) **Richtig oder falsch gibt es für die Teilnehmer nicht.** So wie jeder Einzelne eine Übung versteht, erlebt oder durchführt, ist es für ihn persönlich innerhalb seines Erlebnisspektrums in Ordnung. Dies kann immer wieder hervorgehoben werden, um die Ängste der Teilnehmer zu reduzieren und ihre Motivation zu erhöhen.

p) Die Übungen dürfen nicht mit schnellem esoterischen Heilsversprechen verwechselt werden, sie wirken nur langfristig im Rahmen eines **umfassenden Behandlungskonzepts**. Jede einzelne Übung kann zwar Veränderungsprozesse in Gang setzen, diese bedeuten jedoch – ohne kontinuierliche Einübung, Begleit- und Anschlussarbeit – keine Heilung per se.

q) Bitte setzen Sie die Übungen sehr **individuell** ein. Nicht für jeden Patienten und jede psychotherapeutische Behandlung sind alle der genannten Übungen geeignet. Es ist sicherlich auch nicht wünschenswert, die Psychotherapie mit körper- und gefühlsorientierten Übungen zu »überfrachten« und dabei das kognitive und verhaltensorientierte Vorgehen (siehe hierzu auch die Therapiematerialien) zu kurz kommen zu lassen. In jedem Fall sollten die Patienten begleitend eine **Selbstbeobachtungsliste** zur Symptomatik führen (mögliches Beispiel: siehe Therapiematerialien im Kapitel *Körperbewusstsein*).

2. Darstellung des verwendeten Übungsschemas

Um die körper- und gefühlsorientierten Übungen, die sich im Verlauf meiner langjährigen Therapeuten- und Lehr- Tätigkeit bewährt haben, in ein zielorientiertes und strukturiertes psychotherapeutisches Konzept integrieren zu können, habe ich sämtliche Übungen gemäß folgendem Schema dargestellt.

Bezeichnung der Übung

1. **Psychotherapeutische Ziele**
   a) Verhaltensbeobachtung
   b) Wirkfaktoren
   c) inhaltliche Ziele
2. **Rahmenbedingungen**
   a) Material
   b) Raum
   c) Teilnehmer
3. **Dauer**
4. **Ablauf**
   a) Partnerwahl
   b) Anordnung im Raum
   c) Therapeutisches Modell
   d) Durchführung der Übung
5. **Effekte der Übung**
6. **Mögliche Anschlussübungen**
7. **Schwierigkeitsgrad**
   a) für Patienten mit sozialen (und anderen) Ängsten
   b) für depressive Patienten
   c) für körperlich missbrauchte Patienten
   d) für narzisstisch gestörte oder Borderline-Patienten
   e) für Kollegen in Weiterbildung und Selbsterfahrung

Eine ausführliche Erläuterung dieses Schemas findet der Leser im Band *Basisübungen* (S. 33 ff.).

Das dargestellte Übungsschema und das *Übersichtsblatt* zu Beginn eines jeden Übungsteils sollen dem Leser die individuelle Auswahl der körper- und gefühlsorientierten Übungen unter den für ihn relevanten Gesichtspunkten (Eignung für *Einzel- und/oder Gruppentherapie, Erwachsene und Kinder, Weiterbildung und Selbsterfahrung*) erleichtern. Je nach Behandlungsziel und aktuellem Therapieprozess lässt sich z. B. relativ mühelos der inhaltliche Schwerpunkt, die Mindestdauer der Übungen oder der Schwierigkeitsgrad herausfinden.

Für folgende Bereiche finden Sie in den beiden Bänden *Basis-* und *Aufbauübungen* über 50 nach diesem Schema dargestellte Einzelübungen und etwa ebenso viele Therapiematerialien:

Band Basisübungen

1. Kontakt
2. Entspannung und Besinnung
3. Körperwahrnehmung
4. Gefühlswahrnehmung und Gefühlsausdruck

Band Aufbauübungen

1. Selbstsicherheit / soziale Änste
2. Körperbewusstsein
3. Angstbewältigung
4. Analyse der Lebensgeschichte

Nahezu alle Übungen sind sowohl körper- als auch gefühlsorientiert konzipiert, sie wurden nur je nach Schwerpunkten und übergeordneten Zielen den einzelnen Kapiteln zugeordnet.
Viele der dargestellten Übungen wirken auf den ersten Blick einfach und mühelos. Darin besteht auch die Kunst der Wirkung einzelner Übungen auf Patienten im Sinne von *spielerischem Lernen*. Für angehende und praktizierende Therapeuten jedoch ist das Verständnis der theoretischen Einbettung der Übungen wichtig und notwendig, um eine richtige Anwendung zu gewährleisten. Deshalb beginnt jedes Kapitel mit einer kurzen theoretischen Einführung. Die Umsetzung der theoretischen Hintergründe in das therapeutische Geschehen soll der folgende Patientenbericht verdeutlichen. Für die Kinderpsychotherapie wurden inzwischen zwei weitere Bände mit erlebnisorientierten Übungen veröffentlicht (*Görlitz*, »Psychotherapie für Kinder und Jugendliche« und »Psychotherapie für Kinder und Familien«).

3. Sitzungsbericht – Einzelsitzung: Umgang mit Angst und Wut

Ich koche vor Wut im Bauch.
Meine Frau beschäftigt sich nur noch mit anderen Männern und ich tue so, als ob es mich nicht berührt.
Ich mache immer noch mehr für sie – kochen, saugen, putzen, Kinder zum Kindergarten, Hausreparaturen.
Ich will ihr zeigen, dass ich der bessere Mann für sie bin.
Meine Manneskraft schwindet. Was bin ich für Sie?
Neutrum, Waschlappen, Pantoffelheld, Fußabstreifer?
Vor zwei Monaten wusste ich noch gar nicht, dass das alles in mir steckt.
Erst als ich nach meinem letzten Angstanfall vor drei Wochen

- *den Gefühlskreis und das schwarzrote Wutbild*

aufgemalt und beschriftet hatte, ist mir klar geworden, wie meine Angst und die verschluckte Wut zusammenhängen. Ich muss die Wut pflegen, muss sie aus mir rausbringen. Ich habe große Angst vor dieser Wut. Gleichzeitig fühle ich mich jedoch auch stärker, selbstbewusster und zuversichtlicher, wenn ich mir diese Wut erlaube. Nun habe ich wieder etwas mehr Hoffnung, meine Ängste vielleicht doch noch besser in den Griff bekommen zu können. Gleichzeitig fühle ich mich auch hilflos und unterlegen, wenn ich an meine Frau denke.
In dieser Sitzung möchte ich mich mit Angstbewältigung beschäftigen, ich habe einige Panikanfälle im Auto erlebt. Ich habe das Blatt

- *Angstbewältigung*

ausgefüllt. Die Therapeutin führte mich weg vom Vordergrund der Angstsymptome. Sie hilft mir, meine Angstsignale zu deuten. Ich mache die

- *Übung »Dialog mit der Angst«*

auf zwei Stühlen. Ich setze mich mit meiner Angst symbolisch auf dem Stuhl auseinander.

> Du bist meine Angst
> die Angst, beim Autofahren zu versagen
> im Beruf zu versagen
> die Angst, deine Frau zu verlieren
> die Angst, deine Würde zu verlieren
> Angst, nicht mehr geliebt zu werden
> Angst, Grenzen zu setzen
> Angst, ein Machtwort zu sprechen
> Angst, bei deiner Frau zu versagen

die Angst, deine Männlichkeit zu verlieren
es ist auch die Angst, sexuell zu versagen!

Mir wird während dieser Übung der Zusammenhang ganz deutlich bewusst. Meine Panikanfälle verstärken sich, je länger ich warte, ihr endlich zu sagen, dass jetzt Schluss sein muss mit dem Geflirte, den Discos, den ewig langen Telefongesprächen und dem Getändle mit Gerd und Walter auf meine Kosten. Ich soll Geld verdienen, Haushalt und Kinder versorgen und sie amüsiert sich. Schluss aus, weg mit der Angst vor ihr!
Ich weiß, sie hat in mir den Richtigen gefunden. In der Therapie habe ich erkannt, dass ich mich schon von meiner Mutter benutzen ließ, neben Schule, Jobs und Hausaufgaben Verantwortung für meinen kleinen Bruder und Hausarbeiten zu übernehmen und gleichzeitig noch auf meine männerverführende Mutter aufzupassen. Das habe ich vor acht Sitzungen schon aus der

- *Übung Familienbotschaften*

gelernt. Mit ihr habe ich meine Beziehung soweit eben möglich klären können, mich abgenabelt, durch Gespräche, therapeutische Briefe, Durchsetzungsübungen im Alltag und

- *Rollenspiele*

Ähnliches muss ich bei meiner Frau schaffen. Dann werden meine Männerängste, Lebensängste, Versagensängste und Autoängste sicher kleiner werden. Ich weiß nicht genau, ob meine Frau tatsächlich soviel Ähnlichkeit mit meiner Mutter hat oder ob ich durch mein Verhalten das ihrige provoziere. Die Therapeutin macht mit mir eine kurze

- *Besinnungsübung*

Ich stelle mir innerlich vor, an welchem Ort und zu welchem Zeitpunkt ich mit meiner Frau reden möchte, welche Worte ich gebrauchen will, die Körperhaltung, die Stimme, den Tonfall, die Gesten. Die Therapeutin fordert mich auf, im Raum umherzugehen, zunächst ohne zu reden und diese Körperhaltung einzunehmen, die für mich zu meinem Bedürfnis passt, meiner Frau die Grenzen meiner Geduld deutlich zu machen.

- *Ich stehe auf und laufe im Raum auf und ab*

Ich gehe zunächst zögerlich, dann immer fester, aufrechter, wütender. »Schluss jetzt« bricht es aus mir heraus, zuerst etwas gequetscht, dann etwas lauter, noch lauter – immer fester.
Die Therapeutin ermutigt mich, es so lange auszuprobieren, bis es für mich stimmig ist, so wie ich es fühle und es ihr sagen will. Erst nach über zehn Versuchen schaffe ich es.
»Aus, Schluss mit deinen Affären«, brülle ich. »Du musst dich um mich und die Kinder kümmern. Ich mag deine Wäsche nicht mehr waschen und mich abrackern für dich, während du dich in Discos amüsierst und betrunken spätnachts nach Hause kommst, ich mag nicht mehr so weiter

machen, ich halte es nicht mehr aus! Ich verlange von dir, dass du am Morgen um 7 Uhr aufstehst und für die Kinder Frühstück machst, einkaufen gehst und ihnen ein Mittagessen kochst. Ich werde das alles in Zukunft nicht auch noch neben meiner Arbeit tun. Ich kann mich nicht für euch kaputt machen. Schluss jetzt mit dieser Ausbeuterei!«

Ich bin erschöpft und zittrig. Ich spüre meine riesige Angst – die Angst vor dieser Frau, die Angst verlassen zu werden, die Angst vor dem Mann in mir, die Angst, dass meine Wut eines Tages so explosionsartig aus mir herausbrechen könnte, dass ich alles zerstören könnte. Ich male zum Abschluss diese Befürchtung.

- *Ich male einen Wutvulkan*

und teile ihn in zehn Wutstufen ein. Zur Zeit bin ich auf Stufe acht, ziemlich weit oben, kurz vor dem explosiven Ausbruch der glühend heißen Lava. Ich spüre aber gleichzeitig sehr deutlich, dass sich diese Wut viel besser anfühlt als Angst und Traurigkeit.

- *Als therapeutische Übungsaufgabe zwischen den Sitzungen*

werde ich mir für die einzelnen Stufen der Vulkanwut Lösungsmöglichkeiten überlegen, um Explosionen vorzubeugen.

Meine Frau soll in ca. sechs Wochen zu einer Therapiesitzung mitkommen. Zur Vorbereitung möchte ich noch weitere Kommunikationsübungen und Rollenspiele machen. Ich nehme mir fest vor, wenigstens einmal nein zu sagen und eine Forderung zu stellen.

In der Zwischenzeit:

Ich habe es geschafft, von ihr zu verlangen, dass sie einkaufen geht. Es war gar nicht so schwer, wie ich gedacht hatte. Sie hat nur geäußert: »Warum hast du es mir nicht schon längst gesagt, dass es dir zu viel ist?« Außerdem gehe ich bewusst männlicher, aufrechter durchs Haus und manchmal auch in der Arbeit, das tut gut, gibt mehr Kraft.

Ich möchte und muss dringend an diesem Thema weiterarbeiten!

(Helmut F., 32 Jahre,
Diagnose: Agoraphobie bei selbstunsicherer Persönlichkeit,
Beruf: Informatiker, Familienstand: verheiratet, 2 Kinder)

I. Übungen zum Aufbau von Selbstsicherheit und Abbau sozialer Ängste

1. Grundlagen

Nahezu alle der in diesem und im Band *Basisübungen* beschriebenen Übungen tragen als Haupt- oder Nebeneffekt zum Abbau sozialer Ängste, sowie zum Aufbau von Selbstsicherheit und sozialen Kompetenzen bei. Die meisten der in diesem Kapitel dargestellten Übungen habe ich auch im Rahmen von Selbstsicherheitstrainings-Programmen kennen gelernt oder entwickelt.
Selbstwert- und Selbstsicherheitsstörungen treten bei vielen seelischen Erkrankungen als Begleit- oder Folgesymptomatik auf. Daher existieren zum Thema »Soziale Ängste und Defizite« zahlreiche Untersuchungen und wissenschaftlich nachgewiesene wirksame Behandlungsmethoden. Auf diese werde ich weiter unten etwas ausführlicher eingehen. Zunächst möchte ich jedoch einige Hinweise zur Diagnostik geben.

Soziale Phobien (ICD-10 F40.1)

> *»beginnen oft in der Jugend, zentrieren sich um die Furcht vor prüfender Betrachtung durch andere Menschen in verhältnismäßig kleinen Gruppen (nicht dagegen in Menschenmengen) und führen schließlich dazu, dass soziale Situationen vermieden werden … Soziale Phobien sind in der Regel mit einem niedrigen Selbstwertgefühl und Furcht vor Kritik verbunden. Sie können sich in Beschwerden wie Erröten, Händezittern, Übelkeit oder Drang zum Wasserlassen äußern … In extremen Fällen kann beträchtliches Vermeidungsverhalten schließlich zu vollständiger sozialer Isolation führen.« (ICD-10, 2008, S. 171)*

Soziale Ängste und Selbstsicherheits-Probleme können folgende Ursachen haben:

- *mangelnde Ablösung vom Elternhaus bei nicht unterstützendem, abhängigem, abwertendem oder überfürsorglichem Verhalten primärer Bezugspersonen*

- *das übertriebene Bedürfnis, die vermuteten Erwartungen der Mitmenschen zu erfüllen*
- *fehlendes Vertrauen in die eigene Selbstwirksamkeit*
- *mangelnde Wahrnehmungs- und Ausdrucksfähigkeit von Gefühlen*
- *fehlende Kommunikationsfertigkeiten*
- *mangelnde Fähigkeit, eigene Wünsche und Bedürfnisse wahrzunehmen, zu äußern und sie adäquat durchzusetzen*
- *mangelnde Übung in sozialen Kontaktsituationen*
- *falsche Zuordnung (Fehlattribution) von natürlichen körperlichen Reaktionen in Erregungssituationen*
- *negatives Selbstkonzept (z. B. ich kann nichts, keiner mag mich)*
- *mangelndes Vertrauen in die eigenen Selbsthilfefähigkeiten und Stärken*
- *Kontakt-, Verstärker- und Aktivitätsdefizit.*

Seit *Salter* (1949), dem Begründer des Selbstsicherheitstrainings, stieß diese Thematik bei zahlreichen Forschern und Praktikern auf großes Interesse. Deshalb verfügen verhaltenstherapeutisch tätige Psychotherapeuten erfreulicherweise auch über ein großes Wissen und Repertoire an Selbstsicherheitsprogrammen. Neben dem »expressiven Training« von Salter sind besonders das *Assertiveness Training Programm (ATP)* von *Ullrich und de Muynck* (1976/2003), das Verhaltenstrainingsprogramm von *Feldhege und Krauthan* (1979), das Gruppentraining sozialer Kompetenz (GSK) von *Hinsch und Pfingsten* (2007) sowie das Expositionstraining von *Wlazlo* (1995) bekannt und finden in der praktisch-psychotherapeutischen Arbeit breite Anwendung.

»In der verhaltenstherapeutischen Forschung und Literatur der letzten 20 Jahre hat sich eine Anzahl von Verfahren zur Behandlung von sozialen Ängsten und Defiziten etabliert. Die Tendenz ging von einzelnen Verfahren (Modelllernen, Verhaltensübung, Feedback u. a.) hin zu immer komplexeren Behandlungspaketen, die aus einer Anzahl empirisch überprüfter Methoden bestanden … Die Hauptinterventionstechniken bestehen aus Rollenspielen und Verhaltensübungen in der Gruppe. Diese Methoden gelten bei allen Selbstsicherheitsprogrammen als die entscheidenden und empirisch überprüften Bestandteile. In den meisten Fällen werden

sie durch Hausaufgaben ergänzt, die den Patienten am Ende der Sitzung gegeben werden.« *(Wlazlo, 1995, S. VII–VIII)*
Aus meinen Erfahrungen mit den verschiedenen Trainingsprogrammen haben sich bei der Behandlung sozialer Ängste folgende Veränderungsziele in der verhaltenstherapeutisch orientierten Einzel- und Gruppenpsychotherapie herauskristallisiert:

1. ***Veränderungen im kognitiven Bereich:***
    - *Aufbau eines adäquaten Selbstsicherheitskonzepts*
    - *Aufbau gesunder Kausal- und Kontrollattributionen*
    - *Veränderung irrationaler Gedanken und Katastrophenphantasien*
    - *Einübung akzeptierender Kognitionen im Umgang mit unangenehmen Körperreaktionen und Gefühlen*
    - *Verbesserung der sozialen Wahrnehmungsfähigkeit*
2. ***Veränderungen im emotionalen Bereich:***
    - *Emotionale Bewältigung kritischer Lebensereignisse*
    - *Gefühlsdifferenzierung*
    - *Verbesserung der emotionalen Wahrnehmungs- und Expressionsfähigkeit*
    - *Erweiterung des Verhaltensrepertoires im Umgang mit positiven oder kritischen emotionalen Äußerungen des Gegenübers (Veränderung der Hilflosigkeit)*
3. ***Veränderung im Bereich der Physiologie:***
    - *Reduzierung des allgemeinen Erregungsniveaus*
    - *Aufbau einer Konkordanz zwischen innerem Erleben und äußerem Verhalten*
    - *Aufbau adäquater medizinischer Kausal- und Kontrollattributionen*
4. ***Veränderungen im Bereich des Verhaltens:***
    - *Abbau des Vermeidungsverhaltens*
    - *Erweiterung des Verhaltensrepertoires*
    - *Einübung sozialer Fertigkeiten*
    - *Aktivierung*
    - *Übernahme von Selbstverantwortung*
    - *Förderung der Autonomieentwicklung*

Zur Bearbeitung des psychotherapeutischen Zieles »Aufbau von Selbstsicherheit« sind nicht nur symptomorientierte Übungen angebracht, die sich direkt und gezielt mit Selbstsicherheit beschäftigen, sondern auch Übungen zur Körper- und Gefühlswahrnehmung, Kommunikation, Angstbewältigung, Aktivierung, Selbsterfahrung sowie zur Analyse der Familien- und Lebensgeschichte im Sinne der Strategie »am Symptom vorbei«.
Bei Selbstsicherheitsstörungen arbeite ich persönlich am effektivsten und ökonomischsten mit einer Kombination von Einzel- und Gruppensitzungen (siehe auch Band *Basisübungen,* Kapitel *Kontakt*). Die Einzeltherapie dient vor allem zur individuellen Analyse sowie zur Vorbereitung auf die soziale Situation in der Gruppe und die verschiedenen gruppentherapeutischen Selbstsicherheitsmethoden. Auch zur Aufarbeitung von Gruppenerlebnissen sind Einzelsitzungen oft dringend notwendig.

Standardmethoden Einzeltherapie:

1. *Aufstellen einer Angsthierarchie*
2. *Führen von Selbstkontroll- und Selbstbeobachtungsbögen*
3. *Familienanalyse und Erstellen eines Ursachenmodells*
4. *Förderung der emotionalen Wahrnehmungs- und Expressionsfähigkeit*
5. *Angstinformation und Angstdifferenzierung*
6. *Erlernen von kognitiven Methoden zur Angstbewältigung*
7. *Erarbeiten eines realistischen kognitiven Konzepts von Selbstsicherheit, Authentizität und sozialer Sensibilität*
8. *Analyse und Aufbau sozialer Fertigkeiten*
9. *Durchführung von Rollenspielen zu angstauslösenden Situationen sowohl bezüglich lebensgeschichtlich bedingter als auch aktueller Konfliktsituationen*
10. *Erlernen eines akzeptierenden statt vermeidenden Umgangs mit Angst und anderen unangenehmen Gefühlen*
11. *Übungen und therapeutische Aufgaben zur Reizkonfrontation*
12. *Förderung der Autonomieentwicklung auch unter Einbeziehung von Familienmitgliedern in die Einzeltherapie*
13. *Individueller Behandlungsplan zur Behandlung weiterer Primär- oder Sekundärsymptome*

Diese Methoden sollten zunächst in der Einzeltherapie begonnen werden als Vorbereitung für die begleitende Selbstsicherheitsgruppe. In der Gruppe werden dann v. a. die interaktionellen Anteile von sozialen Ängsten, Selbstsicherheit, Kommunikation, soziale Kompetenzen, Kontakt usw. bearbeitet.

2. Quellen und Kurzdarstellung der Übungen

Im Folgenden möchte ich nun acht Übungen zum Aufbau von Selbstsicherheit herausgreifen und ausführlicher beschreiben. Alle Übungen sind in der psychotherapeutischen Behandlung in ein umfassendes Behandlungskonzept, bestehend aus verschiedenen weiteren Methoden, eingebettet.

Besonders gerne und häufig führe ich in Patienten- und Weiterbildungsgruppen die Übung **»Selbstsicherheitsmaschine«** durch. Ich habe sie bei einer Fortbildung mit dem Brasilianer *Augusto Boal* kennen gelernt, dem Begründer des »Theaters der Unterdrückten« (1989/2007). Seine Intention, sowohl in seinem Heimatland als auch in seinen Fortbildungsseminaren, besteht darin, Menschen aus ihrer passiven Haltung zu befreien und sie selbst zu Handelnden zu machen. Seine Arbeit könnte man als »Psychotherapie auf gesellschaftlicher Ebene« bezeichnen. Das Ziel der Übung Selbstsicherheitsmaschine, die ich für individualtherapeutische Zwecke etwas modifiziert habe, besteht in der spielerischen und körperorientierten Auseinandersetzung mit dem Konzept von Selbstsicherheit. In der Gruppenübung Selbstsicherheitsmaschine kommen auch zahlreiche gesellschaftlich bedingte Erwartungen an einen »perfekten, stets selbstsicheren Menschen« zum Ausdruck.
Die Gruppe bildet eine gemeinsame Maschine. Jeder zeigt körperlich und verbal in einem Satz seine Idealvorstellung von Selbstsicherheit, bleibt dabei in Bewegung und klinkt sich bei den anderen »Maschinenteilen« der Selbstsicherheitsgruppe ein. Am Ende entsteht ein bewegtes Gruppenbild, das die Idealvorstellungen der Gruppenmitglieder zum Thema Selbstsicherheit verdeutlicht. Dies

zeigt dem Therapeuten die Erwartungen, mit denen er konfrontiert ist, und auch die Defizite. Bei der anschließenden Videoanalyse der gesamten Gruppe wird die Notwendigkeit des Gleichgewichts zwischen Selbstverwirklichung und sozialer Verantwortung verdeutlicht. Anschließend kann eine »soziale Verantwortungs- und eine Synthese-Maschine« durchgeführt werden. Diese Übung gibt gerade zu Beginn einer Selbstsicherheitsgruppe konkrete Hinweise für die therapeutische Arbeit, insbesondere auch für die übergeordneten Ziele Echtheit, Stimmigkeit oder Authentizität. Die Auseinandersetzung mit diesem Thema geschieht nicht nur kognitiv, sondern ganzheitlich.
Die Übung eignet sich besonders gut auch zur Wiederholung nach etwa der Hälfte einer Selbstsicherheitsgruppe, um den Therapiefortschritt zu überprüfen.

Die Übung **Fixieren** ist auch unter dem Namen **Blickkontakt-Übung** bekannt. Sie ist sicherlich allen gruppentherapeutisch versierten Kollegen geläufig und dient zur Einübung eines der wichtigsten Selbstsicherheitskriterien, des Blickkontakts. Die Teilnehmer halten dabei paarweise fünf Minuten intensiven Blickkontakt, ohne zu sprechen. Dabei erleben sie das Steigen und Absinken ihrer sozialen Angst, den Habituationseffekt und die verblüffende Wirkung, wie viel müheloser nach einem oder mehreren Durchgängen der Blickkontakt mit den übrigen Teilnehmern, aber auch im Anschluss an die Sitzung mit fremden Menschen auf der Straße, fällt. Für die Teilnehmer erscheint die Übung zwar zunächst sehr schwierig, für die Therapeuten ist sie jedoch schnell und ohne großen Aufwand mit nachhaltiger therapeutischer Wirkung durchführbar.

Auch die Übung **Laufsteg** ist eine bewährte verhaltenstherapeutische Selbstsicherheitsübung. Jeder Teilnehmer begibt sich auf einen imaginierten Laufsteg, wird dabei von den anderen beobachtet, steht im Mittelpunkt, erlebt bei zunehmender Dauer den Anstieg und den allmählichen Abfall der Erregungskurve. Bei dieser Übung stehen vor allem die Körperhaltung und der Gang sowie die daraus resultierende Wirkung auf andere im Mittelpunkt. Ebenso wichtig sind die Rückmeldung durch die Gruppe und das Bewusstwerden der eigenen Wirkung, einschließlich der Mobilisierung einer möglicherweise notwendigen Veränderungsmotivation.

Bei der Übung **Drängeln** geht es um Körperkontakt und Durchsetzung. Die Teilnehmer stellen sich vor, in einer eng besetzten Straßenbahn zu stehen, und imitieren diese Situation in irgendeiner Ecke des Therapieraums. Sie erleben dabei meist zunächst intensiv verschiedene Gefühle und Körperreaktionen in der Enge der gedachten Straßenbahn, beschäftigen sich durch therapeutische Instruktionen mit ihren Befürchtungen und Katastrophengedanken und üben schließlich durch die Anwendung entsprechender Kommunikationsfertigkeiten und sozial kompetenten Verhaltens, sich verbal aus dem Gedränge zu befreien. Die Übung eignet sich sehr gut, um den Aufbau verschiedener Konfliktbewältigungsstrategien und sozialer Fertigkeiten zu beginnen. Auch diese Übung ist mir bereits in verschiedenen verhaltenstherapeutischen Selbstsicherheitstrainingsprogrammen begegnet. Sie hat sich im Sinne eines körperorientierten Zugangs sehr bewährt.

Die Übung **Begrüßungskuss** stammt aus der Konkordanztherapie von *Gerber, Miltner, Birbaumer u. Haag* (1989). Dort wird sie als »Stressinduktion Französischer Kuss« bezeichnet. Sie eignet sich besonders, um die Patienten mit der Intensität und dem Ausmaß ihrer sozialen Ängste und deren Konsequenzen zu konfrontieren und Auseinandersetzungsprozesse auf der kognitiven Ebene in Gang zu setzen. Die Teilnehmer treten einzeln aus dem Therapieraum vor die Türe und wissen nicht, dass sie dort eine intensive Begrüßung mit Umarmung und Küssen auf die Wange erwartet. Jeder Einzelne erlebt sowohl die Rolle des Begrüßenden als auch die Rolle dessen, der begrüßt wird. Der Effekt der Übung besteht in einer Angstreduktion und Habituation durch Konfrontation. Die Therapeutin erhält wertvolle Informationen über das Ausmaß der sozialen Ängste und Defizite.

Die Übung **Rosenstrauch** wurde bereits 1977 von dem Gestalttherapeuten *Stevens* in seinem Buch »Die Kunst der Wahrnehmung« (S. 48) in ähnlicher Form als »Identifikation mit einem Rosenbusch« beschrieben und von Therapeuten unterschiedlichster Therapierichtungen modifiziert. Die Übung bietet die Möglichkeit, die eigene Persönlichkeit durch das Symbol »Ich als Rosenstrauch« von außen mit Distanz zu betrachten und dadurch das Wissen über sich selbst zu erweitern.

Die Auswirkungen von Körperhaltung, Gefühlen und Stimmungen auf die zwischenmenschliche Beziehung ist das Thema der Partner-Übung **Stimmungen**. Bei dieser Übung, deren Quelle mir unbekannt ist, erhalten die Beteiligten Rückmeldungen für ihre Wirkung sowie einen Anstoß, sich mit ihren »blinden Flecken« näher zu befassen.

Das **Theaterprojekt** ist ein Abschlussprojekt, das über einen Zeitraum von ca. vier Wochen vor Ende einer Gruppentherapie vorbereitet wird. Im Mittelpunkt stehen standardisierte und individuelle Selbstsicherheitssituationen, über die von den Teilnehmern in Eigeninitiative ein Theaterstück geschrieben und schließlich aufgeführt wird. Bei diesem selbstverantwortlichen Prozess haben die Teilnehmer Gelegenheit, die erlernten sozialen Fertigkeiten – wie Äußerung von Lob, Kritik, Wünschen, Ausdruck von Gefühlen, Konfliktbewältigung usw. – in einer realen Situation in geschütztem Rahmen nochmals bewusst anzuwenden und einzuüben.
Dieses oder ein ähnliches Schlussprojekt hat eine intensive therapeutische Nachwirkung, lange über das Ende der Gruppentherapie hinaus.

3. Übersicht – Selbstsicherheit
Übungen und Therapiematerialien

ÜBUNGEN	Schwerpunkt	geeignet für: Einzeltherapie/Gruppen/ Kinder/Weiterbildung E*	G*	K*	W*	Mindestdauer (Min.)	Schwierigkeit
Selbstsicherheitsmaschine	Selbstsicherheitskonzept	nein	ja	ja	ja	30	mittel
Fixieren	Blickkontakt	bedingt	ja	ja	ja	10	schwer
Laufsteg	Soziale Wirkung	modifiziert	ja	ja	ja	20	schwer
Drängeln	Durchsetzung von Bedürfnissen	nein	ja	ja	ja	15	mittel
Begrüßungskuss	Reizkonfrontation Soziale Angst	nein	ja	bedingt	ja	20	schwer
Rosenstrauch	Selbstwahrnehmung	ja	ja	ja	ja	40	leicht bis mittel
Stimmungen	Blinde Flecken	bedingt	ja	nein	ja	30	schwer
Theaterprojekt	Eigeninitiative	nein	ja	ja	ja	30	mittel
THERAPIE-MATERIAL	**Schwerpunkt**	**geeignet für: Einzeltherapie/Gruppen/ Kinder/Weiterbildung E***	**G***	**K***	**W***	**Mindestdauer (Min.)**	**Schwierigkeit**
Verhaltensbeobachtung	Soziale Wahrnehmung	ja	ja	ja	ja	10	leicht
Sympathie gewinnen	Soziale Kompetenz	ja	ja	ja	ja	5	mittel
Selbstsicherheits-Fragebogen	Selbstsicherheit	ja	ja	modifiziert	ja	10	mittel
Kurztest: Sozialangst	Soziale Angst	ja	ja	modifiziert	ja	10	leicht
Rückmeldung	Selbst- u. Fremdwahrnehmung	ja	ja	ja	ja	15	mittel
Zielanalyse	Therapieplanung	ja	ja	ja	ja	30	schwer
Information	Selbstsicherheit	ja	ja	modifiziert	ja	10	leicht

* E = Einzeltherapie; G = Gruppentherapie; K = Kindertherapie; W = Weiterbildung

4. Praktische Übungen
Selbstsicherheitsmaschine

1. Psychotherapeutische Ziele

a) **Verhaltensbeobachtung**
- Lernprogramme Selbstsicherheit
- Ausdrucksverhalten

b) **Wirkfaktoren**
- Kohäsion
- Offenheit
- Modelllernen

c) **inhaltliche Ziele**
- Auseinandersetzung mit dem Selbstsicherheitskonzept
- Verbesserung der Selbst- und Fremdwahrnehmung
- Reduzierung der ausschließlich kognitiven Auseinandersetzung mit dem Thema zugunsten eines ganzheitlichen Erlebens
- Sensibilisierung für das Gruppenziel: Gleichgewicht zwischen Selbstentfaltung und sozialer Verantwortung
- Angstexposition

2. Rahmenbedingungen

a) **Material**
eventuell Video

b) **Raum**
ca. 30 qm freier Raum für 8 bis 10 Teilnehmer
die Übung kann auch als Selbstsicherheitsübung im Freien, z. B. in einem Park, durchgeführt werden

c) **Teilnehmer**
nicht geeignet für Einzeltherapie
geeignet für Psychotherapiegruppen: 6 bis 10 Teilnehmer
für Weiterbildungs- und Selbsterfahrungsgruppen bis maximal 16 Teilnehmer (bei mehr als 16 Teilnehmern ist die Übung für den Leiter nur noch schwer überschaubar)

3. Dauer

Vorbereitung durch Besinnungsübung ca. 10 Minuten,
Selbstsicherheitsmaschine ca. 20 Minuten,

Analyse und Nachbesprechung können einen beliebigen zeitlichen Umfang einnehmen, je nach Intensität

4. **Ablauf**
   a) **Partnerwahl**
   keine, die Reihenfolge ergibt sich spontan
   b) **Anordnung im Raum**
   Die Teilnehmer sitzen für die Besinnungsübung zunächst auf Stühlen im Kreis.
   Für die Selbstsicherheitsmaschine werden anschließend die Stühle zur Seite geräumt, die Übung wird stehend durchgeführt, manche Teilnehmer legen oder setzen sich auch spontan auf den Boden.
   c) **Therapeutisches Modell**
   Die Therapeutin kann zunächst eine beliebige typische Selbstsicherheitsbewegung mit einem Beispielsatz demonstrieren.
   Sie bittet einen Teilnehmer, sich mit seinem Satz und seiner Bewegung einzuklinken. Anschließend wird das Modell aufgelöst, und die Therapeutin bittet ein anderes Gruppenmitglied, nunmehr zu beginnen.
   (Für ungeübte Teilnehmer ist das therapeutische Modell häufig notwendig, es besteht jedoch gleichzeitig die Gefahr, dass dadurch bereits eine bestimmte formale und inhaltliche Richtung vorgegeben wird.)
   d) **Durchführung der Übung**
   Die einzelnen Teilnehmer der Gruppe zeigen in ihrem Ausdrucksverhalten körperlich und verbal ihre **Idealvorstellung von »Selbstsicherheit«.** Jeder Einzelne stellt dabei einen Teil einer »Maschine« dar. Nacheinander klinken sich die einzelnen »Maschinenteile« ineinander. Jeder bleibt dabei in seiner selbstsicheren Körperhaltung und äußert gleichzeitig seinen »Selbstsicherheitssatz« wie z. B.:
   - *»Ich übernehme Verantwortung für mein Handeln«*
   - *»Ich bin Ich«*
   - *»Ich berücksichtige meine Wünsche«* usw.

   So entsteht eine »Selbstsicherheitsmaschine«, welche die Idealvorstellung der Gruppenmitglieder zum Thema »Selbstsicherheit« verdeutlicht. Dabei wird auch ein mögliches Ungleichgewicht zwischen Selbstverwirklichung/ Selbstbezogenheit und Sozialer Verantwortung deutlich. Im Unterschied zur Selbstsicherheitsmaschine kann daraufhin auch eine **soziale Verantwortungsmaschine** gebildet werden, bei der z. B. folgende Sätze geäußert werden:

- *»Ich sorge für dich«*
- *»Ich berücksichtige deine Wünsche«*
- *»Du bist mir wichtig«* usw.

Abschließend oder in der darauffolgenden Sitzung kann zur Verdeutlichung des Zieles »Gleichgewicht zwischen Selbstverwirklichung und sozialer Verantwortung« auch noch eine **Synthese-Maschine** durchgeführt werden. Beispielssätze hierfür wären:

- *»Wenn ich mit anderen Menschen im Kontakt bin, bleibe ich mir gleichzeitig auch selbst treu.«*
- *»Ich gehe nur soweit wie du es willst.«*
- *»Ich sage dir meine Wünsche und respektiere gleichzeitig deine Grenzen.«*

Videoanalyse und die anschließende Weiterarbeit am Selbstsicherheitskonzept und den damit verbundenen Kognitionen bieten sich an.

5. Effekte der Übung

Diese Übung lockert die Gruppe auf, ist immer auch mit Spaß und Lachen verbunden. Im Gegensatz zur rein kognitiven Beschäftigung mit dem Thema »Wie stelle ich mir meine persönliche Selbstsicherheit idealerweise vor?«, geschieht bei dieser Übung die Auseinandersetzung in einer ganzheitlichen Art und Weise mit körperlicher und emotionaler Verknüpfung, die sich auf verschiedenen Wahrnehmungskanälen verankert.

Die Teilnehmer erhalten relativ mühelos in kurzer Zeit Informationen über die Vorstellung von Selbstsicherheit der anderen Gruppenmitglieder und können ihre eigenen Vorstellungen überprüfen. Für den Therapeuten ist ebenso wie für die Teilnehmer bei der Videoanalyse sehr schnell sichtbar, ob sich die Gruppenteilnehmer schwerpunktmäßig eher mit Selbstentfaltung oder eher mit sozialer Verantwortung beschäftigen.

6. Mögliche Anschlussübungen

- realistische Zieldefinition für die Gruppe
- Sammeln und Sortieren der Sätze am Flip-Chart
- Gegenüberstellung von Selbstverwirklichung und sozialer Verantwortung
- Einstiegsübung für weitere Selbstsicherheitsübungen
- verschiedene Möglichkeiten der Videoanalyse
- gemeinsames Entwickeln von gruppenspezifischen Selbstsicherheitsübungen
- Übung *Fixieren*
- Übung *Party* (siehe Band *Basisübungen, Kontakt*)
- Therapiematerial *Verhaltensbeobachtung Selbstsicherheit*
- Therapiematerial *Erfahrungen mit unangenehmen Gefühlen* (siehe Band *Basisübungen, Gefühle*)

7. Schwierigkeitsgrad (0 = sehr leicht bis 100 = sehr schwer)

a) Patienten mit sozialen Ängsten: 40
b) depressive Patienten: 50
c) Patienten mit Missbrauchserfahrungen: 30
d) narzisstisch gestörte oder Borderline-Patienten: eher schwierig durchzuführen, da die Übung Boykotttendenzen provoziert
e) Kollegen in verhaltenstherapeutischer Selbsterfahrung: 20

Instruktion zur Übung Selbstsicherheitsmaschine

1. Besinnungsübung zum Thema

(Die Teilnehmer sitzen dabei im Kreis mit geschlossenen Augen in entspannter Körperhaltung. Die Therapeutin bereitet einen zu den einzelnen Teilnehmern der Gruppe passenden Text zum Thema Selbstsicherheit bzw. Selbstbewusstsein vor, der dann sehr langsam vorgelesen wird, um den Teilnehmern genügend Zeit zu lassen, eigene Assoziationen und Bilder zu ihrem eigenen **Selbstsicherheitsideal** zu entwickeln.)
Beispiel: »Setzen Sie sich zunächst in lockerer Körperhaltung auf Ihren Stuhl, die Füße etwas auseinander, fest auf dem Boden, die Hände auf den Oberschenkeln, den Rücken gegen die Stuhllehne gelehnt, den Kopf in einer bequemen Haltung. Schließen Sie nun

die Augen und beschäftigen Sie sich innerlich mit Ihren Gedanken und Gefühlen zum Thema Selbstsicherheit:

- *Wie stelle ich mir idealerweise meine persönliche Selbstsicherheit vor?*
- *Wie bewege ich mich, wenn ich mich selbstsicher fühle?*
- *Wie sind mein Gesichtsausdruck, meine Körperhaltung, meine Stimme?*

(Nach ein bis zwei Minuten im Anschluss an diesen Text): Bitte überlegen Sie sich jetzt einen Satz, der Ihr Ideal von Ihrer persönlichen Selbstsicherheit ausdrückt, und stellen Sie sich dazu eine entsprechende Körperhaltung sowie Mimik, Gestik, Tonfall, Stimme usw. vor.«

Nach Rückholung aus der Besinnungsübung werden die Stühle zur Seite geräumt.

2. *Selbstsicherheitsmaschine*

Die Therapeutin erklärt nun die Selbstsicherheitsmaschine mit folgenden Worten: »Wir stellen jetzt gemeinsam eine Gruppen-Selbstsicherheitsmaschine dar, indem jeder Teilnehmer seinen Satz mit entsprechender Körperhaltung äußert, möglichst ständig in Bewegung, und sich dabei bei seinem Vorgänger einklinkt, festhält oder in dessen Bewegung einfällt. Einer nach dem anderen schließt sich den bereits agierenden Gruppenteilnehmern in der Mitte an, spricht seinen Selbstsicherheitssatz mit der entsprechenden Körperbewegung solange, bis alle Gruppenmitglieder sich angeschlossen haben, sodass am Ende gleichzeitig alle Sätze und alle Bewegungen der Gruppenteilnehmer eine Gesamt-Selbstsicherheitsmaschine ergeben.«

Während die Teilnehmer nach und nach, einer nach dem anderen, die Selbstsicherheitsmaschine mit dem typischen Satz und der dazugehörigen Körperbewegung bilden, wird eine Videoaufnahme erstellt. Nachdem die Maschine gebildet wurde, kann diese in folgender Weise noch modifiziert werden:

- *nonverbale Maschine*
- *lautes Sprechen des Satzes, leises Sprechen des Satzes*
- *Singen des Satzes, sodass eine gemeinsame Melodie entsteht*
- *einzelne Wiederholung der Sätze, während die gesamte Maschine in Bewegung bleibt.*

Weitere Modifikationen sind möglich. Die Maschine sollte mindestens zehn Minuten in Bewegung sein, um emotionale und Bewusstseinsprozesse in Gang zu setzen.

3. Soziale Verantwortungsmaschine

Nach der Besprechung der Selbstsicherheitsmaschine können die Teilnehmer aufgefordert werden, in gleicher Weise ihr Ideal von sozialer Verantwortung darzustellen. Zum Schluss kann eine *Synthese-Maschine* aus Selbstverwirklichung und sozialer Verantwortung gebildet werden. (Selbstsicherheits-, soziale Verantwortungs- und Synthese-Sätze siehe S. 53 und 54)

Fixieren

1. **Psychotherapeutische Ziele**
   a) **Verhaltensbeobachtung**
   - Umgang mit Blickkontakt
   - Umgang mit Nähe

   b) **Wirkfaktoren**
   - Arbeitshaltung
   - Offenheit
   - Modelllernen
   - Feedback geben und erhalten

   c) **Inhaltliche Ziele**
   - Einübung von Selbstsicherheitskriterien (Blickkontakt)
   - Exposition und Angstabbau durch Habituation
   - Schulung sozialer Wahrnehmung

2. **Rahmenbedingungen**
   a) **Material**
   keines

   b) **Raum**
   ca. 25 qm freier Raum für 8 bis 10 Teilnehmer

   c) **Teilnehmer**
   bedingt geeignet für Einzeltherapie
   geeignet für Psychotherapiegruppen: 2 bis 10 Teilnehmer
   geeignet für Weiterbildungs- und Selbsterfahrungsgruppen bis max. 20 Teilnehmer

3. **Dauer**
   Ein Durchgang mit Rückmeldung: 10 Minuten

4. **Ablauf**
   a) **Partnerwahl**
   beliebig, mit gegengeschlechtlichen Paaren erhöht sich der Schwierigkeitsgrad

   b) **Anordnung im Raum**
   Die Teilnehmer sitzen sich paarweise gegenüber am Boden (oder auch auf Stühlen), so nahe, dass sich die Knie gerade

nicht berühren und sie gut die Augenfarbe des Partners erkennen können. Die Paare sitzen nebeneinander, in einer Reihe, in der Mitte des Raumes.

c) **Therapeutisches Modell**
keines

d) **Durchführung der Übung/Instruktion**
Nachdem sich die Teilnehmer in oben beschriebener Weise paarweise in einer Reihe gegenübersitzen, erfolgt folgende Instruktion: »Ich möchte Sie jetzt bitten, fünf Minuten lang nicht mehr zu sprechen, sich nur gegenseitig in die Augen zu sehen und dabei alle Gefühle, die Sie spüren, zuzulassen. Vielleicht werden Sie erstaunt sein über diese ungewohnte Übung oder verunsichert oder aufgeregt. Lassen Sie alle Gefühle, Gedanken und Körperempfindungen kommen und gehen, sehen Sie sich dabei immer weiter in die Augen und sehen Sie auf keinen Fall weg.« …
Nach einer Pause von ca. 30 Sekunden werden abwechselnd, mit weiteren Pausen folgende Instruktionen eingestreut: »Es kann sein, dass Sie die Übung allmählich anstrengt, halten Sie weiter durch, ohne zu sprechen. …
Es kann sein, dass Ihnen an irgendeiner Stelle die Übung komisch vorkommt und es Ihnen zum Lachen zu Mute ist, Lachen ist erlaubt, fixieren Sie immer weiter. …
Falls Ihnen das Bild des Gegenübers verschwimmt, dann helfen Sie sich, indem Sie sich abwechselnd auf das linke und dann wieder auf das rechte Auge konzentrieren. Meist beginnen die Augen nach einer gewissen Zeit zu tränen, das ist ganz in Ordnung, lassen Sie die Tränen einfach die Wangen hinunterlaufen, ohne wegzusehen oder zu sprechen. …
(nach etwa 2 Minuten) Nehmen Sie die Augenfarbe Ihres Gegenübers genau wahr. …
Nehmen Sie wahr, was Ihr Partner denken und fühlen könnte. …
(nach 5 Minuten) Schicken Sie nun zum Abschluss Ihrem Gegenüber noch einige freundliche Gedanken. …
Verabschieden Sie sich – immer noch mit Blickkontakt, ohne zu sprechen –, indem Sie sich die Hände geben …

und tauschen Sie sich über Ihre Erfahrungen bei dieser Übung miteinander aus.«

5. **Effekte der Übung**
   Im Anschluss an diese Übung ist es für alle Teilnehmer verblüffend, wie viel müheloser es plötzlich ist, Blickkontakt zu halten, auch noch später, nach der Sitzung auf der Straße mit Passanten. Erstaunlich ist auch für viele Patienten das unmittelbare Erleben des Anstiegs der Erregungskurve und des anschließenden Habituationseffekts, d. h. das allmähliche Nachlassen der Erregung (insbesondere bei mehrmaliger Durchführung).

6. **Mögliche Anschlussübungen**
   - Wiederholung mit wechselnden Partnern
   - Blickkontakt im Kreis sitzend, mit jedem einzelnen Gruppenteilnehmer
   - Stegreif-Referate über die Notwendigkeit Menschen anzusehen
   - Einübung weiterer Selbstsicherheitsmerkmale wie z. B. laute Stimme, Körperhaltung usw.
   - Übung *Scheinwerfer*
   - Übung *Kopfwiegen* (siehe Band *Basisübungen*, *Körperwahrnehmung*)
   - Rollenspiel mit Therapiematerial *Sympathie gewinnen*
   - Therapiematerial *Erlebnisebenen* (siehe Band *Basisübungen*, *Kontakt*)

7. **Schwierigkeitsgrad (0 = sehr leicht bis 100 = sehr schwer)**
   a) für Patienten mit sozialen Ängsten: 80
   b) für depressive Patienten: 60
   c) für körperlich missbrauchte Patienten: 80
   d) für narzisstisch gestörte oder Borderline-Patienten: 40
   e) für Kollegen in verhaltenstherapeutischer Selbsterfahrung: 40

Laufsteg

1. **Psychotherapeutische Ziele**
   a) **Verhaltensbeobachtung**
   - Körperhaltung
   - Selbstsicherheit
   - körperliche Manifestation von Lernprogrammen

   b) **Wirkfaktoren**
   - Modelllernen
   - Offenheit
   - Unterstützung
   - Arbeitshaltung

   c) **Inhaltliche Ziele**
   - Bewusstmachung der sozialen Wirkung
   - Förderung sozialer Wahrnehmungsfähigkeit
   - Angstexposition, Habituation
   - Einfluss der Veränderung der Körperhaltung auf Emotionen und Kognitionen
   - Emotionale und körperliche Ausdrucksfähigkeit

2. **Rahmenbedingungen**
   a) **Material**
   eventuell Video

   b) **Raum**
   mindestens 30 qm freier Raum für 8 bis 10 Teilnehmer

   c) **Teilnehmer**
   in etwas modifizierter Form auch für die Einzeltherapie geeignet
   geeignet für Psychotherapiegruppen: 6 bis 10 Teilnehmer
   geeignet für Weiterbildungs- und Selbsterfahrungsgruppen bis maximal 16 Teilnehmer (da die Übung bei mehr als 16 Teilnehmern zu lange dauert und die »Nichtbeteiligten« keinen Lerneffekt mehr erleben)

3. **Dauer**
   mindestens 20 Minuten für 8 Teilnehmer
   evtl. anschließende Videoanalyse: 30 Minuten

4. **Ablauf**

   a) **Partnerwahl**
   Jeder Teilnehmer wählt selbst einen Partner aus, der seinen Gang zunächst genau beobachtet und ihn anschließend imitiert.

   b) **Anordnung im Raum**
   Die Gruppenteilnehmer bilden rechts und links des »gedachten« Laufstegs mit ihren Stühlen ein Spalier im Abstand von ca. 2 Metern, ähnlich wie bei einer Modenschau. Der Teilnehmer, der die Übung gerade durchführt, braucht genügend Platz, um auf dem Laufsteg auf und ab laufen zu können.

   c) **Therapeutisches Modell**
   Die Therapeutin kann die Übung anfangs modellhaft vorführen, dies ist aber nicht unbedingt erforderlich.

   d) **Durchführung der Übung**
   Die Teilnehmer führen nacheinander ihre typische »Gangart« vor, indem sie mehrmals im Raum auf und abgehen und dabei von den Gruppenteilnehmern bewusst gemustert werden. Der vorher ausgewählte Partner versucht dann, den Gang so lange zu imitieren, bis die Gruppe mit der Nachahmung einverstanden ist.

5. **Effekte der Übung**
   Durch das mehrmalige Üben der »Vorführung auf dem Laufsteg« erfolgt eine Habituation der meist hohen Erregung, und die Patienten erleben, wie Aufregung, allein durch Übung der gefürchteten Situation, abnehmen kann.
   Für die Therapeutin ist es besonders interessant zu beobachten, wer in der Gruppe über eine gute soziale Wahrnehmungsfähigkeit verfügt.

6. **Mögliche Anschlussübungen**
   - Wiederholung mit wechselnden Partnern
   - Verknüpfung mit Kommunikationsübungen (z. B. Rückmeldung durch Lob, Kritik)
   - Videoanalyse aller Beteiligten
   - Übung *Körperbild/Spiegeln*
   - Übung *Gefühlstopf* (siehe Band *Basisübungen, Gefühle*)

- Therapiematerial *Verhaltensbeobachtung Selbstsicherheit*
- Therapiematerial *Angstbewältigung*
- Therapiematerial *Gefühlspolaritäten* (siehe Band *Basisübungen, Kontakt*)

7. Schwierigkeitsgrad (0 = sehr leicht bis 100 = sehr schwer)

a) für Patienten mit sozialen Ängsten: 70
b) für depressive Patienten: 70
c) für körperlich missbrauchte Patienten: 80
d) für narzisstisch gestörte oder Borderline- Patienten: 10
e) für Kollegen in verhaltenstherapeutischer Selbsterfahrung: 40

Instruktion zur Übung Laufsteg

1. Vorführung des Gangs

Suchen Sie sich bitte zunächst einen Übungspartner aus. Gehen Sie jetzt mehrere Male (ca. drei Mal) auf dem »Laufsteg« zwischen den »Zuschauern« auf und ab, um den anderen Teilnehmern Ihren Gang vorzuführen.
Die übrigen Gruppenmitglieder und der von Ihnen ausgewählte Partner beobachten Sie dabei, wie Sie gehen. Ihr Gang wird deutlich machen, ohne dass Sie selbst etwas dazutun, wie Sie sich momentan fühlen. Versuchen Sie deshalb nicht, Ihren Gang irgendwie künstlich zu beeinflussen.

2. Gefühlsäußerung

(nach mehrmaligem Auf- und Abgehen) Wie fühlen Sie sich jetzt?
(Die Übung kann auch in der Form modifiziert werden, dass die Teilnehmer zunächst Gefühle raten oder auf ein Blatt schreiben.)
Bitte gehen Sie nochmals auf und ab, damit Ihr Partner, nachdem er nun weiß, wie Sie sich fühlen, Sie noch genauer beobachten kann.

3. Nachahmung

Nun geht Ihr Partner auf und ab, ahmt, so gut er kann, Ihren Gang nach. Wir werden dabei sehen können, wie gut es ihm gelungen ist, nur Sie wahrzunehmen und sich selbst und seinen eigenen Gang in den Hintergrund zu stellen. (Die Nachahmung wird so lange wiederholt, bis die Gruppenmitglieder mit dem Ergebnis zufrieden sind.)

4. *Bewusstmachung*

(hierfür ist eine Videoanalyse besonders hilfreich)
Was ist Ihnen an Ihrem Gang und der Nachahmung aufgefallen?
Was möchten Sie beibehalten? Was ist Ihnen über Ihre Körperhaltung bewusst geworden? Stimmen Ihre Gefühle mit der Körperhaltung und Ihrem Gang überein? Was möchten Sie ändern und üben?

5. *Rückmeldung*

Was ist den übrigen Teilnehmern aufgefallen? Welche Übungsvorschläge bis zur nächsten Sitzung gibt es aus der Gruppe?

6. *Übungsaufgabe*

Gehen Sie zum Schluss noch einmal mit Ihrer mehr oder weniger veränderten Körperhaltung (z. B. mit beweglichen Schultern, kleinen Schritten, federnden Knien usw.) in übertriebener Art und Weise einige Male auf und ab. Wie fühlen Sie sich jetzt? Was haben Sie verändert? Laufen Sie bis zur nächsten Sitzung mindestens einmal täglich für fünf Minuten in dieser ungewohnten Haltung, um neue Erfahrungen zu machen und schreiben Sie diese auf.

Drängeln

1. **Psychotherapeutische Ziele**
   a) **Verhaltensbeobachtung**
   - Verhalten bei Menschenansammlungen
   - Durchsetzungsverhalten
   - Auftreten körperlicher Symptome bei Körperkontakt

   b) **Wirkfaktoren**
   - Kohäsion
   - Modelllernen
   - Feedback

   c) **Inhaltliche Ziele**
   - Soziale Kompetenz – Durchsetzungsverhalten (selbstsichere Äußerung von Wünschen und Bedürfnissen, Gewinnen von Sympathien)
   - Umgang mit Körperkontakt
   - Exposition und Angstabbau durch Habituation
   - Identifizierung und Veränderung erregungsauslösender Gedanken
   - Bewältigung sozialer und agoraphober Ängste

2. **Rahmenbedingungen**
   a) **Material**
   eventuell Schnüre oder Stühle zur symbolischen Abgrenzung der »Straßenbahn«
   Therapiematerial *Verhaltensbeobachtung Selbstsicherheit*

   b) **Raum**
   Der Raum sollte bei dieser Übung möglichst klein sein.

   c) **Teilnehmer**
   nicht geeignet für Einzeltherapie
   geeignet für Psychotherapiegruppen: 6 bis 10 Teilnehmer
   geeignet für Weiterbildungs- und Selbsterfahrungsgruppen bis max. 20 Teilnehmern

3. **Dauer**
   ca. 15 Minuten für einen Durchgang

4. **Ablauf**

a) **Partnerwahl**
keine

b) **Anordnung im Raum**
Die Teilnehmer stehen alle so dicht gedrängt wie möglich in einer Ecke des Raumes

c) **Therapeutisches Modell**
keines

d) **Durchführung der Übung/Instruktion**
Nachdem sich die Teilnehmer aufgestellt haben, wird folgende Instruktion gegeben:

Körperempfindungen spüren
»Bitte stellen Sie sich nun vor, in einer voll besetzten Straßenbahn zu stehen, von allen Seiten geschubst und bedrängt zu werden und dabei auch selbst gezwungen zu sein, unwillkürlich auch zu schubsen und zu drängeln (die Straßenbahn kann mit Schnüren auf dem Boden gelegt oder mit Stühlen abgegrenzt werden). Lassen Sie zunächst, ohne zu sprechen, diesen engen körperlichen Kontakt auf sich wirken und nehmen Sie bewusst Ihre Körperempfindungen wahr, richten Sie Ihre gesamte Aufmerksamkeit auf das Spüren Ihrer Körperempfindungen, drängeln Sie dabei weiter.

Gefühls-, Wunsch- und Bedürfnisäußerungen
(Nach drei Minuten, in denen immer wieder die letzten beiden Sätze wiederholt werden):
Versuchen Sie nun durch Gefühls-, Wunsch- und Bedürfnisäußerungen zur Tür zu gelangen, um bei der nächsten Station aussteigen zu können, einer nach dem anderen, von ganz hinten nach vorne.

Sympathie gewinnen
Wenn Sie an der Tür angelangt sind, dann gehen Sie noch einmal nach ganz hinten, um wieder nach vorne zu gelangen: Dieses Mal probieren Sie aus, durch verschiedene Verhaltensweisen Sympathie zu gewinnen.

Sicheres Auftreten
Versuchen Sie nun, wenn Sie jetzt ein letztes Mal nach hinten gehen, um wieder zur Tür zu gelangen, bewusst selbstsicher aufzutreten.

Kognitive Umsetzung
Schreiben Sie nun zunächst zwei gelungene und zwei weniger gut gelungene Durchsetzungssätze und Verhaltensweisen auf. Anschließend füllen Sie bitte das Arbeitsblatt *Eigenanalyse Selbstsicherheit* aus, das wir hinterher in der Großgruppe besprechen werden.«
(Danach kann ein zweiter Durchgang mit dem neu erarbeiteten Verhalten »Sympathie gewinnen und selbstsicheres Auftreten« durchgeführt werden).

5. **Effekte der Übung**
Die Teilnehmer haben trotz des meist angst- und erregungsauslösenden engen Körperkontakts viel Spaß bei dieser Übung, welche die Gruppe in der Regel auflockert. Manche Teilnehmer neigen zu Übertreibungen oder eher aggressiven Lösungen, was therapeutisch gut genutzt werden kann, um selbstsichere Durchsetzung im Gegensatz zu aggressiver Durchsetzung zu demonstrieren.

6. **Mögliche Anschlussübungen**
   - Kommunikationsübungen
   - Videoanalyse
   - Arbeit am Selbstsicherheitskonzept
   - Übung *Selbstsicherheitsmaschine*
   - Übung *Gefühlskreis* (siehe Band *Basisübungen, Gefühle*)
   - Therapiematerial *Erlebnisebenen* (siehe Band *Basisübungen, Kontakt*)

7. **Schwierigkeitsgrad (0 = sehr leicht bis 100 = sehr schwer)**
   a) für Patienten mit sozialen und agoraphoben Ängsten: 50
   b) für depressive Patienten: 30
   c) für körperlich missbrauchte Patienten: 70
   d) für narzisstisch gestörte oder Borderline-Patienten: 70
   e) für Kollegen in verhaltenstherapeutischer Selbsterfahrung: 20

Begrüßungskuss

1. **Psychotherapeutische Ziele**
   a) **Verhaltensbeobachtung**
   - Ausmaß der Erwartungsangst
   - Fähigkeiten im Bereich sozialer Kompetenz
   - Repertoire von Katastrophengedanken

   b) **Wirkfaktoren**
   - Offenheit
   - Vertrauen
   - Feedback

   c) **Inhaltliche Ziele**
   - Angstreduktion durch Reizkonfrontation sozialer Angst
   - Umgang mit Körperkontakt
   - Stressimpfung

2. **Rahmenbedingungen**
   a) **Material**
   Therapiematerial *Angstbewältigung*

   b) **Raum**
   beliebig ab 15 qm

   a) **Teilnehmer**
   nicht geeignet für Einzeltherapie
   geeignet für Psychotherapiegruppen: 6 bis 10 Teilnehmer
   geeignet für Weiterbildungs- und Selbsterfahrungsgruppen bis max. 16 Teilnehmer

3. **Dauer**
   ca. 20 bis 30 Minuten für 8 Teilnehmer

4. **Ablauf**
   a) **Partnerwahl**
   beliebig

   b) **Anordnung im Raum**
   Ein Gruppenmitglied geht vor die Tür, die anderen Gruppenmitglieder warten im Therapieraum. Einer nach dem anderen wird vor die Tür gebeten.

c) **Therapeutisches Modell**
Die Therapeutin zeigt dem ersten vor der Tür stehenden Gruppenmitglied die Art der Begrüßung.

d) **Durchführung der Übung/Instruktion**
»Wir machen jetzt eine Übung, bei der Sie das Risiko eingehen werden, die Qualität und das Ausmaß Ihrer sozialen Ängste nochmals ganz deutlich zu spüren. Sie werden dabei erleben, dass Sie diese Situation, obwohl sie schwierig ist, ebenso wie viele andere schwierige soziale Situationen, *mit Ihrer Aufregung als Begleiter,* in jedem Fall überleben werden. Ich werde gleich einen von Ihnen vor die Tür bitten, um ihm die entsprechenden Anweisungen für diese Übung zu geben. Einer nach dem anderen wird dann nach draußen, vor die Tür gehen und die Tür hinter sich schließen, sodass keiner von den anderen mitbekommen kann, was draußen passieren wird.
Während ich nun mit Frau X nach draußen vor die Tür gehen werde, möchte ich Sie bitten, in der Zwischenzeit das vor Ihnen liegende *Arbeitsblatt ›Angstbewältigung‹* auszufüllen. Bitte bewerten Sie vor der Übung und hinterher den Grad Ihrer Erregung.«
(Nachdem ein Gruppenmitglied mit mittlerem Angstniveau von der Therapeutin ausgewählt wird und mit ihr vor die Tür geht): »Wenn ich nun in ein paar Minuten (so viel Zeit benötigen alle zum Ausfüllen des Arbeitsblattes) ein Gruppenmitglied zu Ihnen hinausschicken werde, möchte ich Sie bitten, diesen Teilnehmer ganz herzlich zu begrüßen, ihn zu umarmen, fest zu drücken, ihm auf jede Wange einen Begrüßungskuss zu geben und zu ihm zu sagen: ›Ich freue mich, dich zu sehen, schön, dass du hier bist, ich habe lange auf dich gewartet, komm und lass dich nochmals drücken und dir meine Freude zeigen‹ usw., achten Sie dabei auf Ihre Gedanken, Gefühle, Körperreaktionen und Ihr Verhalten. Schreiben Sie diese jetzt gleich auf (Therapiematerial *Angstbewältigung*) und nochmals nach der Übung, bewerten Sie auch Ihre Erregung vorher und hinterher von 0 bis 100. Der Teilnehmer, den Sie begrüßt haben, begrüßt dann den nächsten Teilnehmer, der vor die Tür tritt, usw.«

5. **Effekte der Übung**
   Die Teilnehmer bekommen bei dieser Übung sehr schnell unmittelbaren Zugang zu ihren sozialen Ängsten, den damit verbundenen Gedanken, Gefühlen (wie Unsicherheit, Scham, Peinlichkeit usw.) und Körperreaktionen (wie Herzklopfen, Schwitzen, weiche Knie usw.). Das Verhalten (Fähigkeiten und Verhaltensdefizite) kann besonders gut mit Hilfe einer gleichzeitigen Videoaufzeichnung analysiert werden. Diese Übung eignet sich auch gut als Methode zur Stressimpfung.

6. **Mögliche Anschlussübungen**
   - Identifizierung von erregungsauslösenden Gedanken
   - Entwicklung hilfreicher Strategien im Umgang mit Erwartungsangst (Aufbau adäquater Kontrollattribution)
   - Analyse von Selbstsicherheitskriterien
   - Weitere Übungen zum Umgang mit Körperkontakt
   - Weitere Übungen zur »Stressimpfung«
   - Übung *Heißer Stuhl*
   - Übung *Kopfwiegen* (siehe Band *Basisübungen, Körperwahrnehmung*)
   - Therapiematerial *Katastrophengedanken*
   - Therapiematerial *Erlebnisebenen* (siehe Band *Basisübungen, Kontakt*)

7. **Schwierigkeitsgrad (0 = sehr leicht bis 100 = sehr schwer)**
   a) für Patienten mit sozialen Ängsten: 70
   b) für depressive Patienten: 40
   c) für körperlich missbrauchte Patienten: 80
   d) für narzisstisch gestörte oder Borderline-Patienten: 50
   e) für Kollegen in verhaltenstherapeutischer Selbsterfahrung: 40

Rosenstrauch

1. **Psychotherapeutische Ziele**
   a) **Verhaltensbeobachtung**
   - Fähigkeit zur visuellen Vorstellung
   - Bewusstheitsgrad der eigenen Persönlichkeit
   - Fähigkeit zur distanzierten Selbstwahrnehmung

   b) **Wirkfaktoren**
   - Arbeitshaltung
   - Feedback
   - existentielle Einsicht

   c) **Inhaltliche Ziele**
   - Förderung der Selbstwahrnehmung
   - Beschäftigung mit blinden Flecken
   - Verbesserung der emotionalen Wahrnehmungs- und Ausdrucksfähigkeit
   - Förderung der Körperwahrnehmung
   - Mobilisierung von Ressourcen
   - Unterscheidung zwischen Alltags- und Therapeutenrolle

2. **Rahmenbedingungen**
   a) **Material**
   Buntstifte und Papier

   b) **Raum**
   ca. 30 qm für 8 bis 10 Teilnehmer

   c) **Teilnehmer**
   geeignet für Einzeltherapie und Einzelselbsterfahrung
   geeignet für Psychotherapiegruppen: 2 bis 10 Teilnehmer
   geeignet für Weiterbildungs- und Selbsterfahrungsgruppen bis max. 20 Teilnehmer

3. **Dauer**
Vorstellungsübung: ca. 15 Minuten
Identifikationsübung: ca. 25 Minuten

4. Ablauf

a) **Partnerwahl**
keine

b) **Anordnung im Raum**
Die Entspannungsübung wird am besten liegend auf dem Boden durchgeführt (aber auch sitzend auf Stühlen ist möglich), die Identifikationsübung sitzend oder im Stehen.

c) **Therapeutisches Modell**
keines

d) **Durchführung der Übung**
Zu Beginn wird eine Besinnungsübung durchgeführt mit der Instruktion, sich vorzustellen, ein Rosenstrauch zu sein. Anschließend erfolgen eine gedankliche Identifikation, ein gemaltes Bild und eine verbale Identifikationsübung. Der Rosenstrauch kann hierzu pantomimisch dargestellt werden. In einem weiteren Übungsteil können in Partnerübungen Ähnlichkeiten und Unterschiede sowie bestimmte persönliche Eigenschaften, Überzeugungen, Wertvorstellungen, Motive, Stärken und Schwächen, Zukunftswünsche und Ziele identifiziert werden.
Die Übung kann (für Selbsterfahrungs- und Weiterbildungsteilnehmer) nochmals in ähnlicher Weise wiederholt werden unter dem Gesichtspunkt der eigenen Therapeutenrolle. Hier können dann anschließend auch Unterschiede zwischen Alltags- und Therapeutenrolle herausgearbeitet werden.

5. Effekte der Übung

Durch die Identifikation mit einem Rosenstrauch fällt es den Teilnehmern in der Regel leichter, sich aus einer gewissen Distanz heraus mit der eigenen Persönlichkeit zu beschäftigen. Die pantomimische Darstellung des Rosenstrauchs ist häufig ein intensives emotionales Erlebnis. Die Übung wird von Patienten und Weiterbildungsteilnehmern meist als leicht und spielerisch erlebt. Nur selten gibt es Probleme, sich auf die Identifikationsübung einzulassen.

6. Mögliche Anschlussübungen

- Austausch in der Großgruppe
- Übung *Sieben Säulen*

- Übung *Reise zu den Stärken* (siehe Band *Basisübungen, Entspannung*)
- Therapiematerial *Ressourcenerforschung*
- Therapiematerial *Werte-Hierarchie*
- Therapiematerial *Gefühlspolaritäten* (siehe Band *Basisübungen, Kontakt*)

7. **Schwierigkeitsgrad (0 = sehr leicht bis 100 = sehr schwer)**
   a) für Patienten mit sozialen Ängsten: 30
   b) für depressive Patienten: 30
   c) für körperlich missbrauchte Patienten: 50
   d) für narzisstisch gestörte oder Borderline – Patienten: 60
   e) für Kollegen in verhaltenstherapeutischer Selbsterfahrung: 20

Instruktion zur Übung Rosenstrauch

1. *Vorbereitung – Kurzentspannung*

Legen Sie sich auf den Boden auf den Rücken, so bequem es hier möglich ist. Lockern Sie alles, was Sie einengt, und schließen Sie dann Ihre Augen.
Lenken Sie Ihre Aufmerksamkeit auf die Empfindungen in Ihrem Körper. Machen Sie eine kleine Reise durch Ihren Körper von oben nach unten, das heißt vom Kopf bis zu den Füßen, und versuchen Sie alle Teile Ihres Körpers ein wenig zu lockern, soweit es Ihnen eben jetzt möglich ist.
Achten Sie jetzt auf Ihren Atem und spüren Sie, wie die Luft durch die Nase streicht, wie Brust und Bauch auf- und abgehen. Mit jedem Atemzug können Sie noch ein wenig mehr locker lassen,

- *die Stirne glätten,*
- *die Zähne auseinander,*
- *die Schultern sinken lassen,*
- *die Hände lockern,*
- *den Bauch weich werden lassen,*
- *die Gesäßhälften auseinanderfallen lassen,*
- *die Zehen loslassen* usw.

2. *Vorstellung – Rosenstrauch*

Lassen Sie Ihre Gedanken zunächst ein wenig laufen, wohin sie wollen … Lenken Sie jetzt Ihre Aufmerksamkeit auf eine innere Vorstellung, ein inneres Bild von einem Rosenstrauch. … Stellen Sie sich vor, Sie seien ein Rosenstrauch. Werden Sie ganz allmählich, ausgehend von dem inneren Bild, selbst zu einem Rosenstrauch und entdecken Sie, wie sich das anfühlt. Lassen Sie Ihrer Phantasie freien Lauf. …

- *Was für eine Art Rosenstrauch sind Sie?*
- *Wo wachsen Sie?*
- *Welche Farben haben Ihre Blüten?*
- *Welche Farben und Formen haben Ihre Blätter?*
- *Wie sind Ihr Stamm und Ihre Zweige?*
- *Wie sind Ihre Wurzeln?*
- *Wie ist der Boden beschaffen, in dem Sie wachsen?*

3. *Das Leben als Rosenstrauch*

Nehmen Sie sich jetzt Zeit, alle Einzelheiten zu entdecken und wahrzunehmen, wie es sich anfühlt, ein solcher Rosenstrauch zu sein … Erforschen Sie auch Ihre Umgebung … Und stellen Sie sich auch einige Fragen zu Ihrem Leben als Rosenstrauch.

- *Wie erlebe ich die Natur?*
- *Was erlebe ich alles als Rosenstrauch?*
- *Wozu benutze ich meine Dornen?*
- *Wie erlebe ich den Wechsel der Jahreszeiten?*
- *Welche Eigenschaften habe ich als Rosenstrauch?*
- *Für wen bin ich nützlich?*
- *Wer beachtet mich?*
- *Wer oder was ist mir wichtig?*
- *Wie stark bin ich in der Erde verwurzelt?*
- *Wie sicher stehe ich auf der Erde?*
- *Was bin ich mir selbst wert?*
- *Welchen Sinn gebe ich meinem Leben als Rosenstrauch?*

Während Sie sich mit diesen oder ähnlichen Fragen beschäftigen, achten Sie gleichzeitig auf Ihre Körperempfindungen und Ihre Gefühle …

Haben sich Ihre Körperempfindungen und Gefühle während

der Vorstellung, ein Rosenstrauch zu sein, verändert? Welche Gedanken sind neu in Ihrem Kopf?

4. *Rosenstrauch malen*

Stellen Sie sich selbst noch einmal als Rosenstrauch in Ihrer ganzen Pracht und Natürlichkeit, mit allen Blüten, Dornen, Blättern und Zweigen – den wohlgeratenen und den eher unterentwickelten als inneres Bild vor, so deutlich, dass Sie ihn anschließend malen können ... Kommen Sie dann gedanklich zurück in den Raum, strecken Sie sich kräftig durch, öffnen Sie die Augen und malen Sie nun sich selbst als Rosenstrauch. Es soll kein Gemälde werden, nur eine schemenhafte Skizze, die Sie in etwa fünf Minuten entwerfen können. Falls Sie das Bild mit mehr Zeitaufwand und detailgetreuer malen wollen, können Sie dies gerne noch zu Hause ergänzen.

5. *Identifikation mit dem Rosenstrauch*

Bitte legen Sie jetzt das Bild vor sich hin und beginnen Sie sich selbst als Rosenstrauch vorzustellen mit folgenden oder ähnlichen Worten:

- *Ich bin ein (großer, kleiner, buschiger, wilder, gepflegter ...) Rosenstrauch*
- *Ich habe folgende Farben, Blätter, Zweige, Dornen ...*
- *Ich fühle mich ...*
- *Die Menschen sehen mich als ...*
- *Ich stehe (gerade, gebeugt, offen, verschlossen, stolz ...)* usw.

6. *Darstellung des Rosenstrauches*

Stellen Sie nun sich selbst als Rosenstrauch pantomimisch dar und lassen Sie sich betrachten. (ca. 1 Minute)
Dann gehen Sie in Ihrer Betrachtung des Rosenstrauchs noch einen Schritt weiter und versuchen Sie zu entdecken, was Ihr Rosenstrauch mit Ihnen und Ihren Wünschen zu tun hat, und verbalisieren Sie zum Schluss alles, was Ihnen dazu einfällt.

- *Wo gibt es Ähnlichkeiten und wo sind Unterschiede?*
- *Was braucht der Rosenstrauch, um gut zu gedeihen?*
- *Was engt ihn ein?*
- *Was befreit ihn?*

Stimmungen

1. **Psychotherapeutische Ziele**
   a) **Verhaltensbeobachtung**
   - Fähigkeit zur Selbstreflexion
   - Soziale Wahrnehmungsfähigkeit
   - Variabilität des Gefühlsausdrucks

   b) **Wirkfaktoren**
   - Offenheit
   - Arbeitshaltung
   - Feedback
   - Unterstützung
   - Modelllernen

   c) **Inhaltliche Ziele**
   - Entdecken sog. »Blinder Flecken«
   - Beschäftigung mit Selbst- und Fremdwahrnehmung, insbesondere mit der Wirkung eigener und fremder emotionaler Zustände
   - Erweiterung des Gefühls-Repertoires
   - Förderung sozialer Wahrnehmungsfähigkeit
   - Selbsterkenntnis

2. **Rahmenbedingungen**
   a) **Material**
   Therapiematerial *Rückmeldung*
   Video

   b) **Raum**
   ca. 25 qm für 9 Teilnehmer

   c) **Teilnehmer**
   bedingt geeignet für Einzeltherapie, gut geeignet für Paartherapie
   geeignet für Psychotherapiegruppen: 2 bis 10 Teilnehmer
   geeignet für Weiterbildungs- und Selbsterfahrungsgruppen bis max. 16 Teilnehmer

3. **Dauer**
   ca. 30 Minuten für 1 Paar

4. Ablauf

a) **Partnerwahl**

Es sollten sich möglichst Partner zusammenfinden, die sich noch nicht sehr gut kennen (Einteilung in A und B).

b) **Anordnung im Raum**

Die Teilnehmer sitzen sich paarweise gegenüber.

c) **Therapeutisches Modell**

Die Therapeutin kann die Übung modellhaft vorführen; dies ist aber nicht unbedingt erforderlich.

d) **Durchführung der Übung/Instruktion**

Einführung

»Wählen Sie sich zunächst einen Partner aus, mit dem Sie noch nicht sehr vertraut sind. Einigen Sie sich dann darauf, wer A und wer B ist. A fungiert in der ersten Runde als Beobachter, B ist Gefühlsdemonstrant. In der zweiten Runde werden die Rollen dann getauscht.

Sich stimmig machen

Gehen Sie nun alle im Raum umher und besinnen Sie sich auf Ihre momentane Stimmung. Machen Sie sich stimmig, indem Sie darauf achten, dass Ihre Körperhaltung, Ihr Gesichtsausdruck und Ihr Gang mit Ihrer Stimmung, Ihren momentanen Gedanken und Gefühlen übereinstimmen.

Verhaltensbeobachtung nonverbal

Gehen Sie nun bitte auf Ihren Partner zu und bleiben Sie stehen. B richtet nun mit nach innen gekehrten Augen seine ganze Aufmerksamkeit auf seine momentane Stimmung, die dazu gehörigen Gedanken, Gefühle, die Körperhaltung. A beobachtet B und versucht, seine Stimmung zu erraten. Betrachten Sie das Gesicht, den Ausdruck, die Haltung der Schultern, die Atmung, die Art und Weise, wie B auf dem Boden steht. Schreiben Sie Ihre Beobachtungen und Vermutungen auf das Übungsblatt *Rückmeldung*. Auch B notiert seine Selbstbeobachtungen und seine Stimmung.

Verhaltensbeobachtung verbal

Nun äußert B einige Sätze, die zu seiner momentanen Stimmung passen, ohne die tatsächliche Stimmung direkt auszudrücken. Versuchen Sie nun nochmals genauer, die Stim-

mung von B zu erraten. Ergänzen Sie nun beide den *Rückmeldebogen.*
Rückmeldung – Blinde Flecken
Vergleichen Sie nun und tauschen Sie Ihre Beobachtungen aus. Überprüfen Sie die Übereinstimmungen und Unterschiede. B. versucht dabei, seine blinden Flecken zu identifizieren.«
Anschließend werden die Rollen gewechselt. Danach unterhalten sich die Partner über ihre Fähigkeiten zur Selbst- und Fremdbeobachtung sowie ihre blinden Flecken.

5. Effekte der Übung

Die Teilnehmer sind häufig verblüfft über die emotional nachhaltige Wirkung dieser Übung. Sie eignet sich besonders für fortgeschrittene Gruppenteilnehmer sowie zur Durchführung in Ausbildungs- und Selbsterfahrungsgruppen.

6. Mögliche Anschlussübungen

- Videoanalyse zur Objektivierung der individuellen Beobachtungen und Bearbeitung blinder Flecken
- therapeutische Rollenspiele
- Ein Teilnehmer kann auch von der gesamten Gruppe Rückmeldung erhalten, als Alternative zur Paarübung.
- Übung *Einfühlen* (siehe Band *Basisübungen, Gefühle*)
- Therapiematerial *Kurztest: »Sozialangst«*
- Therapiematerial *Eigenanalyse Selbstsicherheit* (siehe Band *Basisübungen, Kontakt*)

7. Schwierigkeitsgrad (0 = sehr leicht bis 100 = sehr schwer)

a) für Patienten mit sozialen Ängsten: 70
b) für depressive Patienten: 60
c) für körperlich missbrauchte Patienten:70
d) für narzisstisch gestörte oder Borderline-Patienten: 40
e) für Kollegen in verhaltenstherapeutischer Selbsterfahrung: 40

Theaterprojekt

1. **Psychotherapeutische Ziele**
   a) **Verhaltensbeobachtung**
   - kreative Ressourcen
   - Selbstsicherheit
   - Eigeninitiative
   - Ausdrucksverhalten

   b) **Wirkfaktoren**
   - Kohäsion
   - Feedback
   - Arbeitshaltung
   - Unterstützung
   - Existentielle Einsicht

   c) **Inhaltliche Ziele**
   - Förderung von Ressourcen, Selbsthilfepotential und Eigeninitiative
   - Abschlussprojekt
   - Einbettung des therapeutischen Zieles »Selbstsicherheit« in übergeordnete Ziele
   - Übernahme von sozialer Verantwortung
   - Sinnfindung

2. **Rahmenbedingungen**
   a) **Material**
   Therapiematerial *Selbstsicherheits-Fragebogen*
   Video

   b) **Raum**
   ca. 30 qm freier Raum für 8 – 10 Teilnehmer

   c) **Gruppengröße**
   nicht geeignet für Einzeltherapie
   geeignet für Psychotherapiegruppen: 6 bis 10 Teilnehmer
   bedingt geeignet für Weiterbildungs- und Selbsterfahrungsgruppen (nur bei länger dauernder Zusammenarbeit)

3. **Dauer**
   Vorbereitung ca. 3 bis 4 Wochen (Treffen der Gruppenmitglieder in Eigeninitiative)
   Vorführung in der Abschlusssitzung ca. 30 Minuten

4. **Ablauf**
   a) **Partnerwahl**
      Die Zuordnung der Rollen und der Partner kann freiwillig erfolgen oder – je nach therapeutischer Notwendigkeit – von der Therapeutin vorgegeben werden.
   b) **Anordnung im Raum**
      beliebig
   c) **Therapeutisches Modell**
      keines
   d) **Durchführung der Übung**
      Die Teilnehmer erhalten zu Beginn der Gruppentherapie einen Fragebogen mit halbstandardisierten Selbstsicherheitssituationen, der dann im Laufe der Sitzungen durch individuelle Situationen von jedem Gruppenmitglied ergänzt wird.
      Die Teilnehmer üben während der sog. Außentermine in Kleingruppen mindestens drei der persönlich schwierigsten Selbstsicherheitssituationen in vivo. Als Ergebnis dieser Erfahrungen wird dann etwa vier Wochen vor dem Ende der Gruppentherapie ein Drehbuch für das Theaterprojekt geschrieben. Dabei können die Teilnehmer z. B. folgende **Aufgaben** übernehmen:
      - *zwei Teilnehmer schreiben gemeinsam das Drehbuch*
      - *zwei führen Regie*
      - *zwei sind für Kostüme, Schminken und Bühnenbild zuständig*
      - *zwei für Musik*
      - *zwei für Konfliktbewältigung während des Entstehungsprozesses und der Proben*
      - *alle übernehmen eine Rolle o. ä.*

      Das Ergebnis dieses Projekts wird anlässlich des letzten Gruppentermins vorgeführt, gefilmt und gewürdigt. Dabei werden nochmals Begabungen und schlummernde Talente hervorgehoben und die Teilnehmer zur weiteren Umsetzung der vorhandenen Stärken ermuntert.

5. **Effekte der Übung**
Das Theaterprojekt macht den Teilnehmern fast immer viel Freude und Spaß. Es fordert und fördert abschließend die Kohäsion der Gruppe nochmals in ganz besonderem Maße. Häufig entstehen bei der Vorbereitung ganz normale zwischenmenschliche Konflikte, die Inhalt für den therapeutischen Aufbau von Konfliktbewältigungsstrategien in Einzel- oder Gruppensitzungen bieten. Kommunikation, Lob und Kritik kann nochmals anlässlich konkreter Ereignisse geübt werden.
Häufig werden verborgene Talente sichtbar. Ein Abschlussprojekt fördert auch die Eigeninitiative der Teilnehmer bezüglich weiterer Gruppentreffen ohne Therapeutin z. B. in Form einer Selbsthilfegruppe oder eines Stammtisches (andere Inhalte für Theaterstücke oder andere Projekte wie Abschiedsbrief, Moritat oder Gemeinschaftsbild usw. sind denkbar).

6. **Mögliche Anschlussübungen**
Außer der anschließenden Videovorführung und entsprechender Rückmeldungen werden keine Anschlussübungen in der Gruppe durchgeführt, da dies das Abschlussprojekt ist.
In den noch folgenden Einzelsitzungen können die entstandenen Konflikte nochmals für therapeutische Rollenspiele genutzt werden.
Die entdeckten Stärken können weiterentwickelt und zur Symptomüberwindung in anderen Bereichen eingesetzt werden.

7. **Schwierigkeitsgrad (0 = sehr leicht bis 100 = sehr schwer)**
   a) für Patienten mit sozialen Ängsten: 50
   b) für depressive Patienten: 40
   c) für körperlich missbrauchte Patienten: 50
   d) für narzisstisch gestörte oder Borderline-Patienten: 20
   e) für Kollegen in verhaltenstherapeutischer Selbsterfahrung: 20

5. Therapiematerialien

Verhaltensbeobachtung Selbstsicherheit

Selbstsicherheitsmerkmale	1	2	3
1. **Blickkontakt** Vermeidung – Augenkontakt 0 —— 50 —— 100			
2. **Stimme** leise – laut und deutlich 0 —— 50 —— 100			
3. **Ich-Form** unpersönlich »man« – persönlich »ich« 0 —— 50 —— 100			
4. **Mimik – Gestik** unbewegt – lebhaft 0 —— 50 —— 100			
5. **Gesamteindruck** abweisend – einladend 0 —— 50 —— 100			
6. **Echtheit** unecht – echt 0 —— 50 —— 100			
7. **Selbstsicherheit** unsicher – selbstsicher 0 —— 50 —— 100			

Sympathie gewinnen

Bitte kreuzen Sie an und ergänzen Sie, welche Signale Sie gewöhnlich im Kontakt mit anderen Menschen senden.

Sympathie-Signale	Ablehnungs-Signale
Äußere Merkmale	**Äußere Merkmale**
☐ freundliches Lächeln	☐ grimmiger Gesichtsausdruck ....
☐ nach vorne beugen	☐ sich zurücksetzen ....
☐ Kopfnicken	☐ Kopfschütteln ....
Äußerungen	**Äußerungen**
☐ ja, mhm, genau, aha …	☐ nein, aber, ach was, auf keinen Fall … ....
☐ das interessiert mich	☐ das weiß ich besser als du ....
☐ das ist richtig	☐ das ist ganz anders, falsch, Schmarrn. ....
☐ ich möchte gerne mehr erfahren	☐ das interessiert mich nicht ....
☐ du machst mich neugierig	☐ was du schon wieder hast ....
☐ dein Gedankengang interessiert mich	☐ ich denke ganz anders ....
☐ wir probieren es einfach gemeinsam	☐ das mache ich auf keinen Fall mit ....
Beziehungsgestaltung	**Beziehungsgestaltung**
☐ sich Zeit nehmen	☐ in Eile sein ....
☐ beziehungsfördernde Kritik, konstruktiv	☐ verletzende Kritik, destruktiv ....
☐ dosiert von sich erzählen	☐ ausschließlich von sich erzählen ....
☐ Fragen stellen	☐ keine Fragen stellen ....
☐ den anderen ebenso wichtig nehmen wie sich selbst	☐ sich selbst in den Mittelpunkt stellen ....

Sie können dieses Blatt auch zur Beobachtung Ihrer Gesprächspartner benutzen.

Fragebogen: Selbstsicherheits-Situationen

Bitte lesen Sie sich folgende Fragen durch, stellen Sie sich kurz innerlich die Situationen vor und schätzen Sie anschließend Ihre Aufregung, Unsicherheit, Angst, Hilflosigkeit usw. in dieser Situation von 0 bis 100 ein. 0 bedeutet keinerlei unangenehme Gefühle, 100 bedeutet das größte Ausmaß an unangenehmen Gefühlen, das Sie sich vorstellen können.

1. Sie befinden sich in einer Warteschlange und bitten eine vor Ihnen stehende Person, Sie vorzulassen. 0 ... 50 ... 100
2. Sie beschweren sich in einem Restaurant über ein Gericht, mit dem Sie nicht zufrieden sind. 0 ... 50 ... 100
3. Sie tauschen ein Kleidungsstück um, das Sie einige Tage vorher gekauft haben und an dem Sie einen Fehler entdeckt haben. 0 ... 50 ... 100
4. Sie kommen zu spät zu einer Versammlung und gehen durch den ganzen Saal zu einem vorderen Platz, den Sie nur erreichen, indem Sie die Aufmerksamkeit der Zuhörer auf sich lenken. 0 ... 50 ... 100
5. Ein Verkäufer hat sich sehr viel Mühe gemacht, Ihnen eine Ware zu zeigen, die Ihnen jedoch nicht ganz gefällt, und Sie verabschieden sich mit den Worten »leider habe ich noch nicht das Richtige gefunden. Ich möchte mich gerne noch in einem anderen Geschäft umsehen.« 0 ... 50 ... 100
6. Sie sitzen in der Straßenbahn und beginnen ein Gespräch mit Ihrer Nachbarin oder Ihrem Nachbarn über die Vorteile öffentlicher Verkehrsmittel. 0 ... 50 ... 100
7. Sie geben in der Zeitung eine Bekanntschaftsannonce auf, um einen gleichgeschlechtlichen Partner für Freizeitaktivitäten zu suchen, und treffen sich mit ihm/ihr in einem Café. 0 ... 50 ... 100
8. In der Gruppe vertritt ein Gruppenmitglied sehr stark seine Meinung und Sie widersprechen. 0 ... 50 ... 100

9. Sie machen einem Gruppenmitglied ein Kompliment. 0 ... 50 ... 100
10. Sie sagen einem Familienmitglied etwas, das Sie schon lange stört, Sie sich jedoch bisher nicht zu sagen trauten. 0 ... 50 ... 100
11. Sie lehnen es ab, einen Vertreter an der Tür anzuhören. 0 ... 50 ... 100
12. Sie erröten, schwitzen, zittern ... und sprechen mit Ihrem Gegenüber über die damit verbundenen Gefühle, wie z. B. »ich bin jetzt ganz erschrocken ...« 0 ... 50 ... 100
13. Sie befinden sich mit Bekannten in einem Restaurant und lehnen es ab, Alkohol zu trinken, obwohl diese versuchen, Sie zu überreden. 0 ... 50 ... 100
14. Sie schützen sich vor Angriffen, indem Sie Ihr Gegenüber mit den Worten laut und deutlich unterbrechen: »Ich möchte nicht, dass du so mit mir redest.« 0 ... 50 ... 100
15. Sie brechen ein zu ausgiebiges Telefongespräch mit den Worten ab: »Sei mir bitte nicht böse, ich habe jetzt leider keine Zeit mehr, noch länger zu telefonieren« 0 ... 50 ... 100
16. Sie sagen zu Vater/Mutter/Partner : »Ich bin erwachsen und ich wünsche, dass du mich auch so behandelst.« 0 ... 50 ... 100
17. Sie setzen sich in ein Lokal zu einem Fremden an den Tisch und beginnen ein Gespräch. 0 ... 50 ... 100
18. ....
.... 0 ... 50 ... 100
19. ....
.... 0 ... 50 ... 100
20. ....
.... 0 ... 50 ... 100

Bitte streichen Sie zwei bis drei Situationen an, die Sie im Laufe der nun beginnenden Psychotherapie (Gruppen- oder Einzeltherapie) im therapeutischen Rollenspiel oder in Ihrem Alltag üben und bewältigen wollen. Ergänzen Sie einige Situationen aus Ihrem persönlichen Alltag.

Kurztest – Sozialangst
Wie groß ist Ihre Angst vor anderen?

Dieser Kurztest liefert Anhaltspunkte (keine Diagnose!) dafür, ob Ihre Schüchternheit oder ihre sozialen Ängste überdurchschnittlich groß sind.

FRAGE 1: *ANGST UND VERMEIDUNG*

Wie sehr fürchten oder vermeiden Sie folgende Situationen? Bitte schätzen Sie das Ausmaß der Angst und der Vermeidung getrennt ein.

0 = keine Angst / keine Vermeidung; 1 = leichte Angst / seltene Vermeidung; 2 = mittlere Angst / manchmal Vermeidung; 3 = starke Angst / häufige Vermeidung; 4 = extreme Angst / ständige Vermeidung

	Angst	**Vermeidung**
Sprechen in der Öffentlichkeit oder vor anderen	☐	☐
Mit Autoritäten zu sprechen	☐	☐
Beschämt oder gedemütigt zu werden	☐	☐
Kritisiert zu werden	☐	☐
Versammlungen	☐	☐
Bei etwas beobachtet zu werden	☐	☐

FRAGE 2: *PHYSIOLOGIE*

Wenn Sie sich in einer Situation befinden, in der Sie Kontakt mit anderen Menschen haben (oder wenn Sie sich eine solche Situation vorstellen), welche der folgenden Symptome nehmen Sie wie stark wahr?

0 = gar nicht; 1 = leicht; 2 = mittel; 3 = stark; 4 = extrem

Erröten	☐
Herzklopfen	☐
Schwitzen	☐
Zittern	☐

Ermitteln Sie nun die Gesamtwerte der Rubriken »Angst«, »Vermeidung« und » Physiologie« und zählen Sie diese Werte zusammen:

Angst … + Vermeidung … + Physiologie … = Gesamtwert …

Aus John R. Marschall: Social Phobia. New York 1994 – Auswertung siehe am Ende des Buches.

Rückmeldung
Selbst- und Fremdwahrnehmung

Diese Übung kann in Zweier- oder Dreiergruppen durchgeführt werden Bitte tragen Sie in das folgende Schema Stichpunkte Ihrer Beobachtungen bzw. Rückmeldungen ein.

Beobachtungs-kategorien	Meine eigene Wahrnehmung	Beobachter 1	Beobachter 2
Was sehe ich? Gesicht Schultern Atmung Körperhaltung Stand anderes			
Was höre ich? Stimme Inhalt Kommunika-tionsebene			
Welche Stimmung vermute ich?			
Welche Wirkung hat das Beobachtete auf meine Stimmung?			
Welche Empfehlung möchte ich geben?			

Zielanalyse zur Behandlung sozialer Ängste und Defizite für Patienten und Therapeuten

Bitte streichen Sie Ihre persönlichen Angstmerkmale in der linken Spalte an und ergänzen Sie diese. In die rechte Spalte tragen Sie bitte Ihre konkreten Veränderungsziele ein.

Symptomatik / Soziale Ängste und Defizite	Veränderungsziele
1. **Auslöser**: (z. B. fremde Menschen, Durchsetzungssituationen, Partys, Tanzen, Restaurant usw.) anderes:	(z. B. Situationen bewusst aufsuchen) weitere Ziele:
2. **Gedanken**: (z. B. negative Prophezeiungen, dumm auszusehen, verspottet oder feindselig behandelt zu werden) anderes:	(z. B. hilfreiche Gedanken aufschreiben) weitere Ziele:
3. **Gefühle**: (z. B. Angst, Unsicherheit, Scham usw.) anderes:	(z. B. Umgang mit unangenehmen Gefühlen erlernen) weitere Ziele:
4. **Körperliche Reaktionen**: (z. B. Erröten, Schwitzen, Zittern usw.) anderes:	(z. B. Entspannungsmethoden einüben) weitere Ziele.
5. **Verhalten**: (z. B. leise Stimme, verspannte Körperhaltung, devotes Auftreten, Entschuldigen, Rechtfertigungen einschließlich Vermeidungsverhalten usw.) anderes:	(z. B. Kommunikationsstil verändern) weitere Ziele:
6. **Konsequenzen**: (z. B. beschützt werden, missachtet werden usw.) anderes:	(z. B. Verzicht auf Rücksichtnahme durch andere, schwierige Situationen selbstständig meistern) weitere Ziele:
7. **Sekundärsymptomatik**: (z. B. Depression, Suizidgedanken, Alkoholismus usw.) anderes:	(z. B. auf Alkohol verzichten) weitere Ziele:
8. **Entstehungsbedingungen**: (abwertender oder überfürsorglicher Erziehungsstil, nicht vollzogener Ablösungsprozess von den Eltern, mangelnde Modelle, mangelnde soziale Wahrnehmung, neue Lebensanforderungen usw.) anderes:	(z. B. Aufbau einer erwachsenen Beziehung zu den Eltern) weitere Ziele:
9. **Funktionen der Symptomatik**: (z. B. Schutz-, Signal-, Vermeidungs-, Appell-, Abwehrfunktion usw.) anderes:	(z. B. Vermeidungsverhalten abbauen) weitere Ziele:

6. Information für Patienten: Selbstsicherheit und soziale Ängste

»Das phantasierte Idealbild von Selbstsicherheit ist bei vielen Menschen der perfekte, fehlerfreie, stets seinen Bedürfnissen entsprechend lebende, immer glückliche, zufriedene und bewunderte ›Super-Durchsetzungsmensch‹. Er ist, entsprechend den Vorstellungen vieler Menschen, stets angstfrei, erlebt nie unangenehme Gefühle, kann sich in allen Lebenslagen gut ausdrücken und auch auf jede neue Lebenssituation sofort richtig und angemessen reagieren. Er fällt nie unangenehm auf, blamiert sich nie und zeigt keinerlei emotionale und körperliche Reaktionen, selbst wenn die soziale Situation noch so schwierig sein mag, sei es bei mündlichen Prüfungen, sei es bei öffentlichen Auftritten, sei es im Kontakt mit dem anderen Geschlecht, in Konfliktsituationen, bei Vorstellungsgesprächen usw.« Soziale Ängste und zahlreiche Unsicherheiten in verschiedenen unangenehmen Alltagssituationen, die unsere Selbstsicherheit beeinträchtigen, kennt jeder von uns:

Alltagsängste

- *die Angst, sich zu blamieren*
- *die Zunahme der Erregung im Umgang mit Autoritätspersonen,*
- *das verstärkte Herzklopfen, wenn wir vor einer Gruppe von mehreren Menschen sprechen und dabei im Mittelpunkt der Aufmerksamkeit stehen,*
- *das Bemühen, von möglichst allen Menschen gemocht zu werden*
- *das peinliche Gefühl, wenn uns in einer feinen Gesellschaft das Weinglas umfällt oder ein anderes Missgeschick passiert*
- *die Sorge, ob wir auch wirklich einen guten Eindruck hinterlassen*

Der Übergang von dieser normalen und natürlichen Erregung in verschiedenen sozialen Situationen zur Diagnose soziale Ängste bis hin zur Diagnose »selbstunsichere oder abhängige Persönlichkeitsstörung« ist fließend.
Die wichtigsten Unterscheidungsmerkmale zwischen den normalpsychologischen sozialen Ängsten und der sozialen Angst mit Krankheitswert sind folgende:

1. *ein ausgeprägtes soziales Vermeidungsverhalten,*
2. *eine ausgeprägte Erwartungsangst (die Angst vor der Angst)*
3. *die soziale und berufliche Beeinträchtigung*
4. *das subjektiv empfundene Leid.*

Bei vielen seelischen Erkrankungen spielen entweder in der Entstehungsgeschichte, im Verlauf oder während der Behandlung soziale Ängste und soziale Defizite eine entscheidende Rolle. Daher finden sich auch in nahezu jedem verhaltenstherapeutischen Behandlungsplan in der Regel eine oder mehrere Behandlungsmethoden, die Aufbau von Selbstsicherheit und – damit verbunden – den Abbau von sozialen Ängsten und Defiziten zur Folge haben.
Obwohl die soziale Phobie bereits zwischen dem 15. und 21. Lebensjahr auftritt, suchen die Betroffenen i. d. R. erst nach ca. 10 bis 12 Jahren bestehender Beschwerden eine Behandlung auf. Daher liegt das Durchschnittsalter der therapiesuchenden Patienten mit der Diagnose »soziale Phobie« bei ca. 30 Jahren.

- **Je früher sozial ängstliche Menschen einen Psychotherapeuten aufsuchen, desto weniger Zeit verlieren sie, sich im zwischenmenschlichen Bereich zu üben, Kontakte aufzubauen und Selbstsicherheit zu entwickeln.**

Bei einem hohen Prozentsatz (ca. 69%, vgl. *Wlazlo*, 1995) der Patienten werden zunächst andere Erkrankungen diagnostiziert, die überwiegend erst als Folge der sozialen Phobie aufgetreten sind. Dies erklärt auch das häufig beobachtete Phänomen, dass Patienten mit unterschiedlichen Diagnosen oft einen hohen therapeutischen Fortschritt nach der Teilnahme an einer Selbstsicherheitsgruppe erzielen.

- **Das Kernmerkmal selbstunsicherer Menschen besteht in der Angst vor negativer Bewertung durch andere Personen.**

Daher lässt sich Selbstunsicherheit oder soziale Ängstlichkeit auch am besten im Rahmen einer Gruppentherapie behandeln. Die Betroffenen können sich hier mit den Auslösern ihrer Ängste unmittelbar auseinander setzen, da sich die Teilnehmer in einer Gruppe regelmäßig mit sozialen Situationen im Kontakt mit mehreren Menschen konfrontieren.

- **Die Kombination von Einzel- und Gruppentherapie hat sich als günstig und notwendig erwiesen.**

Auf diese Weise kann das in der Gruppe Erlebte und Erlernte für jeden nochmals, zugeschnitten auf seine persönliche Situation, in den Einzelsitzungen aufgearbeitet und eingeübt werden. Auch die ganz persönlichen Themen können in der Einzelsitzung behandelt werden und müssen in der Gruppe nicht zur Sprache kommen.
Da viele selbstunsichere Menschen sowohl soziale Ängste als auch soziale Defizite aufweisen, beinhalten die Übungen sowohl

- **Methoden zur Angstreduktion als auch Methoden zur Aneignung sozialer Fertigkeiten.**

Nachdem die körperlichen Begleiterscheinungen für viele sozial ängstliche Menschen das Hauptproblem darstellen, da es sich häufig um Symptome handelt, die äußerlich sichtbar werden (wie Erröten, Schwitzen, Zittern usw.), ist es auch notwendig, körperorientierte Methoden anzuwenden mit dem Ziel einer verbesserten Körperwahrnehmung und Erregungsreduzierung.
Da die Erwartungsangst vor bestimmten angstauslösenden sozialen Situationen gedanklich bereits durch die Vorstellung der Situation ausgelöst wird, sind auch Therapiemethoden erforderlich, die sich mit dem Aufbau hilfreicher und angstreduzierender gedanklicher Bewältigungsmöglichkeiten beschäftigen.
Die Lebensgeschichten sozial ängstlicher Patienten zeigen immer wieder, dass selbstunsichere Menschen meist in einer Umgebung aufwuchsen, die selbstsicheres und unabhängiges Verhalten verhinderte. Häufig wurden diese Menschen überfürsorglich erzogen, hatten bereits in ihrer Kindheit geringe Erfahrungen mit sozialen Kontakten und Durchsetzungssituationen und sind nicht gewöhnt, dass ihre Wünsche und Bedürfnisse in ausreichendem Maße ernst genommen wurden, begleitet von einem abwertenden

Erziehungsstil mit wenig Emotionalität. Erstaunlicherweise oder gerade deshalb befinden sich diese Patienten oft in ihrem Erwachsenenalter noch in einer großen emotionalen und moralischen Abhängigkeit zu ihren Eltern und haben keinen angemessenen pubertären Ablösungsprozess erlebt, sodass es therapeutisch dringend notwendig ist, diesen Ablösungsprozess auch mit Hilfe der Übungen zur Analyse der Familien- und Lebensgeschichte zu fördern.
Die Behandlung sozialer Ängste sollte Methoden zur Analyse der Lebensgeschichte, zur Angstbewältigung, zur Förderung des Gefühlsausdrucks, zur Verbesserung der Kommunikation des Kontaktverhaltens und der Körperwahrnehmung beinhalten.
Die wichtigsten Therapieziele bestehen in

- *der Förderung von Ausdrucksverhalten (Gefühle, Mimik, Gestik usw.)*
- *Verbesserung der Kommunikation (z. B. partnerschaftlich statt unterwürfig)*
- *Abbau von Vermeidungsverhalten (z. B. Aufsuchen sozialer Situationen)*
- *Umgang mit Kritik und Lob (Äußern und Annehmen)*
- *Kontaktaufbau und Kontaktpflege (Umgang mit Menschen und Gruppen)*
- *Erlernen neuer Verhaltensweisen (z. B. Wünsche äußern, Nein sagen)*
- *Umgang mit der Angst (z. B. Angst erlauben statt unterdrücken)*
- *Übernahme von Selbstverantwortung (z. B. Eigeninitiative entwickeln)*
- *Aufbau adäquater sozialer Wahrnehmung (z. B. Stärken, Schwächen, Unsicherheit anderer Menschen wahrnehmen und berücksichtigen) usw.*

Der Abbau des Vermeidungsverhaltens durch Konfrontation mit den angstauslösenden Situationen – in Kombination mit kognitiver Verhaltenstherapie – hat sich, wissenschaftlich nachgewiesen, als die beste Behandlungsmöglichkeit sozialer Ängste erwiesen (vgl. auch *Ambühl et al.*, 2006; *Stangier et al.*, 2006).

7. Patientenbericht: Lob und Videoanalyse

Vor Beginn der Sitzung besprachen wir mit einem Partner wie immer die Erfahrungen mit unseren Therapieaufgaben zwischen den Sitzungen. Heute erhielt die gesamte Gruppe von der Therapeutin ein **Lob**:
Die allgemeine Pünktlichkeit sowie das ausnahmslose Erscheinen aller Gruppenmitglieder – trotz der teilweise bekannten Schwierigkeiten und Hindernisse – fielen ihr besonders positiv auf.

- *Lob äußern und Lob annehmen will gelernt sein!*

An diesem Abend folgte als erste Aufgabe das eigene Äußern eines ehrlichen Lobs gegenüber dem Gruppenpartner der letzten Woche und umgekehrt das Annehmen eines Lobs, das sich der Partner für sein Gegenüber zu Hause ausgedacht hatte. Aufregung und Unsicherheit verursachte dabei die Tatsache, dass das Lob auch körperlich durch die

- *Übung Streicheleinheiten**

ausgedrückt wurde und dass sich die jeweilige Zweiergruppe vor der Videokamera befand. Als ein wesentliches Ziel dieser Übung wurde später die Übereinstimmung von eigenem Fühlen und der äußeren Wirkung auf die anderen Gruppenmitglieder definiert. Den

- *Gefühlskreis**

beherrschen wir schon ganz gut! Nachdem jedes Paar einmal an die Reihe gekommen war, legten wir vor der Kamera noch eine Gefühlsrunde ein:

- *Jochen fühlt sich erleichtert und entspannt.*
- *Hermann ist glücklich und aufgewühlt.*
- *Inge fühlt sich von der Gruppe akzeptiert und in ihr geborgen.*
- *Christine ist entspannt und froh.*
- *Christoph ist aufgeregt und hat Herzklopfen.*
- *Samuel ist aufgeregt, erfreut und verunsichert.*
- *Caroline ist unsicher und verlegen.*

Ich selbst bin verunsichert, das Lob hat mich persönlich gefreut, aber es war mir auch etwas peinlich. Ebenfalls vor der Videokamera führten wir dann noch die

- *Übung Laufsteg*

durch. Anschließend übten wir nochmals, das, was uns an den anderen gefallen hat, zu loben. Stimmen Innen (Gefühl) und Außen (Mimik, Gestik, Stimme usw.) überein?

---

* (Die mit einem * versehenen Übungen finden sich im Band *Basisübungen.*)

- *Die Videoanalyse zeigt es uns, wie »authentisch« wir sind!*

Wir besprachen nun die Videoaufnahmen, wobei das jeweilige Paar sich darüber äußern sollte, wie es selbst das eigene Lob empfunden habe, ob die Gefühle auch sicht- und hörbar werden, um sich dann von einem ausgewählten Gruppenmitglied eine positive und vor allem lösungsorientierte Rückmeldung mit konstruktiven Verbesserungsvorschlägen zu holen.

In Bezug auf die Videoaufnahmen über die Gefühle nach dem aufregenden Auftritt vor der Kamera war es besonders wichtig festzustellen, ob der Gesichtsausdruck mit der Gefühlsäußerung zusammenpasst oder das Gefühl eher überspielt oder verdeckt wird.

- *Was bringt uns diese Videoanalyse?*

Zuletzt schloss sich eine Diskussion über die Vor- und Nachteile dieser Videoanalyse an. Hermann ließ die treffende Bemerkung fallen, dass man bei einer Videoaufnahme die nackte Wahrheit sieht und nichts wegdiskutieren kann, eine sehr gute Beobachtung, die wohl auch die Vorliebe der Verhaltenstherapie für dieses technische Medium und die damit verbundene Methode erklären mag.

Außerdem wird durch die Aufregung vor der Videokamera die Angst des Betroffenen noch verstärkt, und dadurch werden wahrscheinlich Bewältigungsmöglichkeiten eingesetzt, die dann bei der Aufnahme besonders deutlich hervortreten und analysiert werden können.

Andererseits wurde in der Gruppe auch argumentiert, dass durch die Videokamera und die besondere Situation eine gewisse Künstlichkeit auftritt, die wohl »draußen« im Leben so nicht immer gegeben ist, was manche von uns stört, andere einfach als natürliche Begleiterscheinung einer Selbstsicherheitsgruppe hinnehmen können.

Ich persönlich empfand die Übungen vor der Kamera als sehr lehrreich und interessant, besonders deshalb, weil ich mich selbst beobachten konnte und dazu noch Reaktionen der Gruppenmitglieder auf mein Verhalten und meine Wirkung mitgeteilt bekam. Ich konnte bei mir sehen, wie ich immerzu versuche, meine unangenehmen Gefühle durch ein Lächeln zu vertuschen. Mir ist bewusst geworden, dass ich auch dann lächle, wenn mir eigentlich zum Heulen zumute wäre und das sieht dann alles sehr verkrampft aus. Bei der Rückmeldung der Gruppenmitglieder wollte ich mich zuerst rechtfertigen und mein Lächeln verteidigen, weil es mir einfach unangenehm ist, mich damit auseinander zu setzen.

Aber jetzt, während ich diesen Bericht schreibe, denke ich »kein Wunder, dass sich die Menschen bei mir manchmal nicht auskennen«! – Ich werde daran arbeiten! Ich danke Euch allen, für diese wichtige Erkenntnis, jetzt werden mir auch einige Missverständnisse aus der Vergangenheit klarer!

8. Gruppensitzung, Regina

II. Übungen zur Förderung des Körperbewusstseins

1. Grundlagen

Nur wenige Menschen sehen ein, warum der Körper nicht wie ein perpetuum mobile immer wie von selbst funktionieren kann. Weit verbreitet sind folgende

Bequemlichkeitshaltungen:

- *Warum soll ich Treppen steigen, wenn der Aufzug doch viel müheloser ist?*
- *Warum soll ich zu Fuß zum Einkaufen gehen, wenn doch das Auto vor der Haustür steht?*
- *Warum soll ich denn mit dem Fahrrad zur Arbeit fahren, wenn doch der Bus so viel bequemer ist?*
- *Warum soll ich am Abend Waldlauf machen, wo es doch so viel gemütlicher ist, im Fernsehsessel zu sitzen?*
- *Sport ist Mord!*
- *Warum sollte ich meinem Körper Aufmerksamkeit schenken, bewusst mit ihm umgehen, wenn er funktioniert und nicht schmerzt?*

Diese körper- und bewegungsfeindlichen Einstellungen sind sicherlich eine Folge unseres technisierten Lebens, das uns zwar zunehmend geistig beansprucht, aber körperlich unterfordert, wenn wir nicht gegensteuern.

Psychotherapie-Patienten leben zu Beginn ihrer Therapie meist nicht mehr im notwendigen geistig-körperlich-seelischen Gleichgewicht. Für sie sind die dargestellten Übungen eine Chance, sich ihres Körpers und seiner zentralen Wichtigkeit wieder bewusst zu werden.

Die Übungen zur Förderung des Körperbewusstseins fördern gleichzeitig auch die Körperwahrnehmung und umgekehrt, deshalb wird der Leser bei diesen Übungen sicherlich feststellen, dass sich die Grenze zwischen Körperwahrnehmung (siehe Band *Basisübungen*) und Körperbewusstsein nicht ganz scharf ziehen lässt. Zum Thema dieses Kapitels liegen die Schwerpunkte der Übungen in den Bereichen:

- *Körperbild*
- *Körperliche Aktivierung*
- *Gesundheitsverhalten*

Körpererleben, Körperschema, Körperbild, Körperkonzept

Diese Begriffe werden in der Literatur teilweise synonym verwendet, verschiedene Autoren benutzen sie zur Differenzierung verschiedener Aspekte der Körpererfahrung (vgl. *Clement und Löwe*, 1996). Im Folgenden wird vor allem zwischen Körpererleben, Körperbild, Körperwahrnehmung und Körperbewusstsein differenziert, die Übergänge sind jedoch fließend. Bei vielen jungen Frauen z. B., die unzufrieden mit ihrer Figur sind, unter *Anorexia nervosa* oder *Bulimie* leiden, liegt eine Störung in allen genannten Bereichen vor (siehe auch Übungen im Band *Basisübungen* Kapitel *Körperwahrnehmung**).

Die o. g. Autoren haben für Essgestörte und andere Patienten einen *Fragebogen zum Körperbild (FKB-20)* entwickelt, der aus 20 Items besteht, die sich auf folgende zwei Skalen verteilen:

Skala 1: Ablehnende Körperbewertung
Itembeispiele:
Mit meinem Aussehen stimmt etwas nicht so recht
Mir ist mein Körper oft lästig
Manchmal verspüre ich Ekel mir selbst gegenüber

Skala 2: Vitale Körperdynamik
Itembeispiele:
Ich bin gesund
Oft spüre ich mich voll erotischer Spannung
Ausgelassen zu tanzen macht mir großen Spaß

Die Begriffe Körperbewertung und Körperdynamik beschreiben wiederum zusätzliche Aspekte des Körpererlebens, wobei vor allem Vitalität, Bewegung, Attraktivität und subjektive Stimmigkeit thematisiert werden.

Der Prager Psychiater *Pick* hat im Jahr 1909 den Begriff »Körperschema« eingeführt. Er verstand darunter »Raumbilder« des Körpers, die sich aufgrund sensorischer Informationen entwickeln. Das »Körperschema wurde zunächst als Modell zur Erklärung für das Phantomglied bei Amputierten und für veränderte Körperwahrnehmungen bei Hirnverletzten verwendet«. (*Teegen,* 1994, S. 99) Forschungen in diesem Bereich kamen zu dem Ergebnis, dass das Körperschema bereits in sehr frühen Entwicklungsphasen angelegt wird. Es dient zur Integration von Sinnesreizen. Im psychologischen Bereich wurden diese neurophysiologischen Erkenntnisse von *Schilder* (1923, 1935) ergänzt. Er beschäftigte sich mit dem »Körperbild« (body-image) und der emotionalen Bedeutung für die Umwelterfahrung. Das Körperbild entwickelt sich seit früher Kindheit fortlaufend weiter und enthält die gesamten subjektiven Erfahrungen mit dem eigenen Körper. Es enthält unsere gesamte Lebensgeschichte und alle Körpererfahrungen, die wir in unserer Herkunftsfamilie gemacht haben. Durch die bewusste Wahrnehmung und Erforschung ihres Körpers können Patienten ihr Körperbild überprüfen und in eine gesunde Richtung weiterentwickeln (vgl. auch *Vocks* et al., 2005).
Störungen des Körperbildes werden etwa seit 1962 im Zusammenhang mit der Anorexia nervosa untersucht. Die betroffenen Patientinnen nehmen ihre eigenen Körpermaße verzerrt wahr, indem sie diese deutlich überschätzen *(perzeptive Störung des Körperbildes).* Außerdem lehnen sie ihren Körper als hässlich und liebensunwert massiv ab *(affektiv-kognitive Störung des Körperbildes).*
Die Theorie des Körpererlebens ist jedoch leider nicht sehr weit entwickelt, obwohl die Störungen des Körperbildes bei vielen psychischen Erkrankungen eine Rolle spielen, wie z. B.: bei depressiven Störungen, sexuellen Funktionsstörungen, Panikstörungen, Alkoholsucht und wahnhaften Störungen. Einigkeit herrscht zumindest im klinisch-diagnostischen Alltag darüber, »dass Diagnosen, für die Körperbildstörungen pathognomisch sind, als eher ›schwere‹ Störungen gelten. Das ist für Transsexualismus und die Anorexia nervosa der Fall, aber auch für hypochondrische Störungen.« (*Clement und Löwe,* S. 6) Bei diesen Patienten steht die Körperbildstörung als Leitsymptom im Vordergrund und stellt eine zentrale Störung der eigenen Identität dar. Aber auch bei de-

pressiven, sexuellen und Angststörungen, die zwar nicht durch die Körperbildstörung definiert, jedoch häufig durch eine Beeinträchtigung des körperlich erlebten Selbstkonzepts gekennzeichnet sind, spielt die Beschäftigung mit dem Körperbild eine wichtige Rolle.
Bei seelisch und körperlich Gesunden zeigte sich, dass Frauen im westlichen Kulturkreis ein etwas negativeres Körperbild haben als Männer. Frauen überschätzen auch ihre Körperbreite stärker als Männer.
Unter der Überschrift »Körperbild« finden Sie in diesem Kapitel insgesamt drei Einzelübungen, die sich sowohl mit dem Selbstbild als auch dem Fremdbild beschäftigen.

Kausal- und Kontrollattribution

Zahlreiche *Angstpatienten* und Patienten mit einer *Hypochondrischen Störung* sind sich ihres Körpers nicht bewusst oder nehmen ihn falsch wahr. Sie haben z. B. durch Defizite im Bereich der körperlichen Wahrnehmung und körperlichen Bewegung das Vertrauen in ihren Körper verloren und können verstärktes Herzklopfen, Schwitzen, Zittern usw. nicht mehr der entsprechenden körperlichen Belastung zuordnen (adäquate Kausalattribution), sondern beunruhigen sich oder geraten bei physiologischen Veränderungen in Panik. Sie befürchten dann, ihren unangenehmen körperlichen Reaktionen nicht mehr gewachsen oder ihnen ausgeliefert zu sein und sie nicht mehr unter Kontrolle zu bekommen (Kontrollattribution). *Gerber et al.* (1989) verstehen unter **Kausalattribution** die Annahmen über die Ursachen einer Erkrankung, unter **Kontrollattribution** die Vorstellungen, die Behandlungsschritte zur Heilung der Beschwerden betreffen.
Die Autoren unterscheiden noch zwischen medizinischer und psychologischer Kausal- und Kontrollattribution. Das Ziel bei Patienten mit psychophysiologischen Störungen besteht häufig darin, die oft falschen psychologischen Krankheitszuordnungen abzubauen zugunsten einer eher medizinisch-organisch orientierten Erklärung. Migränepatienten z. B., die nach seelischen Ursachen ihrer Migräne suchen, werden Informationen über körperliche Auslösebedingungen ihrer Anfälle gegeben, wie z. B. Schlafmangel, Rotwein, Zitrusfrüchte usw. Dies erfordert, dass sich der Therapeut selbst ausführliche pathogenetische und pathophysiolo-

gische Kenntnisse der Erkrankungen, die er behandelt, aneignet. In der psychotherapeutischen Arbeit sind zum Aufbau gesunder Kausal- und Kontrollattributionen Übungen zum Aufbau eines entsprechenden Körperbewusstseins und einer adäquaten Körperwahrnehmung hilfreich.

Bewusstheit durch Bewegung

Für die körperorientierte Behandlung von Schmerzpatienten, Patienten mit psychosomatischen Störungen, Essstörungen, einem Überforderungssyndrom oder allgemein Patienten mit Störungen im Bereich der Körperwahrnehmung und des Körperbewusstseins ist ein Übungstyp, dessen Hintergründe ich etwas ausführlicher beschreiben möchte, gleichermaßen geeignet.

Es sind die Lektionen von *Moshé Feldenkrais*, der 1904 in Russland geboren wurde, in Paris Physik studierte, dann nach England ging und an ein Forschungsinstitut in Israel berufen wurde. Neben der Physik forschte er auf den Gebieten der Neuro- und Verhaltensphysiologie sowie der Neuropsychologie. Er starb im Jahr 1984.

Er selbst hatte eine Knieverletzung erlitten, bei der ihm mit dem damaligen Stand der Medizin nicht geholfen werden konnte. »Und weil Feldenkrais besagt physikalisch denkender Mensch war, begann er die Bewegungen und Funktionszusammenhänge zu erforschen, die für die Heilung seines Knies günstig waren und seine ganzkörperliche Beweglichkeit schulten.« (*Lukoschik,* 1983)

Feldenkrais geht davon aus, dass die Prägung des Menschen auf drei Einflussquellen beruht:

- *Vererbung*
- *Erziehung und*
- *Selbsterziehung.*

Die beiden ersten sind dem Menschen vorgegeben, die Selbsterziehung jedoch hängt von seinem eigenen Willen ab. Dieser Bereich ist der Spielraum des Menschen für Entwicklung und Veränderung. Insofern passt dieser Ansatz auch sehr gut zum ziel- und veränderungsorientierten Vorgehen in der verhaltenstherapeutischen Psychotherapie. Das Ergebnis seiner Beobachtungen besagt, dass das Ich-Bild eines Menschen (und damit auch sein Körperbild) sich nur dann verändern kann, wenn dieser Mensch auch das Ausmaß seiner Beweglichkeit verändert.

Sein Modell des Ich-Bildes besteht aus folgenden Teilen, die bei jeder Handlung beteiligt sind:

- *Bewegung,*
- *Sinnesempfindung,*
- *Gefühl und*
- *Denken.*

Auch dieses Modell entspricht größtenteils dem verhaltenstherapeutischen Modell der vier Erlebnisebenen. »Um Ärger oder Freude fühlen zu können, muss einer in einer bestimmten Haltung sein und in irgendeiner Beziehung stehen zu einem anderen Lebewesen oder Gegenstand. Das heißt, zum Gefühl gehört hier auch, dass er sich bewegt, dass seine Sinne empfinden und dass er denkt ... Schrumpft eines dieser Elemente des Tuns so weit, dass es kaum mehr vorhanden ist, dann kann das Leben selbst gefährdet sein.« (*Feldenkrais,* 1978, S. 32) Feldenkrais beschränkt sich bei seinen Übungen auf den motorischen, d. h. den Teil des Ich-Bildes, der mit Bewegung zusammenhängt. Seine Übungen nennt er Lektionen. Diese dienen neben der genannten Verbesserung der Beweglichkeit und der Auseinandersetzung mit dem Ich- und Körperbild auch der bewussteren Wahrnehmung einzelner Teile des Körpers. »Wenn einer sich flach auf den Rücken legt und systematisch versucht, seinen ganzen Körper zu spüren oder gleichsam auf ihn zu hören, d. h. wenn er seine Aufmerksamkeit jedem Teil und Glied seines Körpers einem nach dem anderen zuwendet, so wird er feststellen, dass sich die einen leicht erspüren lassen, während andere sozusagen stumm oder dumpf und außerhalb seiner Wahrnehmung bleiben. So ist es z. B. leicht, die Fingerspitzen oder die Lippen zu spüren, aber schon viel schwieriger, sich seines Hinterkopfs – im Nacken, zwischen den Ohren – innezuwerden. Der Grad der Schwierigkeit ist natürlich von Mensch zu Mensch verschieden: er hängt von der Form seines Ich-Bildes ab ... Die Körperteile, die er am deutlichsten gewahrt, sind auch die, deren er sich in seinem Alltag am meisten bedient; während die stummen oder dumpfen Teile nur indirekt eine Rolle in seinem Leben spielen und, wenn er handelt, in seinem Ich-Bild kaum vorhanden sind.« (S. 44)

In der Zeitschrift *Verhaltenstherapie und psychosoziale Praxis* (2/96), die sich erstmals mit dem Thema »Verhaltenstherapie und Körperarbeit« auseinander setzt, schreibt *Klinkenberg* hierzu: »Theoretische Überlegungen, erste wissenschaftliche Untersuchungen und praktische Erfahrungen mit der Lernmethode nach Feldenkrais in der verhaltensmedizinischen Rehabilitation psychosomatischer Patienten sprechen für den Einsatz dieser Methode als kognitiv-behaviorales Verfahren.« (S. 191) In diesem Zusammenhang wird auch auf die breite Anwendbarkeit sowie die kognitiv-verhaltenstherapeutische Ausrichtung hingewiesen. Die Bewegung wird als elementare menschliche Tätigkeit, als vom Zentralnervensystem gesteuert und kontrolliert gesehen. »Unabhängig von den direkt auf Methoden bezogenen Untersuchungen kann zudem festgestellt werden, dass zahlreiche Annahmen der von Feldenkrais von Physik und Mechanik hergeleiteten, letztlich aber empirisch entwickelten Methode inzwischen als bestätigt gelten können.« (vgl. auch *Klinkenberg*, 2000)

Hinzu kommt, dass Feldenkrais (ebenso wie dies aus dem Bereich der lerntheoretisch fundierten Methoden der Verhaltenstherapie bekannt ist) einige wichtige Lernprinzipien bewusst berücksichtigt hat, die den Übungserfolg begünstigen und auch auf viele andere der dargestellten Übungen angewandt werden können:

- *Die Übungen und Bewegungen sollen Spaß machen.*
- *Das Tempo der Übungen ist sehr langsam und orientiert sich am natürlichen körperlichen Rhythmus des Atems.*
- *Die Bewegungen werden spielerisch erfahren.*
- *Keine Bewegung soll die Grenze zur Anstrengung überschreiten.*
- *Jeder Bewegung folgt zum Ausgleich eine Gegenbewegung.*
- *Die Übungen sind in kleine, täglich durchführbare Übungseinheiten aufgeteilt.*
- *Muskelkater, in bisher wenig beanspruchten Teilen des Körpers, gibt Rückmeldung für die Wirkung der Übung.*
- *Der Generalisierungs- und Selbsthilfeeffekt ist gewährleistet, da die Übungen nach fachlicher Anleitung selbst zu Hause eingeübt werden können.*
- *Die Übungen sind nahezu für alle Patientengruppen geeignet.*

Die Schulung des Körperbewusstseins und die Beschäftigung mit dem sogenannten Ich-Bild wirkt sich günstig auf die Entwicklung realistischer Kausal- und Kontrollattributionen und eines gesunden Körperbildes aus.
Dies und die beschriebenen Ähnlichkeiten und Übereinstimmungen mit den Methoden der lerntheoretisch fundierten und kognitiven Verhaltenstherapie sind der Grund für meine relativ ausführliche Darstellung der Feldenkrais-Methode. Sie soll exemplarisch für Möglichkeiten des körperorientierten Zugangs in der Verhaltenstherapie stehen.
Essgestörte, Patienten mit psychosomatischen Reaktionen, depressive und Angst-Patienten, überforderte Menschen (Erwachsene und Kinder) vernachlässigen ihre Gesundheit und die menschlichen Grundbedürfnisse.
Die Übungen und Therapiematerialien zur Förderung des Körperbewusstseins stellen für diese Menschen eine Hilfe dar, wieder eine natürliche Beziehung zu ihrem Körper herstellen zu können, ihn neu kennen zu lernen, ihn zu aktivieren, seine natürlichen Bedürfnisse zu befriedigen und eine angemessene Kausal- und Kontrollattribution aufzubauen.

2. Quellen und Kurzdarstellung der Übungen

Bei atemtherapeutischen und musiktherapeutischen Fortbildungen habe ich die Übung **Körperrhythmen** mit unterschiedlichen Schwerpunkten kennen gelernt. Die dargestellte Form dieser Übung habe ich selbst im Rahmen einer Gruppenbehandlung von 10- bis 15-jährigen Stotterpatienten zusammengestellt. Sie hat den Kindern bzw. Jugendlichen geholfen, die notwendigen Sprechtechniken müheloser und mit mehr Spaß und Leichtigkeit in den Alltag umzusetzen. Als ich diese Übung dann auch in Gruppen mit erwachsenen Patienten etwas modifiziert durchgeführt habe, zeigte sich, dass sie neben der Auflockerung, welche die Übung mit sich bringt, noch viele andere therapeutische Möglichkeiten in sich birgt, wie z. B. kinästhetische Erfahrungen, ressourcenorientiertes Vorgehen, Identifizierung hinderlicher Lernprogramme usw.

Die **Feldenkrais-Lektionen** beschreibt Moshé Feldenkrais auch in seinem Buch *Bewusstheit durch Bewegung* (1978). In verschiedenen Feldenkrais-Seminaren habe ich diese Lektionen kennen gelernt. Ich selbst bevorzuge die Version von *Franz Wurm*, Übersetzer von Feldenkrais und Leiter des Züricher Feldenkrais-Institutes. Von ihm gibt es anlässlich einer Rundfunk-Sendereihe Kassetten, mit denen die Übungen auch alleine zu Hause durchgeführt werden können. Patienten, die eine Abneigung haben gegen alles, was mit Sport zu tun hat, können durch die Feldenkrais-Methode auf eine behutsame Weise körperlich aktiviert werden. Hinzu kommt ein angenehmer Entspannungseffekt. Für das gründliche Erlernen der Lektionen wird empfohlen, einen geschulten Feldenkraislehrer hinzuzuziehen.

Der **Indianertrab** wird von *Gerhard Hirzel* (1986) in den IFT-Materialien 6 *»Fitness für jeden – mit Spaß und Freude zu mehr Bewegung«* beschrieben. *Hirzel* war langjähriger wissenschaftlicher Mitarbeiter der Arbeitsgruppe Herz-Kreislauf-Prävention am IFT (Institut für Therapieforschung) in München.
Bewusst wurde diese Übung nicht als Joggen, Laufen oder Ausdauertraining bezeichnet, da diese Begriffe bei manchen Patienten aversiv konditioniert sind. Sie denken an körperliche Überanstrengung mit schweißnassem rotem Kopf und Überschreiten ihrer Belastungsgrenze. Damit hat der Indianertrab auch wenig zu tun. Im Gegenteil. Es handelt sich um eine genussvolle Art der Bewegung, um abwechselndes Laufen und Gehen bei gemeinsamen Gesprächen in der Natur. Dabei werden die Sinne und die Körperwahrnehmung geschult. Vorher finden Aufwärmübungen statt, die abwechselnd von den einzelnen Gruppenmitgliedern angeleitet werden. Kurzreferate der Teilnehmer zum Thema Bewegung und Gesundheitsverhalten stillen das kognitive Bedürfnis. Der Puls wird regelmäßig gemessen und soll eine Frequenz von ca. 130 pro Minute nicht überschreiten. Die Teilnehmer lernen so ihren Körper besser kennen, aktivieren sich und lernen die richtige Zuordnung physiologischer Reaktionen des Körpers.

Die **Tanzchoreographie** habe ich ebenso wie die Übung **Scheinwerfer** erstmals im Rahmen einer tanztherapeutischen Fortbildung selbst lustvoll erfahren und inzwischen für verhaltenstherapeutische Zwecke modifiziert.
Bei der *Tanzchoreographie*, die sich jeder einzelne Teilnehmer selbst zusammenstellt und mit der Gruppe einstudiert, wird gleichzeitig die Eigeninitiative der Patienten gefordert und gefördert. Ähnlich wie bei einer Referatübung zum Abbau von Prüfungsangst stellen sich die Patienten, im Sinne einer Reizkonfrontation, bewusst in den Mittelpunkt der Aufmerksamkeit. Sie erleben dabei das Phänomen der Habituation der Erregung und durch die unterstützende Musik und das Mitmachen der übrigen Gruppenteilnehmer nahezu immer auch ein Erfolgserlebnis. Darüber hinaus motiviert diese Übung manche »Bewegungsmuffel«, sich körperlich zu aktivieren.
Die Übung *Scheinwerfer* – bei der mit auf den Fingerkuppen imaginierten Scheinwerfern der Raum und die Teilnehmer ausgeleuchtet werden – hilft das Bewegungsrepertoire zu erweitern, Kontakt und Nähe herzustellen, die Gruppe aufzulockern und Bewusstheit durch Bewegung zu schaffen.

Elemente der Übung **Körperbild** habe ich in verschiedenen bioenergetischen Fortbildungen unter dem Begriff *»body reading«* kennen gelernt. Die gesamte Übung besteht aus den drei Teilen *Selbstbild, Fremdbild, Partner-Spiegeln*, die auch eigenständig durchgeführt werden können. Körperwahrnehmungen und Körperempfindungen werden ausgedrückt, aufgeschrieben, gemalt, modelliert und von einem Partner gespiegelt. Durch systematisches Einüben in der Therapie, therapeutische Übungsaufgaben und die Verknüpfung mit Emotionen, Kognitionen und Verhalten kann erfahrungsgemäß ein hoher Bewusstheitsgrad im Bereich der Körperwahrnehmung erzielt werden. Dabei sollte darauf geachtet werden, für welche Patienten diese Übung indiziert ist.

Körperstimmen ist eine sehr schöne und entspannende Körper-, Stimm- und Atemübung, die ich vor vielen Jahren in einer musiktherapeutischen Fortbildung kennen gelernt habe und seitdem sehr häufig anwende. Die Übung schafft eine beruhigende Atmosphäre und eröffnet den Teilnehmern oft den Zugang zu neuen

Körperempfindungen und verschütteten musikalischen Neigungen.

Die Übung **Energiekuchen**, die sowohl als Papier- und Bleistift-Übung als auch erlebnis- und körperorientiert durchgeführt werden kann, wurde schon 1974 von *Schwäbisch/Siems* (S. 247) erwähnt. Sie ist aus der psychotherapeutischen Arbeit mit Patienten nicht mehr wegzudenken. Die Übung eignet sich für die Förderung der persönlichen Psychohygiene sowie für die Vorbeugung eines möglichen Burnout-Syndroms, besonders auch für Menschen in helfenden Berufen.
Weitere Übungen und Informationen findet der Leser in *Sulz et al.* (2005) und *Joraschky et al.* (2008).

3. Übersicht – Körperbewusstsein

Übungen und Therapiematerialien

ÜBUNGEN	Schwerpunkt	geeignet für: Einzeltherapie/ Gruppen/Kinder/Weiterbildung E*	G*	K*	W*	Mindest-dauer (Min.)	Schwie-rigkeit
Körper-rhythmen	Körper-wahrnehmung und -bewusstsein	ja	ja	ja	ja	40	mittel
Feldenkrais	Körperschema	ja	ja	bedingt	ja	30	leicht
Indianertrab	Aktivierung	modi-fiziert	ja	ja	ja	60	leicht bis mittel
Tanz-choreographie	Eigeninitiative	nein	ja	ja	bedingt	15	mittel bis schwer
Scheinwerfer	Soziale Ängste	modifiz.	ja	ja	ja	15	mittel
Körperbild 1. Selbstbild 2. Fremdbild 3. Spiegeln 4. Videoanalyse	Aufbau eines realistischen Körper-bildes	ja	ja	modi-fiziert	ja	1) 30 2) 30 3) 70 4) 60	mittel schwer schwer mittel
Körperstimmen	Ausdrucks-verhalten	ja	ja	ja	ja	30	mittel
Energiekuchen	Psychohygiene	ja	ja	ja	ja	15–70	mittel
THERAPIE-MATERIAL	Schwerpunkt	geeignet für: Einzeltherapie/ Gruppen/Kinder/Weiterbildung E*	G*	K*	W*	Mindest-dauer (Min.)	Schwie-rigkeit
Selbstbeobach-tungsliste	Selbstkontrolle	ja	ja	modi-fiziert	ja	10	mittel
Gesundheits-profil	Gesundheits-förderung	ja	ja	nein	ja	30	mittel
Pulskarte	Kausal- u. Kon-trollattribution	ja	ja	ja	ja	10	leicht
Körperanalyse	Körper-wahrnehmung und -bewusstsein	ja	ja	nein	ja	20	mittel
Körperliche Aktivitäten	Aktivierung	ja	ja	ja	ja	15	leicht
Information	Bewegung	ja	ja	modifiz.	ja	10	leicht
Information	Essstörung	ja	ja	modifiz.	ja	10	mittel

* E = Einzeltherapie; G = Gruppentherapie; K = Kindertherapie; W = Weiterbildung

4. Praktische Übungen

Körperrhythmen

1. **Psychotherapeutische Ziele**
   a) **Verhaltensbeobachtung**
      - Körperwahrnehmung
      - Motorische Koordination
      - Leistungsdruck – Anspruchshaltung
      - Rhythmusgefühl

   b) **Wirkfaktoren**
      - Kohäsion
      - Feedback
      - Modelllernen
      - kooperative Arbeitshaltung

   c) **Inhaltliche Ziele**
      - Förderung der Körperwahrnehmung
      - Sensibilisierung für Rhythmen (v. a. auch wertvoll für Stotter-Patienten)
      - Erforschen von Begabungen
      - Aufbau von Bewältigungsstrategien im Umgang mit Leistungsdruck
      - Erfahrung mit Körperkontakt
      - Abbau sozialer Ängste

2. **Rahmenbedingungen**
   a) **Material**
      rhythmische Musik, Percussion-Instrumente

   b) **Raum**
      ca. 30 qm für 8 bis 10 Teilnehmer

   c) **Teilnehmer**
      geeignet für Einzeltherapie
      geeignet für Psychotherapiegruppen: 2 bis 10 Teilnehmer
      geeignet für Weiterbildungs- und Selbsterfahrungsgruppen bis 20 Teilnehmer

3. **Dauer**

40 Minuten und länger, da die Teilnehmer erfahrungsgemäß das Rhythmusgefühl erst nach einer gewissen Zeit des Abbaus sozialer Hemmungen frei entwickeln können.

4. **Ablauf**

a) **Partnerwahl**

anfangs keine / für die Schlussübung beliebig

b) **Anordnung im Raum**

Es ist hilfreich, wenn möglichst der gesamte Raum zur Verfügung steht und die Stühle zur Seite geräumt werden.

c) **Therapeutisches Modell**

Die Therapeutin zeigt die einzelnen Übungsschritte.

d) **Durchführung der Übung**

Zunächst werden die natürlichen Rhythmen des Körpers im Liegen erforscht, wie Herzschlag und Atemrhythmus. Im Sitzen, Stehen und Gehen erproben die Teilnehmer anschließend verschiedene Rhythmen mit den Händen, den Füßen und Beinen und schließlich auch mit Rhythmusinstrumenten. Sitzend im Kreis folgt ein nonverbales Frage-Antwortspiel der einzelnen Teilnehmer mit ihren Instrumenten. Nach einer beliebigen Partnerwahl kann am Ende nochmals in liegender Position eine Körperkontaktübung durchgeführt werden.

Der Umgang mit Leistungsdruck kann anschließend thematisiert werden.

5. **Effekte der Übung**

Die Übung lockert auf und ist meist mit Spaß und Lachen verbunden. Internalisierte Lernprogramme und falsche Anspruchshaltungen werden deutlich. Daneben fühlen sich Einzelne zurückversetzt in schulische Leistungssituationen und äußern für viele Menschen typische, selbsthindernde Gedanken. Sätze wie »ich kann nicht«, »ich bin unbegabt«, »ich habe kein Rhythmusgefühl«, »wenn mir jemand zusieht, versage ich immer« können von der Therapeutin gleichzeitig gesammelt und für die weitere psychotherapeutische Arbeit auf kognitiver Ebene, z. B. zur *kognitiven Umstrukturierung* verwendet werden.

Für **Stotter-Patienten** bietet diese Übung in Verbindung mit der Stotter-Therapie des metrischen Sprechens *(vgl. Görlitz in Sulz 1994)* neue Möglichkeiten, den erforderlichen Sprechrhythmus müheloser zu internalisieren. Insbesondere für Kinder und Kindergruppen ist diese Übung sehr gut geeignet.

6. Mögliche Anschlussübungen

- Eigeninitiative der einzelnen Gruppenmitglieder zum Thema Körperrhythmen
- Beschäftigung mit Rhythmen in anderen Zusammenhängen (z. B. Schlaf-, Wachrhythmus, Belastungs-, Entspannungsrhythmus, Lebensrhythmus usw.)
- Übung *Tanzchoreographie*
- Übung *Partner-Atmen* (siehe Band *Basisübungen Körperwahrnehmung*)
- Therapiematerial *Schulung der Sinne*
- Therapiematerial *Erlebnisebenen* (siehe Band *Basisübungen Kontakt*)

7. Schwierigkeitsgrad (0 = sehr leicht bis 100 = sehr schwer)

a) für Patienten mit sozialen Ängsten: 50
b) für depressive Patienten: 40
c) für körperlich missbrauchte Patienten: 40 bis 70
d) für narzisstisch gestörte oder Borderline-Patienten: 30
e) für Kollegen in verhaltenstherapeutischer Selbsterfahrung: 30
f) für Stotter-Patienten: 30

Instruktion zur Übung Körperrhythmen

1. Einleitung

Wir beschäftigen uns heute mit den natürlichen Körperrhythmen. Das Ziel dieser Übung besteht darin, die Körperwahrnehmung und das Körperbewusstsein zu verbessern und neue Seiten und Stärken des Körpers kennen zu lernen.

2. Erforschen von Körperrhythmen – Puls (im Liegen)

Bitte legen Sie sich rücklings auf die Decke am Boden. Schließen Sie nun die Augen und suchen Sie mit Ihrer rechten

Hand Ihren Puls (am Hals oder Handgelenk). Zählen Sie Ihren Puls innerlich in einem bestimmten Rhythmus mit:

a) *Eins zwei, eins zwei, eins zwei usw. (2 Minuten Pause)*
b) *Ändern Sie nun Ihre Zählweise: eins und zwei und, eins und zwei und usw. (2 Minuten Pause)*
c) *Ändern Sie noch einmal Ihre Zählweise: eins zwei drei, eins zwei drei usw. (2 Minuten Pause)*
d) *Suchen und finden Sie nun die Ihnen angenehme Zählweise, das kann auch bis 4, 5 oder 10 sein.*

3. *Rhythmisches Summen*

Beginnen Sie nun nochmals innerlich eins zwei, eins zwei zu zählen und summen Sie dabei, jeder in einer eigenen erfundenen Melodie mit – zunächst ganz leise (30 Sek.), dann halblaut (30 Sek.) und schließlich so laut Sie können. Summen Sie nun auf die Silbe Lah – lah – lah (30 Sek.), denken Sie sich Ihre eigenen Silben aus.
(Das Summen kann auch auf die anderen Rhythmen von 2b bis 2d ausgedehnt werden.)

4. *Erforschen von Körperrythmen – Atmen (im Liegen)*

Bitte legen Sie sich auf den Bauch und beobachten Sie zunächst Ihren Atemrhythmus. Beeinflussen Sie Ihren Atem nicht, lassen Sie ihn einfach kommen und gehen in seinem eigenen Rhythmus. Drehen Sie sich wieder auf den Rücken und beobachten Sie, ob sich dabei Ihr Atemrhythmus verändert, der Atem sich anders anfühlt, Sie leichter oder schwerer oder unverändert atmen. (Hier können auch verschiedene Vorstellungsübungen – z. B. Angst-, Freude-, Entspannungssituationen usw. – eingebaut werden, um die Patienten für die Veränderung des Atemrhythmus weiter zu sensibilisieren.)
Zählen Sie nun Ihren Atemrhythmus in einem bestimmten Rhythmus mit. (gleiches oder ähnliches Vorgehen wie 2a bis 2d, mit anschließendem Summen siehe Punkt 3)

5. *Body Percussion (im Sitzen)*

Setzen Sie sich nun auf den Boden und bilden Sie einen Kreis. Wir benutzen nun unseren Körper als Musikinstrument. Ich zeige Ihnen zunächst, wie das geht, und Sie machen anschließend meine Bewegungen nach:
a) zwei Mal in die Hände klatschen (eins und)
b) mit rechter Hand auf den rechten Oberschenkel und mit linker Hand auf den linken Oberschenkel (zwei und)
c) zwei Mal in die Hände klatschen (eins und)
d) und nun verschränkt mit rechter Hand auf den linken Oberarm und mit linker Hand auf den rechten Oberarm (drei und) usw. ... (Fortsetzung siehe a)
Die Übung kann nun beliebig variiert oder erschwert werden durch lautes Zählen, Summen, andere Rhythmen und Bewegungen, im Liegen, Sitzen, Stehen, Gehen usw., je nach Behandlungsabsicht. Bei kindlichen Stotter-Patienten z. B. empfehlen sich möglichst viele Variationen des gleichen Rhythmus, um eine nachhaltige Veränderung zu erreichen.

6. *Rhythmisches Bewegen (im Stehen)*

Stehen Sie nun bitte auf und bilden Sie einen großen Kreis. Stehen Sie aufrecht, die Beine etwas auseinander und imitieren Sie mit Ihren Füßen jetzt die Bewegungen, die ich Ihnen zeige:
a) rechter Fuß nach innen (eins und)
b) rechter Fuß nach außen (zwei und)
c) linker Fuß nach innen (drei und)
d) linker Fuß nach außen (vier und)
Wenn wir das zusammen einige Male geübt haben, dann zählen wir wieder gemeinsam, dieses Mal laut. (ca. 3 Minuten)
Wir beschleunigen nun das Tempo, indem wir weiterlaufen und zählen, aber das »und« weglassen, also eins zwei drei vier, eins zwei drei vier (andere Variationen sind denkbar) usw. (ca. 3 Minuten)
Statt zu zählen benutzen Sie nun die Silben »mu, re, ki, ta« (3 Minuten) und nun singen Sie diese Silben auf irgendeine ausgedachte Melodie. Jeder verfolgt dabei seine persönliche Melodie (3 Minuten) – (weitere Variationen sind denkbar).

7. *Rhythmisches Gehen*

Gehen Sie nun, jeder für sich in seinem eigenen Tempo, durch den Raum und suchen Sie dabei ihren persönlichen Gang-Rhythmus, indem sie innerlich zählen.

a) *entscheiden Sie sich nun für Ihren persönlichen Zählrhythmus (3 Minuten).*
b) *Singen Sie in Ihrer eigenen Zählweise und lassen Sie sich dabei von den anderen nicht irritieren (3 Minuten).*
c) *Gehen Sie singend weiter und bilden Sie allmählich eine Schlange, in der einer hinter dem anderen geht. Der Erste in der Schlange wird nun etwas lauter, geht, zählt und singt in seinem eigenen Rhythmus, und alle anderen versuchen, diesen Rhythmus zu imitieren (1 Minute). Nun geht der erste nach hinten, alle suchen wieder ihren eigenen Rhythmus – bis schließlich wieder der nun Erste in der Schlange das Gleiche macht wie sein Vorgänger usw.*

8. *Summen im Kreis*

Bilden Sie nun einen kleinen Kreis, eng beieinanderstehend, Schulter an Schulter, und legen Sie die Arme um die Schultern Ihrer beiden Nachbarn. Bewegen Sie sich nun in Ihrem gemeinsamen Gruppenrhythmus alle von rechts nach links, nur mit Hüften und Oberkörper, die Füße fest auf dem Boden und summen Sie alle gleichzeitig, laut und leise – solange bis Sie eine Gruppenmelodie gefunden haben. (Erweiterte Instruktion siehe Übung *Körperstimmen*)

9. *Rhythmus mit Percussion-Instrumenten*

Suchen Sie sich eines der vor Ihnen liegenden Instrumente, (Trommeln, Klangstäbe, Shaker usw.) aus. Beginnen Sie zunächst alle gleichzeitig, sich mit Ihren Instrumenten vertraut zu machen, sie zu erproben. (3 Minuten)
Stellen Sie nun Ihr Instrument und dessen »Stimme« der Gruppe vor. Jeder Einzelne denkt sich irgendeinen Rhythmus aus, den alle anderen dann imitieren.

10. Frage-Antwort-Percussion

Setzen Sie sich wieder im Kreis auf den Boden. Suchen Sie sich ein anderes Percussion-Instrument aus und erproben Sie nochmals alle gleichzeitig Ihr neues Instrument und einen bestimmten persönlichen Rhythmus.
Nun machen wir ein Frage- und Antwortspiel. Einer von Ihnen beginnt damit, einen kurzen Rhythmus zu spielen, nimmt dabei Blickkontakt mit einem anderen Gruppenmitglied auf, dieses antwortet dann ebenfalls mit einem Rhythmus – spielt dann einen neuen Rhythmus, nimmt wieder Blickkontakt zu einem anderen Teilnehmer auf usw. Wie Sie sehen, ist es bei dieser Übung sehr wichtig, dass Sie Ihre Augen offen halten und stets im Blickkontakt miteinander sind. (ca. 5 bis 10 Minuten).

11. Abschluss (im Liegen)

Suchen Sie sich jetzt zum Schluss bitte einen Partner. Einigen Sie sich darauf, wer A und wer B ist.
A legt sich nochmals auf den Boden auf den Bauch, die Arme ausgestreckt. B sitzt oder kniet neben dem Rücken von A und beklopft mit seinen Händen ganz sanft, in einem bestimmten Rhythmus den Rücken von A, einige Zeit lang, immer im gleichen Rhythmus (2 Minuten).
Nun versucht A mit den ausgestreckten Händen, den Rhythmus auf dem Boden nachzuklopfen (2 Minuten).
Kommen Sie nun langsam zum Ende, bleiben Sie noch eine gewisse Zeit auf dem Boden liegen, knien oder sitzen, mit geschlossenen Augen, und spüren Sie innerlich das Erlebte nach. … Anschließend wechseln Sie die Rollen.
(Die beschriebene Übung kann auch noch erweitert oder nur einzelne Teile der Übung durchgeführt werden.)

Feldenkrais-Lektionen

1. **Psychotherapeutische Ziele**
   a) **Verhaltensbeobachtung**
   - Körperbeherrschung
   - körperliche Beweglichkeit
   - Körperschema
   - Körperwahrnehmung

   b) **Wirkfaktoren**
   - Kohäsion
   - Modelllernen
   - Arbeitshaltung

   c) **Inhaltliche Ziele**
   - Aufbau eines realistischen Körperschemas
   - Verbesserung der Bewegungswahrnehmung und des Bewegungsablaufs
   - Förderung des Körperbewusstseins
   - Förderung der Körperwahrnehmung
   - Verbesserung der Beweglichkeit
   - körperliche Aktivierung
   - gesundheitliche Vorbeugung
   - Förderung der Übernahme von Selbstverantwortung für Training und Prävention im körperlichen Bereich

2. **Rahmenbedingungen**
   a) **Material**
   Text oder Kassette mit besprochenen Feldenkrais-Lektionen
   eventuell Decke oder Isomatte

   b) **Raum**
   für 8 bis 10 Teilnehmer ca. 30 bis 40 qm. Die Möbelstücke und Stühle werden zur Seite geräumt.

   c) **Teilnehmer**
   geeignet für Einzeltherapie
   geeignet für Psychotherapiegruppen: 2 bis 10 Teilnehmer
   geeignet für Weiterbildungs- und Selbsterfahrungsgruppen

bis max. 16 Teilnehmer (bei mehr als 16 Teilnehmern wird es für den Leiter nicht mehr überschaubar, ob die Übung richtig durchgeführt wird).

3. **Dauer**
Jede Lektion dauert ca. 30 Minuten, abschließender Austausch ca. 10 Minuten.

4. **Ablauf**
   a) **Partnerwahl**
   Eine Partnerwahl ist zwar bei dieser Übung nicht vorgesehen, es können jedoch vor Beginn der Übung sogenannte Beobachtungs-Paare gebildet werden.
   b) **Anordnung im Raum**
   Jeder Teilnehmer sucht sich einen Platz für seine Decke und legt sich zunächst auf den Rücken auf den Boden mit ausgestreckten Armen und gespreizten Beinen, da dies etwa der räumliche Umfang ist, der für jede einzelne Feldenkrais-Übung benötigt wird.
   c) **Therapeutisches Modell**
   Während der gesamten Instruktion führt die Therapeutin die jeweiligen Übungen modellhaft vor.
   d) **Durchführung der Übung**
   Bei den Übungen, die immer symmetrisch beide Seiten des Körpers einbeziehen, werden für verschiedene Teile des Körpers Bewegungsabläufe eingeübt. Das Tempo der Bewegungen ist sehr langsam und sollte immer dem Atemrhythmus angepasst werden. Bei den meisten Übungen steht das bewusste Spüren des Körpers und der erzielten Veränderungen im Mittelpunkt. Fragen wie z. B. ob die Fersen, die Waden, die Kniekehlen gleichermaßen auf dem Boden liegen, ob sich der Brustkasten und die Rippen beim Atmen links und rechts auf die gleiche Weise bewegen, wie die Schulterblätter den Boden berühren, wie der Kopf und die Wirbelsäule aufliegt usw., werden zur Schulung der Körperwahrnehmung und des Körperbewusstseins häufig wiederholt. Damit sollen falsche Gewohnheiten durch bessere ersetzt werden. Alle Übungen sollen langsam, mühelos, fließend und ohne Anstrengung gemacht werden. Einige

Lektionen verbessern die gesamte Körperhaltung und Atmung, andere Beweglichkeit bestimmter Körperteile wie Schultern, Becken, Wirbelsäule usw.

5. **Effekte der Übung**
   Die Lektionen zeigen den Teilnehmern vorhersagbare und wiederholbare positive Wirkungen auf die Verbesserung der eigenen Beweglichkeit bereits nach 30 Minuten sowie der Entspannungsfähigkeit. Dies kann zu einer Verbesserung der Compliance bei Patienten führen, für die eine Aktivierung im körperlichen Bereich notwendig ist, da eine unmittelbare intrinsische Verstärkung erfolgt.

6. **Mögliche Anschlussübungen**
   - Wiederholung der Übung als therapeutische Übungsaufgabe »zwischen den Sitzungen«
   - Motivierung einzelner Teilnehmer für Feldenkrais – Seminare als begleitende therapeutische Maßnahme (im Sinne von Hilfe zur Selbsthilfe)
   - Übung *Indianertrab*
   - Übung *Entspannungsstern* (siehe Band *Basisübungen, Entspannung*)
   - Therapiematerial *Gesundheitsprofil*
   - Therapiematerial *Körperfragen* (siehe Band *Basisübungen, Körperwahrnehmung*)

7. **Schwierigkeitsgrad (0 = sehr leicht bis 100 = sehr schwer)**
   a) für Patienten mit sozialen Ängsten: 30
   b) für depressive Patienten: 20
   c) für körperlich missbrauchte Patienten: 30
   d) für narzisstisch gestörte oder Borderline-Patienten: 20
   e) für Kollegen in verhaltenstherapeutischer Selbsterfahrung: 10

An dieser Stelle sollte der Leserin/dem Leser eigentlich der Text der 1. Feldenkrais-Lektion zugänglich gemacht werden, was seitens der Rechteinhaber leider nicht gestattet wurde. Es sei deshalb nochmal verwiesen auf das Buch von Moshé Feldenkrais und die Rundfunk-Sendereihe »Der aufrechte Gang«, deutsche Version Franz Wurm, Audiothek EX Libris CWO 7037.

Indianertrab

1. **Psychotherapeutische Ziele**
   a) **Verhaltensbeobachtung**
   - Bereitschaft zur körperlichen Aktivität
   - Vermeidungsstrategien
   - Baseline körperlicher Fitness
   - Ausreden – Repertoire

   b) **Wirkfaktoren**
   - Kohäsion
   - Modelllernen
   - Arbeitshaltung
   - Unterstützung

   c) **Inhaltliche Ziele**
   - Aktivierung
   - Einleitung eines Ausdauertrainings
   - Erleben des Zusammenhangs von Stimmung und Aktivität
   - Anleitung zur Selbsthilfe (Gesundheitsförderung)
   - Erweiterung des Verhaltensrepertoires
   - Reduzierung des Ruhepulses (besonders auch für Angstpatienten)
   - Aufbau von adäquater Kausal- und Kontrollattribution
   - Abbau der Angst vor Körperkontakt
   - Reizkonfrontation, soziale Angst (Gesundheitsreferate)

2. **Rahmenbedingungen**
   a) **Material**
   Stoppuhr und Therapiematerial *Pulskarte*, Laufschuhe, bequeme Kleidung, rhythmische Musik für die »Trockenübungen« im Therapieraum. Fahrrad bei Bedarf

   b) **Raum**
   zur Vorbereitung mindestens 30 qm freier Raum für 8 bis 10 Teilnehmer
   das anschließende Laufen außerhalb findet am besten im Grünen (Park/Wald etc.) statt.

c) **Teilnehmer**
geeignet für Einzeltherapie
geeignet für Psychotherapiegruppen: 2 bis 10 Teilnehmer
geeignet für Weiterbildungs- und Selbsterfahrungsteilnehmer bis ca. 20 Teilnehmer

3. **Dauer**
im Therapieraum ca. 15 Minuten
im Freien ca. 60 Minuten mit Vor- und Nachbereitung

4. **Ablauf**
a) **Partnerwahl**
Die Laufpartner können entweder jeweils nach ähnlichem Trainingsniveau ausgewählt werden oder auch mit wechselnden Partnern laufen.
b) **Anordnung im Raum**
Für die Übung im Therapieraum stellen sich zunächst alle Teilnehmer im Kreis auf.
c) **Therapeutisches Modell**
Die Therapeutin steht ebenfalls im Kreis und gibt das Tempo und die Art zu laufen vor.
d) **Durchführung der Übung**
Nach dem gegenseitigen Messen des Ruhepulses werden verschiedene Aufwärmübungen durchgeführt, nach deren Beendigung jeweils der Puls gemessen und aufgeschrieben wird. Der Indianertrab wird zunächst als Trockenübung im Gruppenraum demonstriert, anschließend begibt sich die gesamte Gruppe zum nächsten Wald oder Park. Dort können Teilnehmerreferate zu verschiedenen Gesundheitsthemen vorgetragen werden. Dies dient gleichzeitig auch zum Abbau sozialer Ängste. Der Schwierigkeitsgrad dieser »Reizkonfrontation« kann bei Bedarf gesteigert werden, indem die Referate an belebten Plätzen gehalten werden. Ein Gruppenteilnehmer leitet dann jeweils eine Aufwärmübung und steht damit wiederum im Mittelpunkt. Danach beginnt der Indianertrab mit abwechselnd 50 Schritten Gehen und 50 Schritten langsamen Trabens, beim ersten Mal 10 Minuten, die dann gesteigert werden (siehe Instruk-

tion). Nach jeweils 5 Minuten werden Pulsmessungen durchgeführt und auf der Pulskarte notiert.

5. **Effekte der Übung**

Diese Übung bringt Lebendigkeit und Aktivität in die Therapie (in der *Einzeltherapie* ist es auch möglich, während des Laufens therapeutische Gespräche zu führen).
Die Übung erleichtert für sozial ängstliche Patienten in Gruppen den sozialen Kontakt untereinander. Sie kann das Gefühl »wir sitzen alle in einem Boot«, unabhängig von Symptomen und Bildungsstand vermitteln. Referate und Aufwärmübungen dienen dem spielerischen Abbau sozialer Ängste.
Für Agora- und/oder Herz-Phobiker kann die Übung die richtige Zuordnung und kognitive Verarbeitung von Körperreaktionen (erhöhter Herzschlag, Schwitzen, schnellere Atmung usw.) erleichtern (Kausal- und Kontrollattribution).

6. **Mögliche Anschlussübungen**

- Steigerung des Schwierigkeitsgrades
- Nach Rückkehr in den Therapieraum Erarbeitung von Therapieaufgaben
- Übungen zum gesunden Umgang mit ungewohnten Körperreaktionen
- Übung *Körperrhythmen*
- Übung *Vertrauensfall* im Freien (siehe Band *Basisübungen, Kontakt*)
- Therapiematerial *Gesundheitsprofil*
- Therapiematerial *Gefühlskörper* (siehe Band *Basisübungen, Entspannung*)

7. **Schwierigkeitsgrad (0 = sehr leicht bis 100 = sehr schwer)**

a) für Patienten mit sozialen Ängsten: 30 bis 70
b) für depressive Patienten: 40
c) für körperlich missbrauchte Patienten: 30
d) für narzisstisch gestörte oder Borderline-Patienten: 40
e) für Kollegen in verhaltenstherapeutischer Selbsterfahrung: 10

Instruktion zur Übung Indianertrab

1. *Teilnehmerreferat*

   Vor Beginn der Übung können kurze Teilnehmerreferate (3 bis 5 Minuten) zum Thema Bewegung, Abbau von Stress und Ausdauertraining vorbereitet werden (siehe auch Information zum Ausdauertraining).

2. *Ruhepuls*

   Zunächst wird die Instruktion zur Pulsmessung gegeben (zur Feststellung des Ruhepulses nach einer kurzen Entspannungsübung oder im Sitzen): »Nehmen Sie nun bitte das rechte Handgelenk Ihres Nachbarn und versuchen Sie den Puls Ihres Partners zu fühlen (der Puls kann auch an der Halsschlagader gemessen werden), tragen Sie bitte anschließend diesen Wert in Ihre Pulskarte unter *Stehen* ein.« Nun erfolgt die Pulsmessung des anderen Partners und anschließend sein Eintrag (die Therapeutin stoppt jeweils die Zeit, 15 Sek. multipliziert mit 4).

3. *Aufwärmgymnastik*

   Nun machen wir für 3 Min. langsame Dehn- und Aufwärmgymnastik im Tempo der Musik (diese kann von einem Teilnehmer angeleitet werden). – Anschließend wieder Pulsmessung und Eintrag in Ihre Pulskarte unter *Gymnastik.*

4. *Laufen auf der Stelle*

   Wir beginnen nun mit einem langsamen Laufen auf der Stelle, im Rhythmus der Musik, jeweils 50 Schritte Laufen und 50 Schritte Gehen, 6 Minuten lang. – Anschließend wieder Pulsmessung und Eintragung in Ihre Pulskarte unter *Laufen auf der Stelle.*

5. *Indianertrab*

   Anschließend (oder bei einer eher untrainierten Gruppe erst nach dreimaligen »Trockenübungen im Therapieraum« jeweils in wöchentlichem Abstand) geht oder fährt die Gruppe (möglichst mit dem Fahrrad zum Aufwärmen mit anschließender Pulsmessung, Eintrag unter *Fahrrad*) ins Freie.

Dort wird dann nochmals die Anleitung zum Indianertrab (Pulsmessung: *Ruhepuls im Freien*) besprochen (oder abwechselnd vorgelesen) und nach nochmaligen Dehn- und Aufwärmübungen (Pulsmessung: *Aufwärmen*) gemeinsam für zunächst 10 Minuten der Indianertrab begonnen. Ein Teilnehmer übernimmt das Zählen der Schritte (50 Schritte langsames Joggen, 50 Schritte rasches Gehen, abwechselnd). Anschließend gemeinsames Pulsmessen (Eintrag unter: *Indianertrab* 10 Min.).

Je nach Trainingsstand der Gruppe und gemessenen Pulswerten kann nun die Übung wiederholt (Pulsmessung und Eintrag unter *Indianertrab* 20 Min.) oder der Rückweg im Gehen zurückgelegt werden.

6. *Anleitung zur Eigeninitiative*

Die Teilnehmer verabreden sich nun in Kleingruppen für jeweils 2 Indianertrab-Treffen bis zum nächsten Gruppentermin in der kommenden Woche. Beim nächsten Gruppentermin wird der genannte Ablauf (evtl. ohne »Trockenübungen«) wiederholt.

7. *Schrittweise Steigerung*

Die Laufeinheiten werden jeweils schrittweise um 10 Schritte verlängert und die Geh-Einheiten um 10 Schritte reduziert (60 Laufen / 40 Gehen, dann 70 / 30, dann 80 / 20 dann 90 / 10 und schließlich Laufen ohne Gehen), sodass im günstigsten Fall nach 6 Wochen dreimaligem wöchentlichem Training den Teilnehmern ein durchgehendes Laufen von ca. 20 Minuten möglich ist, das dann jeweils im Abstand weiterer 6 Wochen auf 30 Minuten und schließlich bis zu 40 Minuten gesteigert werden kann.

Tanzchoreographie

1. **Psychotherapeutische Ziele**
   a) **Verhaltensbeobachtung**
      - Aktivitätsbereitschaft
      - Beweglichkeit
      - Kondition
      - Kreativität
      - Bewegungsressourcen
      - soziale Ängste
      - Vitalität und Bewegungsdynamik

   b) **Wirkfaktoren**
      - Kohäsion
      - Arbeitshaltung
      - Modelllernen

   c) **Inhaltliche Ziele**
      - Förderung von Eigeninitiative
      - körperliche Aktivierung
      - Förderung von Gesundheitsverhalten
      - Aufbau von Verstärkern
      - Mobilisierung von Bewegungsressourcen
      - Abbau sozialer Ängste

2. **Rahmenbedingungen**
   a) **Material**
   verschiedene rhythmisch schnelle Musikstücke

   b) **Raum**
   mindestens 30 qm freier Raum für 8 bis 10 Teilnehmer

   c) **Teilnehmer**
   nicht geeignet für Einzeltherapie
   geeignet für Psychotherapiegruppen: 4 bis 10 Teilnehmer
   bedingt geeignet für Weiterbildungs- und Selbsterfahrungsgruppen

3. **Dauer**
   ca. 15 Minuten für einen Durchgang einer einzelnen Tanzchoreographie

4. **Ablauf**

a) **Partnerwahl**
beliebig

b) **Anordnung im Raum**
Die Teilnehmer stehen in einem großen Kreis, der Protagonist steht in der Mitte des Kreises. Die Möbel sollten zur Seite gerückt werden.

c) **Therapeutisches Modell**
Eine Tanzchoreographie wird von der Therapeutin modellhaft vorgestellt.

d) **Durchführung der Übung**
Nach einem vorher ausgewählten Musikstück hat die Therapeutin verschiedene rhythmische Bewegungsabläufe zusammengestellt. Die Bewegungen
der Finger, Hände, Arme, Schultern,
des Kopfes, des Oberkörpers, der Hüften und Beine
und des gesamten Körpers
werden nacheinander – passend zu dem entsprechenden Rhythmus der Musik – modellhaft demonstriert. Die Therapeutin stellt sich dazu in die Mitte des Kreises. Jeder einzelne Bewegungsablauf (zuerst Finger, Hände, dann Arme usw.) wird zunächst vorgemacht und gleichzeitig von allen Teilnehmern imitiert. Der gesamte Bewegungsablauf (bestehend aus den genannten einzelnen Stufen) wird ca. zwei Minuten lang von der gesamten Gruppe durchgeführt. Die Therapeutin reiht sich schließlich in den Kreis ein, und jeder einzelne Teilnehmer wird aufgefordert, sich für kurze Zeit in den Mittelpunkt zu stellen und die Tanzchoreographie zu demonstrieren.
Nach einer kurzen Pause (Pulsmessung oder Entspannung) wird jeder Einzelne (oder jeweils ein Paar) aufgefordert, sich zum gleichen Musikstück eine eigene Tanzchoreographie zu überlegen. Dafür erhält die Gruppe 10 Minuten Zeit, sich die Abläufe aufzuschreiben und sie einüben.
Als therapeutische Übungsaufgabe bis zur nächsten Sitzung können einzelne oder auch alle Teilnehmer sich in Eigeninitiative ein Musikstück aussuchen, zu dem sie dann die entsprechende Tanzchoreographie vorbereiten.

5. **Effekte der Übung**
Diese Übung wird nach anfänglichen Hemmungen (die durch das schrittweise Vorgehen abgebaut werden können) von den Teilnehmern meist als sehr lustvoll und befreiend erlebt. Gleichzeitig stellt sie eine Reizkonfrontation sozialer Ängste dar, insbesondere bezüglich der weit verbreiteten Angst »im Mittelpunkt zu stehen«. Die Musik ist für dieses antriebssteigernde Erlebnis ein wichtiger Erinnerungsanker. Manche Teilnehmer erleben diese Übung als eine gute Alternative zu anderen Formen des Ausdauertrainings.

6. **Mögliche Anschlussübungen**
   - Rückmelderunde
   - Tanzchoreographie als Aufwärmübung für die Übung *Indianertrab*
   - Übung *Reise durch den Körper* (siehe Band *Basisübungen, Entspannung*)
   - Therapiematerial *Pulskarte*
   - Therapiematerial *Ressourcenerforschung*
   - Therapiematerial *Erlebnisebenen* (siehe Band *Basisübungen, Kontakt*)
   - Therapiematerial *Körperliche Aktivitäten*

7. **Schwierigkeitsgrad (0 = sehr leicht bis 100 = sehr schwer)**
   a) für Patienten mit sozialen Ängsten: 60
   b) für depressive Patienten: 50
   c) für körperlich missbrauchte Patienten: 40
   e) für narzisstisch gestörte oder Borderline-Patienten: 30
   f) für Kollegen in verhaltenstherapeutischer Selbsterfahrung: 30

Scheinwerfer

1. **Psychotherapeutische Ziele**
   a) **Verhaltensbeobachtung**
      - Soziale Ängste
      - Kontaktbereitschaft
      - Soziale Rücksichtnahme
      - Vitalität
      - Bewegungsressourcen

   b) **Wirkfaktoren**
      - Kohäsion
      - Modelllernen

   c) **Inhaltliche Ziele**
      - Abbau sozialer Ängste
      - Aufwärmen und Erstkontakt
      - Förderung der Körperwahrnehmung und des Körperbewusstseins
      - Erweiterung des Bewegungsrepertoires
      - körperliche Aktivierung
      - Umgang mit körperlicher Nähe

2. **Rahmenbedingungen**
   a) **Material**
   ruhiges, entspannendes Musikstück

   b) **Raum**
   ca. 30 qm für 8 bis 10 Teilnehmer

   c) **Teilnehmer**
   modifiziert geeignet für Einzeltherapie
   geeignet für Psychotherapiegruppen: 4 bis 10 Teilnehmer
   geeignet für Weiterbildungs- und Selbsterfahrungsgruppen bis max. 20 Teilnehmer

3. **Dauer**
   15 Minuten

4. **Ablauf**
   a) **Partnerwahl**
   keine

b) **Anordnung im Raum**
Die Möbelstücke werden zur Seite geräumt, und die Paare verteilen sich gleichmäßig im Raum.

c) **Therapeutisches Modell**
Die Therapeutin führt die Übung modellhaft vor.

d) **Durchführung der Übung/Instruktion**
Bitte stellen Sie sich vor, dass sich auf den Fingerkuppen aller Ihrer 10 Finger Scheinwerfer befänden, die Sie in die Lage versetzen, den Raum auszuleuchten.
Beleuchtung des Raums
Gehen Sie nun, während die Musik spielt, langsam im Raum umher und leuchten Sie ihn aus. Die Wände ... die Ecken ... den Boden, indem Sie sich bücken ... die Decke, indem Sie sich strecken, sodass Sie auch den letzten Winkel der Decke ausleuchten können ... Gehen Sie weiter umher und leuchten Sie weiter den Raum aus, indem Sie die Arme, Hände und Finger mit den Scheinwerfern ausstrecken ... zur Seite ... und in die Höhe recken.
Beleuchtung der Teilnehmer
Beleuchten Sie nun die verschiedenen Personen (mindestens drei) in diesem Raum von oben nach unten, vorne und hinten so intensiv, dass Sie die Teilnehmer genau sehen und wahrnehmen können.
Beleuchtung des eigenen Körpers
Nun beleuchten Sie Ihren eigenen Körper. Zunächst die Vorderseite, die Sie mit Ihren Augen auch wahrnehmen, dann das Gesicht mit geschlossenen Augen, anschließend Ihre Rückseite, so gut es Ihnen möglich ist.
Partner-Beleuchtung
Suchen Sie sich nun einen Partner aus, und beleuchten Sie sich, ohne Worte, gegenseitig ... so lange, bis Sie den ganzen Körper ausgeleuchtet haben.
Tauschen Sie sich anschließend über Ihre Erfahrungen aus und über das, was Sie alles wahrgenommen haben und was Ihnen bewusst geworden ist.

5. Effekte der Übung

Nach langem Sitzen kann diese Übung spielerisch auflockern. Dabei wird das Bewegungsrepertoire, durch die Konzentration auf die imaginären Scheinwerfer auf den Fingerkuppen, mühelos erweitert. Es werden Mut-Grenzen überschritten und durch die gegenseitige Beleuchtung und die abschließende Partnerübung sozialer Kontakt hergestellt. Die Musik erleichtert und unterstützt die Bewegung im Raum.

6. **Mögliche Anschlussübungen**
   - Erfahrungsaustausch in der Großgruppe
   - Körperbild malen
   - Entspannungsübungen
   - Sammeln weiterer Bewegungsressourcen
   - Brainstorming zum Thema Körperbewusstsein
   - Übung *Tanzchoreographie*
   - Übung *Nachspüren* (siehe Band *Basisübungen, Körperwahrnehmung*)
   - Therapiematerial *Körperanalyse*
   - Therapiematerial *Gefühlskörper* (siehe Band *Basisübungen, Entspannung*)

7. **Schwierigkeitsgrad (0 = sehr leicht bis 100 = sehr schwer)**
   a) für Patienten mit sozialen Ängsten: 40
   b) für depressive Patienten: 30
   c) für körperlich missbrauchte Patienten: 50
   d) für narzisstisch gestörte oder Borderline-Patienten: 20
   e) für Kollegen in verhaltenstherapeutischer Selbsterfahrung: 20

Körperbild

1. **Psychotherapeutische Ziele**
   a) **Verhaltensbeobachtung**
   - Stimmigkeit des eigenen Körperbildes
   - Grad des Körperbewusstseins
   - Körperwahrnehmung
   - Soziale Ängste

   b) **Wirkfaktoren**
   - Offenheit
   - Vertrauen
   - Feedback
   - Unterstützung
   - Modelllernen
   - Existentielle Einsicht

   c) **Inhaltliche Ziele**
   - Aufbau eines realistischen Körperbilds
   - Verbesserung des Körperbewusstseins und der Körperwahrnehmung
   - Förderung einer adäquaten Kausal- und Kontrollattribution
   - Förderung des körperlichen und emotionalen Ausdrucks im sozialen Kontakt
   - Förderung der kinästhetischen Wahrnehmung
   - Soziale Wahrnehmung
   - Reizkonfrontation sozialer Ängste

2. **Rahmenbedingungen**
   a) **Material**
   Teil 1 »Selbstbild«: Farbstifte, Zeichenpapier,
   großer Spiegel (für die häusliche Übungsaufgabe)
   Teil 2 »Fremdbild«: Ton zum Modellieren
   Teil 3 »Partner-Spiegeln«: Videokamera und Videorecorder

   b) **Raum**
   ca. 25 qm für 8 bis 10 Teilnehmer

   c) **Teilnehmer**
   geeignet für Einzeltherapie
   geeignet für Psychotherapiegruppen: 4 bis 10 Teilnehmer

geeignet für Weiterbildungs- und Selbsterfahrungsgruppen bis max. 16 Teilnehmer

3. **Dauer**
Teil 1: 30 Minuten
Teil 2: 30 Minuten
Teil 3: 70 Minuten für 8 Teilnehmer
Teil 4: Videoanalyse bis zu 60 Minuten

4. **Ablauf**

a) **Partnerwahl**
1. Teil: keine
2. Teil: möglichst gleichgeschlechtliche Partner
3. Teil: beliebig

b) **Anordnung im Raum**
Die Teilnehmer sitzen im Kreis auf Stühlen oder am Boden in bequemer Kleidung, die Schuhe ausgezogen.

c) **Therapeutisches Modell**
keines

d) **Durchführung der Übung**
Diese Übung besteht aus mehreren Teilen, die auch getrennt voneinander durchgeführt werden können.
Im *1. Teil* wird zunächst das vorgestellte innere Körperbild skizziert, anschließend der Körper von oben nach unten abgetastet und ein erneutes Körperbild gemalt, das mit dem ersten verglichen wird. Während des Erfahrungsaustausches in der Großgrupppe liegt der Schwerpunkt auf Äußerungen von Gefühlen, Körperempfindungen und Beobachtungen zur Körperwahrnehmung.
Im *2. Teil* der Übung wird das Selbstbild mit dem Fremdbild verglichen. Nach dem gegenseitigen vorsichtigen Abtasten der Körperumrisse wird sowohl die eigene Skulptur als auch die des Partners modelliert (insgesamt für ein Paar 4 Skulpturen). Beim anschließenden Vergleich werden ebenfalls wieder Gefühle, Körperempfindungen und Körperwahrnehmungen ausgetauscht.
Im *3. Teil* spiegeln die Teilnehmer den Gang und die Körperhaltung des Partners mit anschließender Videorückmeldung *(4. Teil)*. Das Partner-Spiegeln findet sowohl in den

Therapieräumen als auch bei einer In-vivo-Übung außerhalb statt.

Bei allen Teilen dieser Übung ist der permanente Ausdruck von Körperempfindungen, Gefühlen und Gedanken, durch Malen, Modellieren, Aufschreiben, Partneraustausch und Rückmelderunden in der Großgruppe wichtig.

5. **Effekte der Übung**

   Bei dieser Übung steigt erfahrungsgemäß der Grad der bewussten Körperwahrnehmung systematisch von Übungsteil zu Übungsteil an. Bei Körperbildstörungen empfiehlt sich, die Übung mehrmals zu wiederholen, um allmählich – in Verbindung mit kognitiven Methoden – ein realistisches Körperbild aufzubauen. Der Erfahrungsaustausch in der Gruppe hat dabei eine wichtige Modellwirkung.

6. **Mögliche Anschlussübungen**
   - Entspannungs- und Besinnungsübungen
   - Übung *Gangarten*
   - Übung *Gefühlsfarben* (siehe Band *Basisübungen, Körperwahrnehmung*)
   - Therapiematerial *Körperanalyse*
   - Therapiematerial *Basisgefühle* (siehe Band *Basisübungen, Gefühle*)

7. **Schwierigkeitsgrad (0 = sehr leicht bis 100 = sehr schwer)**

   a) für Patienten mit sozialen Ängsten: 60
   b) für depressive Patienten: 50
   c) für körperlich missbrauchte Patienten: 80
   d) für narzisstisch gestörte oder Borderline-Patienten:50
   e) für Kollegen in verhaltenstherapeutischer Selbsterfahrung: 40
   f) für essgestörte Patienten: 60-80

Instruktion zur Übung Körperbild

Teil 1: Selbstbild

1. Körperbild imaginieren

Bitte setzen oder legen Sie sich bequem hin, schließen Sie Ihre Augen, wandern Sie in Gedanken durch Ihren Körper, vom Kopf über Hals, Nacken, Schulter zur Brust und zum Rücken, dann über die Arme zu den Händen, zum Bauch und den Hüften, dem Gesäß, Unterleib, Oberschenkel, Unterschenkel, zu den Füßen bis zu den Zehenspitzen, und machen Sie sich dabei ein inneres Bild von Ihrem Körper. Machen Sie sich eine innere Vorstellung von der Größe, der Breite, der Qualität Ihres Körpers und der einzelnen Teile, Ihren Muskeln, Knochen und Sehnen, den weichen und den kantigen Stellen, den gewölbten und flachen. Stellen Sie sich auch Ihre inneren Organe vor. Vielleicht verbinden Sie einzelne Teile oder Bereiche Ihres Körpers mit bestimmten Formen oder Farben. Lassen Sie sich noch ein wenig persönliche Zeit für die innere Vorstellung Ihres Körperbildes (ca. 1 Minute). Wie sehen Sie Ihren Körper und welches Bild machen Sie sich von Ihrem Körper von oben nach unten?

2. Körperbild 1 skizzieren

Öffnen Sie jetzt bitte die Augen und versuchen Sie, Ihr momentanes Körperbild, so wie Sie es sich innerlich vorgestellt haben, mit den entsprechenden Farben und Formen auf das vor Ihnen liegende Papier zu skizzieren. Sie haben dafür 5 Minuten Zeit – in dieser kurzen Zeit können wir kein schönes Bild malen – versuchen Sie es daher erst gar nicht – es soll nur eine ungefähre Skizze Ihres momentanen Körperbildes werden. Beschriften Sie anschließend Ihr Körperbild mit Körperempfindungen, Gefühlen und Gedanken. Wenn Sie das Bild beendet haben, dann drehen Sie das Blatt um.

3. Körper abtasten

Setzen Sie sich nun wieder bequem hin, schließen Sie die Augen und erforschen Sie nun Ihren gesamten Körper mit den Händen, tasten Sie ganz bewusst langsam die einzelnen Teile Ihres Körpers ab. Beginnen Sie beim Gesicht, über Ihre Haare und Kopfhaut zum Hals und so weiter, ganz langsam nach unten, bis Sie bei Ihren Füßen angelangt sind. (Hier können weitere einzelne Bereiche des Körpers auch systematisch erwähnt werden.) Achten Sie auf die Unterschiede in der Weichheit der Haut, der Festigkeit bestimmter Körperteile und auf Temperaturunterschiede. Stellen Sie auch fest, welche Körperteile Sie gerne berühren und welche weniger gern, welche Sie gewohnt sind anzufassen und welche nicht. Achten Sie auf Ihre Gefühle und Gedanken, vielleicht verbinden Sie einzelne Teile Ihres Körpers wieder mit bestimmten Formen und Farben.

4. Körperbild 2 skizzieren

Öffnen Sie nun wieder die Augen und malen Sie ein zweites Körperbild, ohne sich das erste vorher anzusehen. Malen sie das, was Sie getastet haben, mit den entsprechenden Formen und Farben. Sie haben hierfür wieder 5 Minuten Zeit. Ergänzen Sie Ihre Skizze mit Körperempfindungen und Gefühlen, die **jetzt** aufgetaucht sind und auch weiter während des Skizzierens auftauchen.
Vergleichen Sie nun die beiden Bilder, schreiben Sie sich die Unterschiede auf. Was ist Ihnen bewusst geworden?
Anschließend können Sie Ihr Bild in der Großgruppe besprechen.

5. Spiegelübung – therapeutische Hausaufgabe

Für die Übungsaufgabe, die Sie bis zur nächsten Sitzung zu Hause durchführen, benötigen Sie einen möglichst großen Spiegel. Stellen Sie sich mindestens 5 Minuten nackt vor den Spiegel und betrachten Sie Ihren Körper ganz genau.

Welche Proportionen hat Ihr Körper?
Welche Unterschiede gibt es zwischen den beiden Körperhälften?
Welche Teile Ihres Körpers kennen Sie gut, welche weniger?
In welcher Körperhaltung fühlen Sie sich wohl – wie ist sie üblicherweise?
Was fällt Ihnen an der Vorderseite, was an der Rückseite Ihres Körpers auf?
Welche Qualität und Farbe hat Ihre Haut?
Was lieben Sie an Ihrem Körper und was stört Sie?
Wie fühlen Sie sich, wenn Sie sich so nackt betrachten?
Was spüren Sie körperlich?

Treten Sie noch ein wenig näher an den Spiegel heran und betrachten Sie sich noch genauer:

Welchen Gefühlsausdruck haben Ihre Augen?
Können Sie zwischen rechtem und linkem Auge, zwischen rechter und linker Gesichtshälfte Unterschiede feststellen?
Wie sehen Sie aus, wenn Sie ein fröhliches, ärgerliches oder trauriges Gesicht machen?
Wie wirkt sich das auf Ihre Körperempfindungen und Ihre Beziehung zu Ihrem Körper aus?
Welches Gefühl steigt in Ihnen hoch, wenn Sie sich bewusst machen, dass **Sie** *das sind, den Sie jetzt so lange betrachtet haben?*

Beantworten Sie jede einzelne dieser Fragen schriftlich. Malen Sie als Abschluss dieser Übung ein Körperbild, das Sie wieder mit Gefühlen und Körperempfindungen beschriften und zur nächsten Sitzung mitbringen.
(Die Instruktion zur häuslichen Spiegelübung kann den Teilnehmern nach Hause mitgegeben werden).

Teil 2: Fremdbild

1. Partnerübung – gegenseitiges Abtasten

Suchen Sie sich nun einen gleichgeschlechtlichen Partner. Stellen Sie sich einander gegenüber und tasten Sie sich gegenseitig – aber nacheinander – Ihre Körpersilhouette ab, das heißt nur die Umrisse über Kopf, Schultern, Arme, Hüften und Beine. Berühren Sie dabei nicht die intimen Teile des Körpers. Lassen Sie sich hierfür jeweils 3 Minuten Zeit.

2. Modellieren in Ton

Modellieren Sie nun den Körper Ihres Partners, so wie Sie ihn wahrgenommen haben, mit dem vor Ihnen liegenden Stück Ton. Schließen Sie beim Modellieren die Augen, machen Sie die Skulptur blind, nur über Ihren Tastsinn. Sie haben hierfür wieder 5 Minuten Zeit. Es soll nur eine angedeutete Skulptur des Körpers Ihres Partners werden, die nur einige besondere Kennzeichen, die Sie soeben beim Abtasten erfahren haben, deutlich machen soll. (Beim Modellieren wenden sich die Partner den Rücken zu, sodass sie die Skulptur des anderen nicht sehen können.)

Modellieren Sie anschließend Ihren eigenen Körper, so wie Sie ihn beim Abtasten durch Ihren Partner erfahren haben. Sie haben wieder 5 Minuten Zeit für diese angedeutete Skulptur. (Partnerübung und Modellieren können auch jeweils nacheinander für eine Person erfolgen, wenn ein genaueres Erinnern erwünscht ist.)

3. Unterschied zwischen Selbst- und Fremdbild

Stellen Sie nun Ihre beiden Skulpturen, die Ihren eigenen Körper darstellen, nebeneinander, vergleichen Sie ihre eigene Körperwahrnehmung und die Fremdwahrnehmung durch Ihren Partner. Was stimmt überein, worin unterscheiden sich die beiden? Tauschen Sie sich über Ähnlichkeiten und Unterschiede in ihren Wahrnehmungen aus. Achten Sie darauf, dass Sie nur Ihre Beobachtungen mitteilen und sich nicht gegenseitig bewerten.

Teil 3: Partner-Spiegeln

1. Partnerwahl

Bitte suchen Sie sich einen Partner aus, dessen Gang und Körperhaltung Sie genauer kennenlernen wollen. Einigen Sie sich, wer A und wer B ist. A beginnt seinen Gang vorzuführen, B nimmt Stift und Papier und schreibt seine Beobachtungen auf.

2. Durch den Raum gehen

Gehen Sie nun, ohne sich anzustrengen, einfach so, wie Ihnen momentan zumute ist, durch den Raum. Gehen Sie auf und ab, im Kreis herum, halten Sie Blickkontakt mit den übrigen Gruppenmitgliedern, sehen Sie dann wieder weg, aus dem Fenster, auf den Boden, in die Videokamera usw. – 2 Minuten lang, ohne zu sprechen. Ihr Partner, die übrigen Gruppenmitglieder und die Videokamera beobachten Sie dabei.
(Nach 2 Minuten):

3. Partner-Spiegeln

Nun versucht B, so gut es ihm möglich ist, den Gang von A zu spiegeln, d. h. zu imitieren und nachzumachen. Wir werden dies ebenfalls mit der Videokamera festhalten, um die Beobachtungsfähigkeiten beurteilen zu können (ebenfalls 2 Minuten, anschließend folgt das nächste Paar usw.).

4. Erfahrungsaustausch

Teilen Sie zunächst Ihrem Partner Ihre Körperempfindungen, Gedanken und Gefühle, die während und nach dieser Übung aufgetaucht sind, mit. (ca. 5 Minuten). Anschließend werden wir in der Großgruppe alle Gefühle und Körperempfindungen sammeln.

5. In-vivo-Übung: Paralleles Gehen

Nun möchte ich Sie bitten, mit Ihrem Partner für ca. 10 Minuten auf die Straße zu gehen, d. h. natürlich auf den Bürgersteig, und dort – ohne zu sprechen, was eine zusätzliche schwierige Übung ist – zunächst in Ihrem eigenen Gang ein wenig spazieren zu gehen und sich dabei gleichzeitig gegenseitig zu beobachten. Nach 3 Minuten wechseln Sie Ihre Gangart und imitieren den Gang des Partners. Achten Sie darauf, dass Sie nicht miteinander sprechen.
(Die Therapeutin kann dabei ebenfalls eine Videoaufzeichnung machen. Auch das erneute Malen eines Körperbildes ist empfehlenswert. Anschließend erfolgen wieder Partneraustausch und Sammeln der Gedanken, Gefühle und Körperempfindungen in der Großgruppe.)

Teil 4: Videoanalyse

Nehmen Sie sich nun Papier und einen Stift, teilen Sie das Blatt in der Mitte. Beschriften Sie es links oben mit A und rechts oben mit B. Während wir nun das Videoband gemeinsam ansehen, notieren Sie sich Ihre Beobachtungen; Ihre eigenen bei A oder B, je nachdem wer Sie sind, Ihre Partnerbeobachtung in der anderen Spalte und die Beobachtungen der übrigen Gruppenteilnehmer auf der Rückseite des Blattes. Achten Sie darauf, dass Sie nur beobachten, nicht bewerten.
(Anschließend kann wieder ein Körperbild gemalt werden und/oder ein gegenseitiger Erfahrungsaustausch erfolgen.)

Körperstimmen

1. **Psychotherapeutische Ziele**
   a) **Verhaltensbeobachtung**
   - Sozialer Mut
   - musikalische Ressourcen
   - Körperbewusstsein

   b) **Wirkfaktoren**
   - Kohäsion
   - Modelllernen
   - kooperative Arbeitshaltung

   c) **Inhaltliche Ziele**
   - Vergrößerung der Variabilität des Ausdrucksverhaltens
   - Verbesserung der stimmlichen Ausdrucksfähigkeit
   - Abbau sozialer Ängste
   - Förderung der Körperwahrnehmung und des Körperbewusstseins
   - Umgang mit Körperkontakt
   - Förderung der emotionalen Ausdrucksfähigkeit

2. **Rahmenbedingungen**
   a) **Material**
   evtl. Decken

   b) **Raum:**
   ca. 30 qm freier Raum für 8 bis 10 Teilnehmer

   c) **Teilnehmer**
   geeignet für Einzeltherapie
   geeignet für Psychotherapiegruppen: 2 bis 10 Teilnehmer
   geeignet für Weiterbildungs- und Selbsterfahrungsgruppen bis max. 20 Teilnehmer

3. **Dauer**
   ca. 30 Minuten
   Die anschließende Videoanalyse kann beliebig ausgedehnt werden.

4. **Ablauf**
   a) **Partnerwahl**
   keine

b) **Anordnung im Raum**
Die Teilnehmer liegen zunächst auf dem Rücken auf dem Boden und stellen sich dann nach ca. 20 Minuten im Kreis auf.

c) **Therapeutisches Modell**
Die Therapeutin begleitet die Übung im Sinne von »pacing und leading«

d) **Durchführung der Übung/Instruktion**
Körperstimmen im Liegen:
Wenn die Teilnehmer mit geschlossenen Augen auf dem Boden auf dem Rücken liegen, erfolgt folgende Instruktion: »Bitte atmen Sie jetzt geräuschvoll mit einem Seufzer laut aus, sodass wir alle unseren Atem spüren und gleichzeitig hören können (1 Minute). Atmen Sie nun jeweils auf einen bestimmten Ton aus, jeder in seiner persönlichen Tonlage (2 Minuten). Variieren Sie nun Ihre Töne (2 Minuten). Bringen Sie nun so laute Töne hervor, dass Sie diese bis in die Brust, den Bauch und den Rücken, bis in die Fingerspitzen und vielleicht sogar bis in die Fußspitzen spüren können (1 Minute). Lassen Sie die Töne leiser werden (2 Minuten) und wieder lauter (1 Minute). Atmen Sie wieder in Ihre eigene Lautstärke und Melodie hinein (1 Minute) und lassen Sie nun eine Gruppenmelodie daraus entstehen (3 Minuten). Lassen Sie die Gruppenmelodie langsam verklingen, entspannen Sie sich und hören Sie auf das innere Nachklingen der Töne (3 Minuten).
Körperstimmen im Stehen:
Stellen Sie sich bitte im Kreis auf, legen Sie Ihre Arme um die Schultern Ihrer Nachbarn und schließen Sie die Augen. Lenken Sie Ihre Aufmerksamkeit auf die Atmung und unterstützen Sie das Ein- und Ausatmen mit einer leichten Hin- und Herbewegung und mit einem Seufzer beim Ausatmen (1 Minute). Bringen Sie nun Ihre Gefühle stimmlich zum Ausdruck, summen Sie Ihre Gefühlsmelodie (3 Minuten). Lassen Sie Gefühle und Stimme laut und deutlich werden, dann wieder leise in Ihrem eigenen Rhythmus, bis sie zu einer Gruppen-Gefühlsmelodie werden (4 Minuten). Nun lassen Sie die Melodie und die Bewegung langsam wie-

der ausklingen (2 Minuten). Öffnen Sie Ihre Augen, verabschieden Sie sich von Ihren Nachbarn und gehen Sie noch einige Schritte im Raum umher.«

5. **Effekte der Übung**
Diese Übung lockert die Gruppe auf und bringt neue Erfahrungen mit der eigenen Stimme, der Atmung, dem Körper und neue Möglichkeiten des Gefühlsausdrucks. Das gemeinsame Erlebnis und der körperliche Kontakt haben häufig ein intensives Gemeinschaftsgefühl zur Folge und bereiten den Boden für weitere – auch schwierigere – Körper- und Gefühlsübungen. Die Übung eignet sich auch sehr gut zur Vorbereitung für Selbstsicherheitsübungen, bei denen das Kriterium »lautes und deutliches Sprechen« eine Rolle spielt.

6. **Mögliche Anschlussübungen**
   - Gefühle verbal ausdrücken
   - Singen mit Text und/oder Instrumenten
   - Therapeutische Übungsaufgaben (z. B.: gemeinsam Melodie einstudieren und als Selbstsicherheitsübung in der Sitzung und/oder in der Öffentlichkeit vorführen)
   - Übung *Körperrhythmen*
   - Übung *Stimmungen*
   - Übung *Partner-Atmen* (siehe Band *Basisübungen, Körperwahrnehmung*)
   - Therapiematerial *Körperanalyse*
   - Therapiematerial *Gefühlskörper* (siehe Band *Basisübungen, Gefühle*)

7. **Schwierigkeitsgrad (0 = sehr leicht bis 100 = sehr schwer)**
   a) für Patienten mit sozialen Ängsten: 40
   b) für depressive Patienten: 30
   c) für körperlich missbrauchte Patienten: 40
   d) für narzisstisch gestörte oder Borderline-Patienten: 60
   e) für Kollegen in verhaltenstherapeutischer Selbsterfahrung: 30

Energiekuchen

1. **Psychotherapeutische Ziele**
   a) **Verhaltensbeobachtung**
      - Energiehaushalt – Ist-Zustand
      - Umgang mit den eigenen Belastungsgrenzen
      - lebenspraktische Fertigkeiten

   b) **Wirkfaktoren**
      - Kohäsion
      - Offenheit
      - Unterstützung
      - existentielle Einsicht

   c) **Inhaltliche Ziele**
      - Förderung von Psychohygiene
      - Wahrnehmungsförderung für die eigene Belastungsgrenze
      - Schutz vor Burnout
      - Ressourcenorientierung
      - Förderung der körperlichen Ausdrucksfertigkeiten
      - Vorbereitung eines Selbstmodifikationsprogramms

2. **Rahmenbedingungen**
   a) **Material**
   Papier und Stifte

   b) **Raum**
   ca. 25 qm für 8 bis 10 Teilnehmer

   c) **Teilnehmer**
   geeignet für Einzeltherapie und Supervision
   geeignet für Psychotherapiegruppen: 2 bis 10 Teilnehmer
   geeignet für Weiterbildungs- und Selbsterfahrungsgruppen bis max. 20 Teilnehmer

3. **Dauer**
   Tages-Energiekuchen: ca. 20 Minuten
   Jahres-Energiekuchen: ca. 20 Minuten
   Lebenszeit-Energiekuchen: ca. 30 Minuten

4. **Ablauf**
   a) **Partnerwahl**
   keine

b) **Anordnung im Raum**
Die Teilnehmer können am Boden liegen oder auf Stühlen sitzen.

c) **Therapeutisches Modell**
Die Therapeutin kann einen Kuchen mit Energie-Tortenstückchen modellhaft aufzeichnen.

d) **Durchführung der Übung**
Die Übung beginnt mit einer Besinnung auf Tage, an denen sich jeder Einzelne besonders energievoll fühlt (woher nehme ich diese Energie?), und anschließend auf Tage, an denen sich der Einzelne eher energielos fühlt (wohin gebe ich diese Energie?). Mögliche Energiequellen können beispielhaft genannt werden (siehe Therapiematerialien – Band *Basis- und Aufbauübungen – Ressourcenerforschung, Glücksmomente**, *Gesundheitsprofil* oder *Grundbedürfnisse**).

Tages-Energiekuchen

Während der Besinnungsübung wird dann die Aufmerksamkeit auf den heutigen Tag gelenkt. »Ich stelle mir vor, dass ich nach einem gesunden Schlaf zu Beginn eines jeden Tages 100% meiner vorhandenen Energie zur Verfügung hätte – vergleichbar einem großen runden Energiekuchen.

- *Wie viel Prozent dieses Energiekuchens (oder Tortenstückchens) habe ich bis zum jetzigen Zeitpunkt verbraucht?*
- *Für welche Tätigkeiten, Probleme, Erlebnisse, Gespräche, Belastungen usw. habe ich diese Energie verbraucht?*
- *Wieviel Energie bleibt übrig?*
- *Was steht mir heute noch an Energieverbrauch bevor?*
- *Wie viel Rest-Energie wünsche ich mir für den heutigen Abend?*

Anschließend wird der Energiekuchen aufgemalt und die einzelnen Bereiche farbig markiert.

Jahres-Energiekuchen

In einer weiteren kurzen Besinnungsübung kann ein Jahr zurückgegangen werden, bis zu dem heutigen Tag vor einem Jahr, ebenfalls die getankte und verbrauchte Energie beleuchtet werden und ein »Jahres-Energiekuchen« gemalt werden.

Lebenszeit-Energiekuchen

Hier kann ähnlich vorgegangen werden, wie beim Jahres-Energiekuchen. Auch der Lebenszeit-Energiekuchen wird aufgemalt. Anknüpfend an den Lebenszeit-Energiekuchen können nun die kräftigen Tage und/oder die kraftlosen Tage körperlich ausgedrückt und dargestellt werden. Dies kann nonverbal geschehen (bestimmte Körperhaltungen und Gesten) und auch zusätzlich verbal mit einem symbolischen Satz verbunden werden. Anschließend kann ein Selbstmodifikationsprogramm für die kommenden drei Jahre mit dem Ziel »Erkennen und Perspektiven der eigenen Belastungsgrenze« erarbeitet werden.

5. **Effekte der Übung**

Diese Übung hat für die Teilnehmer in der Regel eine sehr entlastende Wirkung, da sie die Aufmerksamkeit weg vom »Funktionieren« hin zu den menschlichen Grundbedürfnissen lenkt. Dies ist auch besonders wertvoll im Rahmen von Selbsterfahrung und Supervision. Für diese Zwecke kann zusätzlich ein Therapeuten-Energiekuchen erstellt werden.

6. **Mögliche Anschlussübungen**

- Übung *Sieben Säulen*
- Übung *Indianertrab*
- Übung *Schulung der Sinne* (siehe Band *Basisübungen, Körperwahrnehmung*)
- Therapiematerial *Gesundheitsprofil*
- Therapiematerial *Wohlbefindlichkeitsprofil, Zufriedenes Dasein* (siehe Band *Basisübungen, Körperwahrnehmung*)

7. **Schwierigkeitsgrad (0 = sehr leicht bis 100 = sehr schwer)**

a) für Patienten mit sozialen Ängsten: 30
b) für depressive Patienten: 50
c) für körperlich missbrauchte Patienten: 40
d) für narzisstisch gestörte oder Borderline-Patienten: 40
e) für Kollegen in verhaltenstherapeutischer Selbsterfahrung: 40

5. Therapiematerialien

Selbstbeobachtungsliste von ..... bis .....

Bitte täglich ausfüllen	Montag	Dienstag	Mittwoch	Donnerstag	Freitag	Samstag	Sonntag
Stimmung 0 bis 100 morgens mittags abends **Gefühle** mögliche Gründe							
Angenehme Erfahrungen Was habe ich heute gut gemacht? Worüber habe ich mich gefreut?							
Körperlicher Zustand a) Schlaf von bis b) Medikamente c) Alkohol d) Zigaretten e) Kaffee f) Beschwerden							
Aktivitäten Kontakte körperliche Aktivitäten Unternehmungen Hobbys Therapieübungen anderes							
Symptomatik: ... **0 bis 100** a) in welchen Situationen aufgetreten b) in welchen Situationen gebessert							
Eigene Beobachtungen							

Gesundheitsprofil

Hier können Sie Ihr persönliches Gesundheitsprofil erstellen, indem Sie die Gesamtzufriedenheit der einzelnen Bereiche ankreuzen und die Kreuze miteinander verbinden.
(0 = große Unzufriedenheit … 100 = optimale Zufriedenheit)

	0	10	20	30	40	50	60	70	80	90	100
Ernährung											
Körperliche Aktivitäten											
Ent-spannung											
Soziales Interesse											
Wohn-Situation											
Arbeits-Situation											
Gefühls-Umgang											
Lebens-Einstellung											

Bitte schreiben Sie nun Ihre drei wichtigsten Veränderungsziele für die kommenden vier Wochen auf:

1. ………………………………………………

   ………………………………………………

2. ………………………………………………

   ………………………………………………

3. ………………………………………………

   ………………………………………………

Pulskarte

Bitte tragen Sie in diese Pulskarte Ihre jeweiligen Werte nach den einzelnen Aktivitäten ein.

Alter: .... Ruhepuls zu Beginn des Trainings: ....

Woche von ... bis ...	Montag	Dienstag	Mittwoch	Donnerstag	Freitag	Samstag	Sonntag
Ruhepuls Liegen Sitzen Stehen							
3 Minuten **Gymnastik**							
6 Minuten **Laufen auf der Stelle**							
10 Minuten **Fahrradfahren** 10 km/Std. 15 km/Std.							
Ruhepuls im Freien							
5 Minuten **aufwärmen**							
10 Minuten **Indianertrab 50/50**							
20 Minuten **Indianertrab** .../...							
30 Minuten **Indianertrab** .../...							

Körperanalyse

1. Welche Teile Ihres Körpers sind meist beschwerdefrei?

   ....

2. In welchem Teil Ihres Körpers haben Sie am häufigsten Beschwerden?

   ....

3. Auf welche Merkmale Ihres Körpers sind Sie besonders stolz?

   ....

4. Welche Körperteile machen Sie manchmal unzufrieden? (bitte nennen Sie Gründe)

   ....

5. Welche körperlichen Aktivitäten haben Sie in Ihrer Kindheit und Jugendzeit (ca. 6. bis 20. Lebensjahr) ausgeübt?

   ....

6. Welche körperlichen Aktivitäten üben Sie heute aus?

   ....

7. Welche Wichtigkeit hat Ihr Körper für Sie? (bitte in Worten kurz beschreiben)

   ....

8. Wie sehen andere Menschen Ihren Körper?

   ....

9. In welchen Situationen werden Sie sich Ihres Körpers ganz besonders bewusst?

   ....

10. Welche persönlichen Ziele möchten Sie im Bereich »Körperbewusstsein« erreichen?

    ....

    ....

11. Zeichnen Sie bitte einen Türrahmen und skizzieren Sie anschließend Ihren Körper, wie er in diesem Türrahmen steht.

Übungsbogen: Körperliche Aktivitäten

Bitte geben Sie im Folgenden an, welche körperlichen Aktivitäten Sie derzeit regelmäßig oder unregelmäßig ausüben. Tragen Sie jeweils Ihre »Lust« an der Aktivität ein (0 = in keinster Weise lustvoll, 100 = in großem Maße lustvoll) sowie die Häufigkeit und Ihren Vorsatz.

körperliche Aktivität	Lust (0 – 100)	Häufigkeit pro Woche/ Monat/Jahr	Vorsatz
Fahrradfahren			
Hometrainer			
Gartenarbeit			
Gymnastik zu Hause			
Gymnastikkurs			
Aerobic			
Skigymnastik			
Schwimmen			
Walken			
Waldlauf (Traben)			
Joggen (schnelles Tempo)			
Tanzen (zu Hause)			
Tanzen in Gesellschaft			
Bodybuilding			
Kampfsport			
Fitnesstraining zu Hause			
Fitnesstraining im Studio			
Bergwandern			
Klettern			
Skifahren			
Tennis			
Squash			
Tischtennis			
Fußball			
anderer Ballsport:			
Feldenkrais			
andere körperl. Aktivitäten			

6. Information für Patienten: Bewegung

1. Warum Bewegung so wichtig ist

Wir wundern uns, dass wir uns nicht erholt fühlen, wenn wir es uns doch einfach nach der Arbeit nur gut gehen lassen: Vom Arbeitsplatz ins Auto, auf die Couch, Fernsehen, ein Gläschen Wein, Chips …

»Seit ewigen Zeiten ist das Schlaraffenland eine Traumvorstellung des Menschen:

Ein Leben im Überfluss, ohne Mühe, ohne körperliche Anstrengung. Am Boden liegen und sich die gebratenen Tauben in den Mund fliegen lassen. Nur die Reichsten und Mächtigsten konnten sich früher so ein Leben leisten.

Doch in den vergangenen Jahrzehnten ist die Verwirklichung dieses Traums ziemlich näher gerückt, und zwar für jedermann. In einer weitgehend technisierten und automatisierten Welt können die meisten Menschen ihren Alltag mit einem Minimum an körperlicher Anstrengung bewältigen.« (*Hirzel,* 1986, S. 12)

Viele dieser modernen, bequemen Lebensgewohnheiten sind jedoch schädlich und machen uns körperlich und seelisch krank. Wenn Sie gesund bleiben möchten, ist es wichtig, dass Sie sich viel bewegen. Sie können damit gleich mehrere Risiken verringern: Sie können damit Ihren Blutdruck, Ihre Blutfette, Ihr Übergewicht und Ihre Stressanfälligkeit reduzieren.

- **Fordern wir unserem Körper viel ab, wird er leistungsfähiger, schonen wir ihn, wird er anfälliger und schwächer.**

Ihr Körper braucht viel kreislaufwirksame Bewegung, um gesund und leistungsfähig zu bleiben. Er reagiert ganz anders als eine Maschine. Wenn eine Maschine viel bewegt wird, nutzt sie sich schnell ab. Wenn wir unseren Körper viel bewegen, wird er dagegen gesünder und leistungsfähiger.

2. Seelische und körperliche Vorteile des Ausdauertrainings

Die mit Abstand gesündeste Bewegung ist das Laufen. An zweiter Stelle stehen Radfahren, Bergwandern, Skilanglauf, an dritter Stelle Schwimmen.

• **Als Faustregel gilt: Gesund sind solche Aktivitäten, bei denen Sie längere Zeit (20 bis 40 Minuten) intensiv atmen, schwitzen und ihren Puls auf ca. 120–150 Schläge pro Minute, je nach Alter und Ruhepuls, erhöhen.**

Ruhepuls (Schläge pro Min.)	Belastungspuls bis 20. Lebensjahr	Belastungspuls bis 40. Lebensjahr	Belastungspuls bis 60. Lebensjahr
bis 60	140	135	130
bis 80	145	140	135
über 80	150	145	140

Empfohlene Trainingspulsfrequenz beim Ausdauertraining
Bei körperlichen Beschwerden wird eine vorherige ärztliche Konsultation geraten. (*Ritzdorf*, 1994)

»Man kann etwa drei Wochen ohne feste Nahrung, drei Tage ohne Flüssigkeitszufuhr, aber nur drei Minuten ohne Sauerstoff leben. Durch die Atmung werden in den Lungenbläschen die verbrauchte Luft gegen frische Luft und Kohlendioxid gegen Sauerstoff ausgetauscht. Der Blutkreislauf befördert den Sauerstoff dann zum Gehirn, zu den inneren Organen und zur Muskulatur.« (*Ritzdorf*, 1994, S. 12) Die Sauerstoffaufnahme wird durch jede Form der Bewegung gesteigert. Wenn Ihnen aber beim Treppensteigen in den zweiten Stock eines Hauses bereits die Puste ausgeht, zeigt Ihnen das, dass Ihr Körper schon bei der geringsten Anstrengung nicht mehr genügend Sauerstoff erhält. Dies ist sehr ungesund. Der Körper reagiert darauf mit Verschleißerscheinungen.

• **Durch Ausdauertraining werden Herz und Muskeln gekräftigt und stärker mit Sauerstoff versorgt, Kreislauf und Atmung arbeiten ökonomischer.**

»Ein Ausdauerprogramm lohnt sich also für Sie: Sie ermüden nicht mehr so schnell und schützen Ihr Herz- und Kreislaufsystem vor unnötigem Verschleiß. So paradox das klingen mag: regelmäßige Belastung schont Herz und Kreislauf.« (S. 12)
Durch Laufen verbessert sich auch die Stimmung, es erzeugt Ausgeglichenheit und verringert emotionale und geistige Erschöpfung. Die Sauerstoffversorgung des Gehirns verbessert sich. Körperliche Aktivierung verhilft zu einem positiveren Körperbewusstsein.

- **Joggen und andere Ausdauertrainingsarten gelten inzwischen als ein wesentlicher Baustein bei der Behandlung von Depressionen und Angstzuständen.**

In einem amerikanischen Forschungsprojekt zeigte sich, dass das Laufen als Therapie ebenso effektiv war wie Psychotherapie.
Wenn Sie sich für ein Ausdauertraining entscheiden und es regelmäßig durchführen, werden Sie spüren, wie Sie damit Ihre *Selbsthilfekräfte* ankurbeln, das gute Gefühl, etwas zu schaffen, was Sie sich vielleicht nicht zugetraut haben.

3. Konkrete Durchführung Indianertrab, Laufen, Joggen

Sie fangen ganz behutsam an, ohne Verbissenheit, immer so, dass es Spaß macht, mit Blick auf blühende Wiesen, grüne Bäume, blauen Himmel, die Sonne ...
Beim Indianertrab gehen Sie zunächst 50 Meter, traben 50 Meter, gehen wieder 50 Meter usw., so wie früher Indianer große Strecken zurückgelegt haben sollen. Sie beginnen mit zehn Minuten und steigern in den nächsten Wochen die Zeit allmählich, bis Sie ideale 30 Minuten, ca. 3 × wöchentlich, erreicht haben. Dabei wird das Gehen verkürzt und das Laufen allmählich verlängert. Schließlich, nach ca. sechs Wochen Überwindungs- und Einübungszeit, sind Sie bei einem Bewegungsquantum angelangt, das als Schutz gegen Herz-Kreislauf-Krankheiten gilt und ein wichtiger Baustein für Ihre psychotherapeutische Behandlung sein kann (vgl. *Hirzel*, 1986, S. 3).

4. Seelische und körperliche Vorgänge beim Ausdauertraining

- *Ausdauertraining ist eine gute Methode, um die Anfälligkeit gegen Stress zu verringern, denn Sie tun, wozu Sie bei Stress programmiert sind: Sie verbrauchen die bereitgestellte Energie.*
- *Sie gewinnen Abstand zu Ihren Problemen.*
- *Spannung und Entspannung stehen in einem ständigen Wechselspiel.*
- *Durch den Trainingseffekt nimmt die Belastbarkeit zu. Die gesundheitliche Gesamtverfassung verbessert sich.*

- *Der Körper wird attraktiver, überflüssiges Fett wird abgebaut.*
- *Stoffwechselprodukte werden schneller abgebaut.*
- *Adrenalin und Noradrenalin sowie Fettsäuren werden verbraucht.*
- *Die Muskulatur, Gefäße und Organe werden besser durchblutet.*
- *Das Atemvolumen erhöht sich.*
- *Die Herzkraft nimmt zu und die Pulsfrequenz sinkt.*
- *Es werden vermehrt Hormone ausgeschüttet (Endorphine), die zur Verbesserung der allgemeinen Stimmungslage beitragen.*

Statt 5 Minuten Joggen (Puls ca. 130) können Sie auch:

- 10 Minuten schwimmen
- 15 Minuten Rad fahren
- 20 Minuten Bergwandern
- 20 Minuten Tennis spielen
- 30 Minuten Tanzen

Statt 30 Minuten Joggen (Puls ca. 130) können Sie auch:

- 60 Minuten rudern (20 Schläge pro Minute, 2 Riemen)
- 1 Stunde 10 Minuten Handball oder Basketball spielen

Wir wünschen Ihnen bei Ihrem möglichen Entschluss, sich wieder mehr zu bewegen und zusätzlich etwas für Ihre Gesundheit zu tun, viel Spaß.

Quellen und weiterführende Literatur:
Hirzel, G. (1986). Fitness für Jeden.
Bartmann, I. (1991). Laufen und Joggen – zur Bewältigung psychischer Probleme.
Wagner-Link, A. (2005). Verhaltenstraining zur Stressbewältigung.

7. Information für Patienten: Essstörungen

Da wir körperlich kaum auf den Überfluss an Nahrung vorbereitet sind, entwickeln sich in unserer Wohlstandsgesellschaft zunehmend mehr Ess- und Gewichtsprobleme, wie **Übergewicht, Bulimie** und **Anorexie**.
Die Berechnung des Idealgewichts durch die Formel »Körpergröße – 100 = Normalgewicht« wird heute kaum noch verwendet. Diese Formel wird heute in der Regel durch den sog. *»Body-Mass-Index«* (BMI) ersetzt, der sich wie folgt errechnet:

Body-Mass-Index

$$\text{BMI} = \frac{\text{Körpergewicht in Kilogramm}}{(\text{Körpergröße in Meter})^2}$$

BMI 30–45: *deutliches bis starkes Übergewicht*
BMI 25–29: *leichtes bis mäßiges Übergewicht.*
BMI 19–25: *Normalgewicht*
BMI unter 19: *Untergewicht*

Der BMI steigt mit dem Alter an, bei Männern ist er jeweils um einen Punkt höher als bei Frauen.

Die Ursachen für **Übergewicht** liegen entweder in einer genetischen Veranlagung zu einem etwas erhöhten Körpergewicht, in einer vermehrten Anzahl von Fettzellen durch Überfütterung in der Kindheit oder in bewusstem wiederholtem Abnehmen. Diäten haben die Verringerung des Energieverbrauches, eine Veränderung der Stoffwechselvorgänge sowie ein verändertes Essverhalten zur Folge. Nach Beendigung der Diät steigt das Gewicht meist kontinuierlich wieder an, häufig sogar über das Gewicht vor der Diät. Der Körper versucht nämlich, durch besseres Ausnützen der Nahrung und Sparmaßnahmen den Diäten entgegenzuwirken. Dieser Effekt wird auch als *»Jojo-Effekt«* bezeichnet.
Die **Anorexie** ist durch einen absichtlich herbeigeführten oder aufrechterhaltenen Gewichtsverlust charakterisiert. Am häufigsten

sind heranwachsende Mädchen und junge Frauen (seltener auch junge Männer) von der Magersucht betroffen. Trotz ihres Untergewichts fühlen sich Magersüchtige meist noch zu dick (**Störung des Körperschemas**) und wollen ihr Gewicht weiter reduzieren. Dies geschieht durch minimale Nahrungsaufnahme, oft begleitet von Appetitzügler- und Abführmittelmissbrauch sowie übertriebener körperlicher Aktivität. Die Angst vor Gewichtszunahme ist übergroß (*Störung der Körperwahrnehmung* und des *Körperbildes*), die Menstruation bleibt aus. Betroffen sind meist sehr »angepasste« und intelligente Mädchen, die z. B. im Nichtessen die einzige Möglichkeit sehen, sich gegen dominante und überfürsorgliche Eltern aufzulehnen, ihren eigenen Willen und ihre eigene Stärke zu beweisen. Oft wird eine Anorexie auch durch den Diäten-Wettstreit mit Mitschülerinnen ausgelöst oder durch Ablehnung der eigenen weiblichen Formen. Fast 15% der Erkrankten sterben an den Folgen der Magersucht.

Die **Bulimie** ist durch wiederholte Anfälle von Heißhunger (Essattacken) – meist verbunden mit anschließendem selbst herbeigeführtem Erbrechen – und einer übertriebenen Kontrolle des Körpergewichtes (ständiges Wiegen und Messen des Körperumfangs) gekennzeichnet. Durch anschließendes Fasten entsteht sehr bald wieder Heißhunger, der dazu führt, dass erneut riesige Nahrungsmengen vertilgt werden (z. B. während einer Essattacke: 4 Stücke Sahnetorte, sechs Scheiben Brot, dick mit Butter bestrichen, 2 Tafeln Schokolade, drei Wurstsemmeln usw.). Dies alles wird dann aufgrund von schlechtem Gewissen, Ekel vor sich selbst, Druckgefühl im Magen und Angst vor Gewichtszunahme wieder erbrochen. Daraus kann ein Teufelskreis von Heimlichkeiten, illegaler Nahrungsbeschaffung (Klauen) und ein extrem belastender Konflikt zwischen dem angestrebten Schlankheitsideal und dem gierigen Verlangen nach Essen entstehen. Im Gegensatz zur Magersucht ist die Bulimie nicht so augenscheinlich, da in der Regel kein offensichtliches Untergewicht besteht.

Die **Ursachen** sind häufig ein geringes Selbstwertgefühl sowie Unsicherheit im Umgang mit Gefühlen und Problemen. Häufig litten die Betroffenen früher unter einer Anorexie. Wenn die *Ess-Brech-Sucht* zur Gewohnheit geworden ist, dann dienen Ess-

Brech-Anfälle oft zur Verringerung innerer Spannungen oder zum Verschieben oder »Nicht-Spüren« von Problemen.
Die Gedanken kreisen bei allen drei Formen der Essstörungen in unnatürlichem Maße um Essen, Kochen, Gewicht, Waage und Figur. **Depressionen** treten häufig in Begleitung oder als Folge von Essstörungen auf.
In folgenden Bereichen können **körperliche Schädigungen** auftreten: Schilddrüse, Skelettsystem, Haut, Niere, Blase, Magen, Darm, Speiseröhre, Bauchspeicheldrüse, Herz, Kreislauf, Entgleisung des Stoffwechselsystems und des Hormonhaushalts usw.
Im akuten Stadium der *Unterernährung* sind die Schilddrüsenhormone erniedrigt. Da die Schilddrüse die Gesamtleistung des Körpers steuert, führt dies zu einer Herabsetzung vieler Körperfunktionen. Folgende *Symptome* treten bei Essgestörten gehäuft auf: Frieren, Nachlassen der körperlichen und geistigen Leistungsfähigkeit, Antriebsschwäche, Haarausfall, Zahnschäden, Schwindel, Körperbehaarung, Darmträgheit, Durchblutungsstörungen an Händen und Füßen, niedriger Blutdruck, Herzrhythmusstörungen, verlangsamter Puls, Ödeme, Amenorrhoe, erniedrigter Blutzuckerspiegel, Schlafstörungen, Konzentrationsstörungen, Zwänge, Depressionen.
Die **Behandlungsmöglichkeiten** reichen über Einzel- und Gruppentherapie bis zur Einbeziehung von Angehörigen in der Verhaltens- und Familientherapie. Je nach Ausprägung, Gesundheitsgefährdung und Lebensbedrohlichkeit der Essstörung wird eine ambulante Behandlung (ein- bis zweimal wöchentlich), eine teilstationäre (Tagklinik) oder eine stationäre Behandlung (Psychosomatische Klinik) durchgeführt. Im Rahmen einer psychotherapeutischen Behandlung werden neben körper- und gefühlsorientierten Methoden medizinische, ernährungsphysiologische und familientherapeutische Maßnahmen durchgeführt (vgl. auch *Thiel u. Paul*, 2008; *Fichter*, 2009).

8. Patientenbericht: Eigeninitiative – Außentermin der Gruppe

Berichterstatter: Sebastian, 33 Jahre, Arzt – der gelernt hat, zu genießen, seinen Stress abzubauen und weniger Ängste vor Menschen zu haben.

Bei angenehmem Wetter versammelten wir uns alle mit den Fahrrädern am See, um dort die vorbereiteten Übungen gemeinsam durchzuführen. Unsere Aufgabe für diesen Außentermin ohne Therapeutin bestand v. a. darin, das in der Therapie Gelernte umzusetzen und dieses Mal unsere Sinne zu schulen, Körper und Gefühle wahrzunehmen und unseren Mut zu pflegen.
Tina hatte sich etwas zum **Riechen** überlegt. Zuerst lagen wir mit geschlossenen Augen da und versuchten die Gerüche der Umgebung wahrzunehmen. Anders als erwartet gab es da nicht so viel zu erriechen (keine Bratwürste), sondern nur den etwas moosigen Geruch des Wassers und das Gras. Dann hielt Tina uns verschiedene Dinge unter die Nase, die wir teilweise erriechen konnten: einen Tannenzweig, Gänseblümchen und ganz feinen Lavendel.
Philipp hatte sich drei Übungen zum **Fühlen** ausgedacht. Bei geschlossenen Augen ließen wir feinen Kiesel durch unsere Hände gleiten. Dann befühlten wir eine Kamille. Schließlich wurde noch Philipps Rucksack befühlt.
Sarah entführte uns an das Ufer des Sees, um mit uns Übungen für das **Gehör** zu machen. Wir legten uns so bequem wie möglich hin, schlossen die Augen und hörten auf die Geräusche aus der Umgebung. Vögel, entferntes Wasserrauschen, Stimmen, Jogger und so weiter waren zu hören. Danach kam noch ein kleines Wasserspiel: Wir lagen noch immer am Ufer, und Sarah warf in wechselnder Abfolge und Distanz zum Ufer Steine ins Wasser.
Sebastian forderte alle auf, die Umgebung mit den **Augen** bewusst wahrzunehmen und anschließend alles aufzuschreiben, was wir gesehen hatten.
Axel hatte eine Übung für den **Genuss** vorbereitet. Wir setzten uns am Ufer in einen Kreis zusammen. Dort packte er einen Schokoladenpudding und Löffel für uns alle aus. So wie bei der Genussübung mit der Schokolade in der letzten Gruppensitzung führten wir auch diese Übung aus.
Engelbrecht hatte sich etwas Künstlerisches einfallen lassen. Er packte Stifte aus und forderte uns auf, ein Bild über unsere momentanen **Gefühle** zu malen.
Birgit hatte sich eine **Mutübung** ausgedacht. Wir schwangen uns auf die Fahrräder und hatten den Auftrag, ein bisschen herumzufahren, eine Per-

son zu fixieren, bis sie hersieht, und diese dann ganz freundlich zu grüßen.

Babette sorgte für unsere **körperliche Aktivierung.** Sie ließ uns laut summend (wie bei der Übung Körperstimmen) noch ein Stück im Indianertrab um den See joggen.

Jan brachte uns einen neuen **Rhythmus** mit seinen Percussion-Instrumenten bei.

Anschließend radelten wir alle zusammen noch in eine Pizzeria, um unsere Erfahrungen auszutauschen und das Genießen fortzusetzen. Dort machten wir noch einige weitere Mutübungen aus unserem Selbstsicherheitsbogen.

Es war ein sehr bereichernder und entspannender Spätnachmittag. Ich habe gelernt, wieviel »einfache« Übungsmöglichkeiten es gibt, sich wohl zu fühlen und seinen Mut zu pflegen, v. a. dann, wenn wir uns unabhängig davon machen, was die anderen Leute von uns denken. Dies gibt meinem Selbstbewusstsein wieder einen ganz neuen Kick!

III. Übungen zur Angstbewältigung

1. Grundlagen

Das ungute Gefühl, von irgendeiner Gefahr bedroht zu sein, wird gewöhnlich als Angst bezeichnet. Die alltäglichen Furcht- und Angsterfahrungen dienen in der Regel der Anpassung an unsere Umgebung. Sie bereiten uns auf Flucht- oder Kampfreaktionen vor, auf bestimmte Handlungen, um Gefahren abzuwenden. Diese natürliche Angst hilft uns zum Beispiel, vor Prüfungen zu lernen, im Straßenverkehr auf den Verkehr achtzugeben oder Menschen unserer Umgebung rücksichtsvoll zu behandeln usw.

Erscheinungsformen und Ursachen der Angst

Neben dieser natürlichen Angst gibt es jedoch auch eine unangemessene dauerhafte Angst. Menschen, die unter einer krankmachenden Angst leiden, erleben häufig, wie diese sie immer umfangreicher in ihrem alltäglichen Leben einschränken kann.

Laien ist es jedoch nicht immer möglich, ganz klar zwischen natürlichen (rationalen) und übersteigerten (irrationalen) Ängsten zu unterscheiden. »Man kann sich den Übergang wie auf einem Kontinuum vorstellen, dessen Pole die Rationalität und die Irrationalität sind. Wir glauben im Alltag, dass eine Unterscheidung sich leicht treffen lässt. Die Zuordnung erfolgt aufgrund unserer Einschätzung der *Begründetheit* eines Angsterlebnisses oder danach, wie *real* eine Bedrohung ›tatsächlich‹ erscheint. Aber wie geht das vor sich?

Meist tendieren wir dazu, Ängste anderer Menschen, die wir selbst nicht nachvollziehen, nicht ›verstehen‹ können, als irrational zu taxieren. Hingegen erscheinen uns Ängste, die wir selbst haben, überwiegend rational begründbar, und wir sind einer Diskussion darüber nicht sonderlich zugänglich.« (*Butollo,* 2000, S. 46)

Menschen, die z. B. unter einer Krebsangst (Cancerophobie) leiden und sich damit tagtäglich quälen, belächeln Menschen, die Angst vor Hunden (Hundephobie) haben, weil ihnen dies als das

wesentlich kleinere Übel erscheint. Sie denken, »Hunden kann ich ja aus dem Weg gehen, aber der Krebs wird mich automatisch früher oder später unausweichlich einholen«. Der Hundephobiker dagegen denkt, »was macht die sich Sorgen über ungelegte Eier, sie hat keinen Krebs, und was in Zukunft kommt, weiß keiner. Ich aber muss tagtäglich auf meinem Weg zur Arbeit mit meiner Angst vor diesem furchterregenden Köter kämpfen und komme schon am Morgen völlig fertig in meinem Büro an.« Der Krankheitswert von Ängsten orientiert sich an verschiedenen diagnostischen Kriterien, die ich im Folgenden kurz darstellen möchte.
Menschen, die unter Ängsten mit Krankheitswert leiden, verspüren bereits bei minimalen, ungefährlichen Auslösern oder auch »wie aus heiterem Himmel« eine oder mehrere der folgenden heftigen

Körperreaktionen:
- *Atemnot*
- *Benommenheit*
- *Schwindel*
- *Gefühl der Unsicherheit*
- *Herzklopfen*
- *Beschleunigte Herzfrequenz*
- *Zittern*
- *Schwitzen*
- *Erstickungsgefühle*
- *Übelkeit oder Magen-Darmbeschwerden*
- *Taubheit*
- *Hitzewallung oder Kälteschauer*
- *Schmerzen oder Unwohlsein in der Brust*

Diese körperlichen Symptome sind begleitet von folgenden
Angstgedanken:
- *Angst, umzufallen*
- *Angst, zu sterben*
- *Angst, verrückt zu werden*
- *Angst, die Kontrolle zu verlieren*

Im **Gefühlsbereich** sind nach Sulz (1994, S. 80) folgende Gefühle mit Angst verbunden:

- *Anspannung*
- *Nervosität*
- *Verlegenheit*
- *Selbstunsicherheit*
- *Unterlegenheit*
- *Scham*
- *Schuldgefühle*
- *Reue*
- *Sorge*
- *Ekel*

Auf der **Verhaltensebene** ist die häufigste Reaktion: Vermeidung.

Die *Entstehung* von Phobien und Angststörungen wird folgendermaßen erklärt:

- *gesellschaftlich:* durch zahlreiche familiäre und berufliche Belastungen
- *lerntheoretisch:* durch Konditionierungsprozesse
- *behavioristisch-psychologisch:* durch eine angeborene Bereitschaft (preparedness) für bestimmte Phobien (wie z. B. die Schlangenphobie)
- *kognitiv:* durch fehlangepasste, automatische Gedanken (z. B. die anderen werden mich auslachen, was passiert, wenn ich versage, usw.)

Daneben gibt es meist auch Ursachen, die in der persönlichen Lebensgeschichte jedes einzelnen Menschen im Verlauf der Psychotherapie zu suchen und zu finden sind. Dies kann eine ängstliche Mutter als Modell für Angst und mangelnde Angstbewältigung sein, ein angstmachender, prügelnder Vater, Hilflosigkeitserlebnisse in der Schule, im Krankenhaus oder in der Clique, unbewältigte innerseelische Konflikte, Partnerschaftsprobleme, traumatische Erlebnisse, chronische Überforderung, Lebenskrisen usw.

Bei Angststörungen wird unterschieden zwischen Störungen, die durch bestimmte Auslöser aus der Umgebung verursacht werden *(Phobien),* und Angststörungen, bei denen die Angst nicht auf bestimmte Umgebungssituationen begrenzt ist *(Panikstörung* und *generalisierte Angststörung).*

> Angststörungen, deren Auslöser identifiziert werden können, werden auch als ***phobische Störungen (ICD-10, F40)*** bezeichnet.

»In dieser Gruppe von Störungen wird Angst ausschließlich oder überwiegend durch eindeutig definierte, im allgemeinen ungefährliche Situationen oder Objekte – außerhalb des Patienten – hervorgerufen. Diese Situationen oder Objekte werden charakteristischerweise gemieden oder voller Angst ertragen … Befürchtungen des Patienten können sich auf Einzelsymptome wie Herzklopfen oder Schwächegefühle beziehen und treten häufig zusammen mit sekundären Ängsten vor dem Sterben, Kontrollverlust oder dem Gefühl wahnsinnig zu werden, auf. Die Angst wird nicht durch die Erkenntnis gemildert, dass andere Menschen die fragliche Situation nicht als gefährlich oder bedrohlich betrachten. Allein die Vorstellung, dass die phobische Situation eintreten könnte, erzeugt Erwartungsangst.« (**ICD-10**, 2008, S. 168–169)

Der Begriff der phobischen Störung wird als sog. Überbegriff für diejenigen Formen von Angststörungen gebraucht, bei denen ein identifizierbarer Auslöser in der Anamnese exploriert werden kann. Angst bezieht sich also in der Regel auf ein sogenanntes phobisches Objekt, das übergroße und der Situation nicht angemessene Ängste auslöst.

Der Begriff ***Agoraphobie (F40.0)*** *wird in einer sehr weit gefassten Bedeutung verwendet.*
»Er bezieht sich jetzt nicht nur auf Ängste vor offenen Plätzen, sondern z.B. auch auf Menschenmengen oder die Schwierigkeit, sich sofort und leicht an einen sicheren Platz, im Allgemeinen nach Hause, zurückziehen zu können. Der Terminus beschreibt also eine zusammenhängende und sich häufig überschneidende Gruppe von Phobien mit der Angst, das eigene Haus zu verlassen, Geschäfte zu betreten, sich in eine Menschenmenge oder auf öffentliche Plätze zu begeben oder alleine in Zügen, Bussen oder Flugzeugen zu reisen. Auch wenn der Schweregrad der Angst und das Ausmaß des Vermeidungsverhaltens differieren, ist diese Phobie besonders einschränkend. Einige Betroffene sind schließlich völlig an ihr Haus gefesselt.« (S. 169)

Es gibt eine Agoraphobie ohne Panikstörung (F40.00) und eine Agoraphobie mit Panikstörung (F40.01). Daneben kann auch eine

isolierte Panikstörung (F41.0) diagnostiziert werden (siehe auch weiter unten).
Die Patienten, die an einer Agoraphobie leiden, befürchten panisch zu kollabieren und irgendwo in der Öffentlichkeit hilflos liegen zu bleiben. Sie beschäftigen sich meist nur mit der einzigen Lösung, »Fluchtwege« zu suchen.
Die »Angst aus heiterem Himmel« wird in der Regel als Panikstörung diagnostiziert.

> *Wesentliche Kennzeichen der* ***Panikstörung (ICD-10, 2008, F41.0)*** *»sind wiederkehrende schwere Angstattacken (Panik), die sich nicht auf eine spezifische Situation oder besondere Umstände beschränken und deshalb auch nicht vorhersehbar sind. Wie bei anderen Angsterkrankungen variieren die Symptome von Person zu Person, typisch ist aber der plötzliche Beginn mit Herzklopfen, Brustschmerzen, Erstickungsgefühlen, Schwindel und Entfremdungsgefühlen.«* (S. 174)

Diese Panikattacken haben meist eine permanente Furcht vor einer neuen Attacke, *»die Angst vor der Angst«*, zur Folge. Die Furcht zu sterben, die Kontrolle zu verlieren oder wahnsinnig zu werden sowie fluchtartiges Verlassen der Situation, in der die Angst aufgetreten ist, treten begleitend auf. Eine Panikattacke dauert meist nur Minuten, manchmal auch länger.

> *Die* ***generalisierte Angststörung (F41.1)*** *äußert sich als anhaltende sog. frei flottiernde Angst, die nicht auf bestimmte Situationen in der Umgebung beschränkt ist.*
> *»Beschwerden wie ständige Nervosität, Zittern, Muskelspannung, Schwitzen, Benommenheit, Herzklopfen, Schwindelgefühle oder Oberbauchbeschwerden gehören zu diesem Bild. Häufig werden Befürchtungen geäußert, der Patient selbst oder ein Angehöriger könnten demnächst erkranken oder verunglücken sowie eine große Anzahl anderer Sorgen und Vorahnungen.«* (S. 175)

Häufig findet sich diese Störung bei Frauen, oft in Zusammenhang mit chronischer Überforderung oder langandauernden Belastungen. Im Rahmen von Angststörungen treten häufig auch depressive und zwanghafte oder psychosomatische Symptome auf. Falls die vollständigen Kriterien für diese Störungen erfüllt sein sollten, so müssten auch die entsprechenden Störungen diagnostiziert werden, wie z. B.:

eine akute Belastungsreaktion (F43.0)
eine Anpassungsstörung (F43.2)
eine depressive Episode (F32)
eine Zwangsstörung (F42)
eine Somatisierungsstörung (F45.0)
eine hypochondrische Störung (F45.2)

Gemäß ICD-10 sind die meisten phobischen Störungen, mit Ausnahme der sozialen Phobien, bei Frauen häufiger als bei Männern. Das mit nahezu allen Ängsten verbundene sogenannte *Vermeidungsverhalten* ist ein allgemeines Schlüsselsymptom bei Angststörungen. Im Sinne des sich selbst verstärkenden *Teufelskreises der Angst vor der Angst* stellt das Vermeidungsverhalten auch eine Ursache für die Aufrechterhaltung von Angststörungen dar. Je umfangreicher das Vermeidungsverhalten ist, desto stärker sind in der Regel die Ängste.

Schädliche Auswirkungen von Vermeidungsverhalten

1. Übungsmangel führt zu erhöhter allgemeiner Verunsicherung
Eine Frau, die sich kaum noch aus dem Haus traut, verliert im Laufe der Zeit bestimmte notwendige Automatismen, die erforderlich wären, um den Alltag in einem gesunden Verhältnis von Anspannung und Entspannung meistern zu können. Sie hat vielleicht nicht mitbekommen, dass neue Verkehrsschilder aufgestellt oder die Fahrpreise für öffentliche Verkehrsmittel erhöht wurden. Sie ist verwirrt, dass die Fahrgäste in Straßenbahnen nicht mehr vorne einsteigen dürfen oder dass der Tante-Emma-Laden um die Ecke in einen Supermarkt umgewandelt wurde usw. Dies führt zu einer allgemeinen Verunsicherung und einer Erhöhung des allgemeinen Erregungsniveaus. Jeder (viel zu seltene) Gang in die Stadt und die antizipierte Angst vor Neuem und Unbekanntem können aus diesem Grund mit einem erhöhten Kraftaufwand verbunden sein. Alltagssituationen werden nicht mehr automatisch erledigt, sondern der Körper muss sich viel zu häufig auf neue Situationen

einstellen und ist damit sehr viel schneller erschöpft als bei Routinehandlungen.

2. *Vermeidung führt zu sozialen Ängsten*
Durch den häufigen Rückzug in den häuslichen Bereich werden meist auch die sozialen Kontakte eingeschränkt. Die Patienten erfinden Ausreden, plagen sich aber gleichzeitig mit einem schlechten Gewissen und finden oft nur einen Ausweg, um kurzfristig ihre unangenehmen Gefühle loszuwerden. Dieser Fluchtweg besteht häufig in sozialem Rückzug. Auch hier kann schließlich der Übungsmangel zu massiven sozialen Ängsten und im schlimmsten Fall zu einer chronischen sozialen Isolation führen.

3. *Das eigene Leben aus der Hand zu geben, führt zu ungesunden Abhängigkeiten*
Da Angstpatienten viele alltägliche Notwendigkeiten nicht mehr selbst erledigen, brauchen sie Helfer, die mit ihnen oder für sie zum Einkaufen gehen, die sie zum Arzt begleiten, die für sie ans Telefon gehen usw. Daraus entsteht sehr häufig eine krankmachende Abhängigkeit gegenüber dem Partner oder einer anderen Bezugsperson. Diese Abhängigkeit wird für beide zur Belastung. Sie kann Aggressionen, Frustrationen, sexuelle Probleme, Kommunikationsschwierigkeiten und Gefühle von Hilflosigkeit und des Ausgeliefertseins auslösen. Das Vermeidungsverhalten wird damit häufig auch zur Belastung für die Beziehung.
Eine ganz andere Abhängigkeit kann auch aus anfänglich angstreduzierendem, verstärktem Alkoholkonsum entstehen. Zunächst wird nur ein Gläschen zur Lösung innerer Anspannung vor Angstsituationen getrunken, daraus werden dann zwei und drei und mehr, weil das eine Glas nicht mehr ausreichend wirkt, bis schließlich der Alkohol zur Notwendigkeit wird und zu Sucht und Abhängigkeit führen kann.

Vermeidung hilft den Menschen also nur ganz kurzfristig zur Spannungsreduzierung. Langfristig betrachtet kann Vermeidung einen Rattenschwanz an sekundären Problemen nach sich ziehen.
In den Vereinigten Staaten sind Angststörungen die häufigste psychische Störung. Etwa 23 Millionen Menschen, das heißt circa 15 bis 17 Prozent der erwachsenen Bevölkerung, leiden jedes Jahr

unter einer der genannten Angststörungen. »Insgesamt schlagen die Angststörungen als teuerste psychische Störungen jährlich mit 42 Milliarden Dollar (2008) zu Buche und verursachen damit ein Drittel aller Kosten im psychiatrischen Gesundheitswesen. Rund 35 Milliarden Dollar davon sind indirekte Kosten wie Verluste durch Arbeitsausfall, den Rest machen Therapiekosten aus« (*Comer*, 2008, S. 108).

Alle Ängste, wie unangenehm und offensichtlich behindernd sie auch sein mögen, haben auch eine hilfreiche Seite. »Der Entwicklungsprozess zum selbstverantwortlichen Menschen kann damit uneingestanden enorm viel Angst auslösen, der wir uns vielleicht gar nicht stellen wollen. Etwa nach dem Motto: In den Himmel kommen wäre schon eine feine Sache, aber vielleicht findet sich jemand, der mich dorthin trägt. Außerdem, muss ich wirklich schon heute damit anfangen?
Durch die Verklammerung im Netzwerk der Vermeidungsstrategien, durch das Festhalten an unreifen Angstlösungen werden Risiken umgangen, aber auch Chancen zur persönlichen Weiterentwicklung verspielt, und damit wird der Vorgang der Persönlichkeitsentfaltung auf eine kaum merkliche Weise eingefroren.« (*Butollo*, 2000, S. 75)
Nach *Brasch* und *Richberg* (1990, S. 33-34) wird bei den Auslösern für Angst zwischen Stressoren (körperlichen oder seelischen Belastungsfaktoren), die direkt mit Angst verbunden sind, und Stressoren, die zunächst mit Angst nichts zu tun haben, unterschieden. Der Übergang zwischen beiden ist fließend. Zu den spezifischen und nichtspezifischen **Stressoren** gehören:

- *Tod eines nahe stehenden Angehörigen*
- *Trennung vom Partner*
- *Trennung von den Eltern*
- *Trennung von den Kindern*
- *Schwere Krankheit, Unfall oder Operation eines nahen Angehörigen*
- *Geburt eines Kindes*
- *Verlust des Arbeitsplatzes*
- *Finanzielle Probleme*
- *Umzug*

- *Berufliche Veränderung*
- *Streit mit dem Partner*
- *Streit am Arbeitsplatz*
- *Unangenehme Erlebnisse in der Öffentlichkeit und im Straßenverkehr*
- *Miterleben eines Unfalls*
- *Erleben der Hilflosigkeit anderer*
- *Plötzliche Kreislaufschwäche und Unwohlsein*
- *Hyperventilation*
- *Neonlicht und flackernde Leuchtreklame*
- *Schlafentzug*
- *Alkohol- und sonstiger Drogenmissbrauch (insbesondere Kokain, Haschisch und Amphetamine sowie koffeinhaltige Schmerzmittel)*
- *Übermäßiger Kaffee- und Teegenuss*

Bestimmte **organische Erkrankungen** werden manchmal als Angsterkrankung fehldiagnostiziert, wie zum Beispiel:

- *der Mitralklappenprolaps,*
- *Schilddrüsenerkrankungen (Über- oder Unterfunktion),*
- *Erkrankungen der Atmungsorgane, wie zum Beispiel Asthma,*
- *schlecht eingestellter insulinpflichtiger Diabetes,*
- *Alkohol-, Medikamenten- oder Drogenmissbrauch.*

Diese Kurzbeschreibung von Angsterkrankungen und deren mögliche Ursachen machen deutlich, dass vor Beginn einer jeden Psychotherapie bzw. der Anwendung von Übungen eine gründliche psychologische und medizinische Diagnostik, einschließlich Verhaltensanalyse, vorausgehen muss.

2. Quellen und Kurzdarstellung der Übungen

Die folgenden Übungen sollten je nach Schweregrad und Art der diagnostizierten Angsterkrankungen sorgfältig ausgewählt werden. Die Übungen greifen sowohl im Bereich der begleitenden Körperreaktion als auch im Bereich der Gefühle und des Vermeidungsverhaltens ein. Da neben der individuellen Behandlung der *Angstursachen* die wirksamste psychotherapeutische Methode zur Angstbehandlung *die Reizkonfrontation* bzw. *das Expositionstraining* sind, beinhaltet jede der folgenden Übungen auch neben einer mehr oder weniger intensiven Ursachenforschung die Konfrontation und Auseinandersetzung mit den Ängsten.

Die **Angstanalyse** gehört, einschließlich des Arbeitsblattes *Problemanalyse,* inzwischen zu meinem therapeutischen Standardrepertoire in Einzel- und Gruppensitzungen. Sie beschäftigt sich mit der Differenzierung von Angst. Häufig wissen wir nicht, ob das, was die Patienten bei der Anamnese als Angst bezeichnen, auch tatsächlich eine Angststörung ist, oder ob es sich eher um Gefühle und Empfindungen wie Aufregung, Unsicherheit, Ärger oder Überforderung handelt. Die verschiedenen auslösenden Ereignisse wie existentielle Krisen, Belastungsreaktion, Konflikte oder Ähnliches werden hier zunächst analysiert und entsprechenden Gefühlen zugeordnet. Bei dieser Übung, die auf körperlicher Entspannung, gekoppelt mit Angstvorstellungen und einzelnen lösungsorientierten Übungsaufgaben, basiert, können die Teilnehmer Schritt für Schritt, mit Unterstützung des Therapeuten, ihre Ängste und die damit zusammenhängenden Probleme analysieren. Dies geschieht sowohl auf einer körperlich-emotionalen als auch auf einer kognitiven Ebene. Diese Übung benutze ich regelmäßig zur Vorbereitung für ein geplantes Expositionstraining.

Der **Hyperventilationstest** wurde bereits von *Margraf und Schneider* (1989) einschließlich verschiedener Auswertungen und Arbeitsmaterialien ausführlich beschrieben. Bei dieser Übung hyperventilieren die Patienten bewusst zweimal zwei Minuten, um absichtlich Körperreaktionen wie Schwitzen, Zittern, Schwindel, Atemnot usw. zu provozieren. Sie erleben dabei einen unmittelbaren ursächlichen Zusammenhang zwischen beschleunigter Atmung und unangenehmen körperlichen Reaktionen. Daraus können in der Therapie neue kognitive Modelle im Sinne von *kognitiver Umstrukturierung* entwickelt werden. Die Patienten erleben, dass sie durch diese Übung ihre Angst selbst unter Kontrolle bekommen können. Durch regelmäßige häusliche Übung können sie so eine *adäquate Kausal- und Kontroll-Attribution* entwickeln.

Der *Fragebogen zum Hyperventilationstest* kann allgemein für die Analyse der körperlichen Symptome bei Angstanfällen benutzt werden.

Bei der Übung **Heißer Stuhl** wird eine Stressinduktion gegeben. Die Patienten stellen sich gedanklich vor, ihre intimsten Geheimnisse vor der Gruppe preiszugeben, lernen dabei ihre Katastrophengedanken zu identifizieren und Lösungsstrategien zu entwickeln. In ähnlicher Form wird diese Übung bei *Franke und Möller* (1993) sowie bei *Gerber* (1989) et al. vorgestellt. Das Übungsblatt *Katastrophengedanken* ist eine Zusammenstellung der häufigsten Angstgedanken, die ich bei meinen Patienten über viele Jahre hinweg beobachten konnte und gesammelt habe. Ähnliche Zusammenstellungen finden sich auch bei *Margraf und Schneider* (1989) sowie *Brasch und Richberg* (1990).

Das Befürchtete tun ist eine Übung aus dem Bereich der *Paradoxen Intervention.* Diese Übung kann sowohl in den Praxisräumen als auch außerhalb durchgeführt werden. Die Patienten werden angeregt, zunächst gedanklich, dann im Rollenspiel und in der Realität sich mit ihren allerschlimmsten Befürchtungen zu beschäftigen, sie zu riskieren und sie schließlich auszuprobieren. Sie spielen zunächst Angstvorstellungen gedanklich durch und konfrontieren sich dann damit, das Befürchtete tatsächlich in die Realität umzusetzen, wie z. B. ohnmächtig umzufallen, laut zu schreien, unpassend angezogen zu sein, mit einem Fleck auf der Hose in die Stadt zu gehen usw. Ähnliche Übungen werden auch in verschiedenen verhaltenstherapeutischen Trainingsprogrammen zum Aufbau von Selbstsicherheit beschrieben (vgl. *Ullrich und de Muynck*, 2003; *Hinsch und Pfingsten,* 2007; *Wlazlo,* 1995).

Bei der Übung **Ich bin nicht allein, ich habe mich** wird die Aufmerksamkeit weggelenkt vom Blick auf andere, hin zu den eigenen Stärken und Schwächen sowie auf die Vielfalt und Lebenskraft der eigenen Person und darauf, wie wir uns selbst begleiten können. Diese wird durch ein Kissen symbolisiert. Ausgehend vom Zustand des kleinen Kindes (die Analytiker würden dazu Regression sagen), wird schrittweise die Aufmerksamkeit auf die zunehmende Entwicklung von Selbstständigkeit und Eigenständigkeit des allmählich heranwachsenden Menschen geführt. Bei dieser Übung, die ich selbst in ähnlicher Weise bei meiner eigenen Zusatzausbildung in *Hypnotherapie* sehr intensiv erfahren habe, erleben nahezu alle Patienten einen wichtigen Aha-Effekt.

Der **Dialog mit der Angst** lehnt sich an die *Stuhlarbeit aus der Gestalttherapie* und das *Monodrama der Verhaltenstherapie* an. Diese Übung kann in verschiedenen Variationen, mit Stühlen, mit einer schwarzen Decke, einem Angstbild, einer selbstgefertigten Skulptur usw. durchgespielt werden. Dabei identifizieren und distanzieren sich die Patienten abwechselnd von ihrer Angst. Dadurch ist es ihnen eher möglich, einerseits die Angst und ihre Ursachen im geschützten Rahmen genauer kennen zu lernen und zuzulassen, andererseits sich auch mit Bewältigungsmöglichkeiten und Lösungsstrategien zu beschäftigen. Die Übung dient dazu, den Angstkreislauf zu durchbrechen sowie gedankliche Vermeidungsgewohnheiten abzubauen.

3. Übersicht – Angstbewältigung

Übungen und Therapiematerialien

ÜBUNGEN	Schwerpunkt	geeignet für: Einzeltherapie/ Gruppen/Kinder/Weiterbildung E*	G*	K*	W*	Mindest-dauer (Min.)	Schwie-rigkeit
Angstanalyse	Funktionen der Angst	ja	ja	nein	ja	15–80	mittel
Hyper-ventilation	Kausal- und Kon-trollattribution	ja	ja	nein	ja	30	mittel bis schwer
Heißer Stuhl	Stressimpfung	nein	ja	nein	ja	40	schwer
Das Befürchtete tun	Reizkonfrontation	ja	ja	modi-fiziert	ja	20–70	schwer
Ich bin nicht allein, ich habe mich	Selbsthilfekräfte	ja	ja	ja	ja	15	mittel
Dialog mit der Angst	Bewältigungs-strategien	ja	ja	ja	ja	20	mittel bis schwer
THERAPIE-MATERIAL	Schwerpunkt	geeignet für: Einzeltherapie/ Gruppen/Kinder/Weiterbildung E*	G*	K*	W*	Mindest-dauer (Min.)	Schwie-rigkeit
Problem-analyse	Angst-differenzierung	ja	ja	nein	ja	15	mittel
Angst-hierarchie	Systematische Desensibilisierung	ja	ja	ja	ja	15	leicht bis mittel
Angst-bewältigung	Lösungsstrategien	ja	ja	ja	ja	10	mittel
Hyper-ventilation	Kausal- und Kon-trollattribution	modi-fiziert	ja	nein	ja	5	leicht
Katastrophen-gedanken	Ent-katastrophisieren	ja	ja	ja	ja	15	mittel
Information	Hyperventilation	ja	ja	modi-fiziert	ja	10	mittel
Information	Umgang mit Angst	ja	ja	modi-fiziert	ja	20	mittel

* E = Einzeltherapie; G = Gruppentherapie; K = Kindertherapie; W = Weiterbildung

4. Praktische Übungen

Angstanalyse

1. **Psychotherapeutische Ziele**
   a) **Verhaltensbeobachtung**
   - Umgang mit unangenehmen Gefühlen
   - Fähigkeit zur Angstdifferenzierung
   - Selbsthilfefertigkeiten

   b) **Wirkfaktoren**
   - Kohäsion
   - Modelllernen
   - Arbeitshaltung
   - Hoffnung
   - Existentielle Einsicht

   c) **Inhaltliche Ziele**
   - Identifizierung der Funktionen der Angst
   - Angstdifferenzierung
   - Vorbereitung für Expositionstraining
   - Angstbewältigung
   - kognitive Umstrukturierung
   - Habituation
   - Desensibilisierung (unter Verknüpfung von körperlicher Entspannung und kognitiv-emotionaler Beschäftigung mit dem Thema Angst)
   - Aufbau von Veränderungsmotivation

2. **Rahmenbedingungen**
   a) **Material**
   (evtl. Therapiematerial *Gefühlskörper**)
   Therapiematerial *Problemanalyse*
   Farbstifte und Papier

   b) **Raum**
   ca. 25 qm für 8 bis 10 Teilnehmer

   c) **Teilnehmer**
   geeignet für Einzeltherapie
   geeignet für Psychotherapiegruppen: 2 bis 10 Teilnehmer

geeignet für Weiterbildungs- und Selbsterfahrungsgruppen bis max. 16 Teilnehmer

3. Dauer

Jeder einzelne Teil der Instruktion ca. 15 bis 20 Minuten
Gesamtinstruktion mit Übungsaufgaben ca. 60 bis 80 Minuten

4. Ablauf

a) **Partnerwahl**
keine

b) **Anordnung im Raum**
Die Teilnehmer und die Therapeutin sitzen im Kreis auf Stühlen.

c) **Therapeutisches Modell**
keines

d) **Durchführung der Übung**
Die Teilnehmer sitzen in einer entspannten Körperhaltung mit geschlossenen Augen im Kreis, die Therapeutin liest jeweils einen Teil der Instruktion vor und lässt den Teilnehmern dann genügend Zeit, die anschließenden Übungsaufgaben zu bearbeiten. Es sind insgesamt fünf Einheiten, die auch getrennt behandelt oder auf mehrere Sitzungen verteilt werden können. Der Text beschäftigt sich mit den Erscheinungsformen, Hintergründen und Funktionen der Angst. Er befasst sich mit folgenden Bereichen:

1. *Angstanalyse*
2. *Katastrophengedanken*
3. *Die Angst als Warnsignal*
4. *Die Angst als Helfer*
5. *Die Angst als Motor zur Veränderung*

Die identifizierten Funktionen der Angst und die damit verbundenen Gefühle können in einem Bild dargestellt werden. Die Problemanalyse kann sich auf die im Text angedeuteten Probleme oder allgemeine Problemereignisse beziehen.

5. Effekte der Übung

Diese Übung wird von den Teilnehmern häufig als intensive, aber auch entspannende Beschäftigung mit dem Thema Angst erlebt. Durch die Dauer und die Ausführlichkeit entstehen Habituation und Beruhigung. Durch die Bewusstmachung der verschiedenen Funktionen der Angst ist diese Übung häufig der erste Schritt zur Einstellungsänderung im Sinne von *»der Angst begegnen, statt sie zu vermeiden«*. Die Übung kann als Vorbereitung für Übungen zur Reizkonfrontation in vivo benutzt werden. Sie ist auch sehr nützlich zum Aufbau von Veränderungsmotivation.

6. **Mögliche Anschlussübungen**
   - Systematische Desensibilisierung in sensu (mit konkreten Situationen)
   - Expositionstraining in vivo
   - Austausch in der Großgruppe
   - Sammeln von Angst-Bewältigungsmöglichkeiten auf einer Wandtafel
   - Übung *Das Befürchtete tun*
   - Übung *Nonverbales Kennenlernen* (siehe Band *Basisübungen, Kontakt*)
   - Therapiematerial *Katastrophengedanken*
   - Therapiematerial *Angstbewältigung*
   - Therapiematerial *Basisgefühle* (siehe Band *Basisübungen, Gefühle*)

7. **Schwierigkeitsgrad (0 = sehr leicht bis 100 = sehr schwer)**
   a) für Patienten mit sozialen Ängsten: 40
   b) für depressive Patienten: 30
   c) für körperlich missbrauchte Patienten: 40
   d) für narzisstisch gestörte oder Borderline-Patienten: 30
   e) für Kollegen in verhaltenstherapeutischer Selbsterfahrung: 20

Instruktion zur Übung Angstanalyse

Anleitung zum Umgang mit Angst

Setzen Sie sich bitte in möglichst bequemer, aufrechter Körperhaltung auf den Stuhl, die Füße fest auf dem Boden, die Hände auf

den Oberschenkeln. Bringen Sie Ihren Kopf in eine bequeme Haltung, lockern Sie die Schultern, lassen Sie die Bauchdecke weich werden und atmen Sie in Ihrem eigenen Tempo bis in den Bauch hinein.
Wir beschäftigen uns nun gemeinsam mit dem Thema Angst. Hierzu werde ich Ihnen einen ausführlichen Text vorlesen, bei dem Sie sich entspannen und einfach nur zuhören können. Sie müssen dabei nichts weiter tun als das zu hören, was für Sie persönlich wichtig ist. Nach jedem Textabschnitt werde ich eine Pause machen, damit Sie sich mit Ihren Gefühlen, Körperempfindungen und Ihren Lösungsgedanken beschäftigen können.

a) Angstgefühle: Was ist diese Angst?

Es gibt Tage, da finden wir für unsere unangenehmen Gefühle kein anderes Wort als Angst, was bedeutet dieses Gefühl?
Wir spüren ein bestimmtes unangenehmes Gefühl und nennen es Angst, obwohl vielleicht andere Gefühle hinter dieser Angst stehen.

- *Ist es ein Erschrecken, die* ***natürliche Angst****, die uns vor einer drohenden Gefahr warnt und uns alarmbereit macht, wie z. B. das Aufschrecken beim Überqueren der Straße vor einem schnell daherrasenden Auto?*
- *Oder ist es vielleicht nur irgendeine ganz normale Form natürlicher Aufregung, die* ***Angst vor dem Unbekannten****, die wir alle schon in einer neuen oder schwierigen Lebenssituation erlebt haben?*
- *Oder ist es ein schlechtes Gewissen, eine* ***begründete Angst****, weil wir einen Fehler begangen haben, den wir verheimlichen möchten, zu dem wir nicht stehen wollen?*
- *Oder ist es ein Überlastungsgefühl, eine* ***gesunde Angst****, die uns zeigt, dass wir das, was wir von uns fordern, nicht leisten können, dass wir unsere Ansprüche verringern müssen?*
- *Oder ist es eine Hilflosigkeit, eine* ***stellvertretende Angst****, die wir benutzen, um Konflikten und unangenehmen Situationen aus dem Weg zu gehen?*
- *Oder ist es eine Panik mit Katastrophenphantasien, eine* ***selbsterzeugte Angst****, die wir gedanklich durch Verallgemeinerungen,*

Übertreibungen, Unkonkretheit, offene Fragen, Selbstabwertungen und andere Katastrophengedanken erzeugen?

- *Oder ist es ein anderes Gefühl (Furcht, Scham, Unsicherheit, Sorge …)?*

Angst hat viele Facetten und Namen.

Kommen Sie jetzt mit Ihren Gedanken langsam wieder in den Raum zurück, atmen Sie tief durch, strecken Sie sich und nehmen Sie sich ein wenig persönliche Zeit, die folgende Übungsaufgabe zu bearbeiten.

Übungsaufgabe Nr. 1

1) Malen Sie in den vor Ihnen liegenden *Gefühlskörper** die verschiedenen Angstgefühle, die Sie kennen, als farbige Angstpunkte mit unterschiedlichen Farben und beschriften Sie diese, soweit es Ihnen möglich ist.
2) Schreiben Sie Ihre unterschiedlichen Angstformen auf und ordnen Sie diesen die entsprechenden Situationen zu.
3) Füllen Sie das Blatt *Problemanalyse* aus.

b) Katastrophengedanken: Was steht hinter der Angst?

Die häufigsten Befürchtungen haben damit zu tun, dass wir uns manchmal übergroße Sorgen machen, nicht genug geliebt zu werden, verlassen zu werden oder in den Augen anderer Menschen zu versagen. Wenn diese Befürchtungen in uns hochkommen, dann beginnen wir häufig, unsere angstvergrößernden *Katastrophengedanken* anzukurbeln:

die Verallgemeinerungen,
die Übertreibungen,
die Abwertungen,
die unlogischen, nie erlebten negativen Prophezeiungen und
die offenen, unbeantworteten Fragen.

Unser Körper reagiert dann mit Zittern, Schwitzen, Herzrasen, Verspannungen … dies erzeugt noch mehr *Katastrophengedanken* … wir können nicht mehr klar denken … der Kopf ist wie leer, benommen, durcheinander … wir setzen den *Teufelskreis der Angst* in Gang. Selten nehmen wir uns die Zeit, diesen unrealistischen Fragen nachzugehen oder weiterzufragen, wie z. B.:

Was steht hinter meiner Angst?
Wie geht es weiter?
Was passiert im schlimmsten Fall?
Wie kann ich mir im schlimmsten Fall helfen?
Wie wahrscheinlich ist der schlimmste Fall?

- **Die Angst kann uns helfen, die Hintergründe unseres Lebens genauer zu erforschen.**

Kommen Sie jetzt mit Ihren Gedanken langsam wieder in den Raum zurück, atmen Sie tief durch, strecken Sie sich und nehmen Sie sich ein wenig persönliche Zeit, die folgende Übungsaufgabe zu bearbeiten.

Übungsaufgabe Nr. 2

1) Beantworten Sie Ihre offenen Fragen schriftlich.
2) Schreiben Sie Ihre Katastrophengedanken auf und versuchen Sie, diese zu Ende zu denken und ihre Auftretenswahrscheinlichkeit zu überprüfen (evtl. das Therapiematerial *Katastrophengedanken* aushändigen).

c) Die Angst als Warnsignal: Bin ich bei mir – oder habe ich mich selbst verlassen?

Wir beschäftigen uns manchmal nur mit unserem Erscheinungsbild in den Augen anderer, mit den von uns erwarteten Leistungen und nur selten wirklich mit uns selbst.
Wenn wir uns damit beschäftigen, wer uns alles verlassen und nicht lieben könnte, lenkt es uns davon ab zu spüren, dass auch wir uns selbst lieben können und dass es wichtig ist, uns selbst nicht zu verlassen.
Bei jeder Vermeidung oder Flucht (gedanklich oder körperlich) vor einer wichtigen, aber angstmachenden Lebensaufgabe lassen wir uns selbst im Stich und vergrößern dadurch unsere *»Angst vor der Angst«* und die Angst davor, im Leben versagen zu können.
Uns selbst zu lieben und nicht zu verlassen, heißt zunächst, zu sehen, zu spüren, zu akzeptieren und sich darüber zu freuen, dass wir sowohl Talente als auch Schwächen haben.
Alle Teile der Persönlichkeit, die eher unterdurchschnittlich sind, nicht besonders hervorragend, vielleicht eher schwach und un-

fähig, sehnen sich nach unserer Zuwendung und Liebe, nach Pflege, Wertschätzung und manchmal auch nach Trost, so wie auch ein hilfloses Kind das Recht auf Rücksichtnahme, Liebe und Wohlwollen hat.
Aber auch unsere Talente brauchen unsere Pflege und Förderung, die wir ihnen auf unsere persönliche Art und Weise geben können und sie nicht an den Modellen, Erwartungen und Wünschen Außenstehender messen müssen. Auch mit unseren Talenten müssen wir behutsam umgehen, ihre Grenzen akzeptieren, sie immer wieder schonen, damit sie sich regenerieren können, und sie nicht überstrapazieren.

- **Die Angst kann als eine Warnung verstanden werden, mit unseren Schwächen und Talenten sorgsamer umzugehen.**

Kommen Sie jetzt mit Ihren Gedanken langsam wieder in den Raum zurück, atmen Sie tief durch, strecken Sie sich und nehmen Sie sich ein wenig persönliche Zeit, die folgende Übungsaufgabe zu bearbeiten.

Übungsaufgabe Nr. 3

1) Schreiben Sie einige Ihrer Talente auf und beschreiben Sie, wie Sie diese pflegen.
2) Schreiben Sie einige Ihrer Schwächen auf und Ihren momentanen und zukünftigen Umgang mit diesen Schwächen.

d) Die Angst als Helfer: Wie hilft mir meine Angst?

Solange wir ausschließlich auf die Suche nach dieser Wertschätzung, Liebe und Pflege durch Außenstehende gehen, ihre Bestätigung suchen, ihr Glänzen in den Augen und ihre vermuteten Erwartungen an uns, wird uns die Angst daran erinnern, dass dies der *falsche Weg* ist: der Weg weg von mir selbst, der Weg der Selbstverleugnung, der Selbstüberschätzung oder der Selbstüberforderung.
Die Angst, verlassen zu werden, nicht geliebt zu werden, ist ein wichtiges *Signal* für uns, dass wir uns offensichtlich zur Zeit selbst verlassen, irgendetwas von uns fordern, das wir nicht oder nur unter höchster Kraftanstrengung leisten können, dass wir wieder

einmal erfolglos versuchen, unsere weniger begabten Seiten zu beschimpfen und zu bekämpfen, statt sie liebevoll und behutsam zu behandeln und sie auch den anderen Menschen zu zeigen, damit auch diese unsere **Grenzen** kennen lernen können, um ihre Ansprüche an uns und ihre Erwartungen zu verringern.
Für das Gefühl, selbst etwas wert zu sein, eine Lebensberechtigung zu haben, wichtig und nützlich zu sein, dazu glauben wir fälschlicherweise, die Anerkennung und die Zustimmung der anderen zu brauchen. Wenn sie uns diese aber verwehren, fürchten wir eine entsetzliche, wenn auch meist unbestimmte Katastrophe. Es ist die *alte überholte Angst des Kindes,* von seinen Eltern abgelehnt, nicht geliebt, gestraft, körperlich oder seelisch verletzt zu werden.
Aber auch das Gegenteil kann zum Gegenstand der Angst werden, die Befürchtung des Kindes, dass es von seinen Eltern mit Liebe überschüttet wird, dass dabei seine eigenen **Bedürfnisse** ignoriert werden und damit zu wenig Platz zur Entfaltung der eigenen Persönlichkeit bleibt.
Als Erwachsene wiederholen wir immer und immer wieder dieses heute nicht mehr nützliche Szenario,

weil wir es gewöhnt sind,
weil wir nicht im ***Hier und Jetzt*** *als erwachsene Menschen leben,*
weil wir zu bequem sind, etwas Neues auszuprobieren,
weil wir nichts anderes kennen,
weil wir keinen Mut zur Veränderung haben,
weil kindliches Verhalten auch manchmal lustvoll sein kann
weil wir irgendeinen anderen versteckten Gewinn haben.

Unsere **wirkliche Natur**, unsere ureigenen Bedürfnisse kommen in diesem Teufelskreis natürlich zu kurz. Auf diese Weise bleiben wir im Käfig der Kindheit gefangen und können nicht unser selbstbestimmtes erwachsenes Leben, die Vielfalt, die Aufregungen, die Risiken und alle anderen Möglichkeiten leben und erfahren. Diese sind vielleicht nicht ganz so großartig, wie wir und unsere Eltern es gehofft haben, aber sie können uns befreien vom Gefühl des Eingeschlossenseins und der Angst zu leben.

- **Die Angst kann uns helfen, uns aus den Fesseln der Kindheit und von überholten Gewohnheiten zu befreien.**

Kommen Sie jetzt mit Ihren Gedanken langsam wieder in den Raum zurück, atmen Sie tief durch, strecken Sie sich und nehmen Sie sich ein wenig persönliche Zeit, die folgende Übungsaufgabe zu bearbeiten.

Übungsaufgabe Nr. 4

1) Schreiben Sie auf, was es für Sie persönlich bedeuten könnte, »das Leben zu riskieren«.
2) Schreiben Sie Ihre bisherigen Gewohnheiten und die zukünftigen Ziele im Umgang mit Angst auf.

e) Die Angst als Motor: Was ist konkret zu tun?

Eine *Lösung* ist nur dann möglich, wenn wir bereit sind, neue Erfahrungen zu machen, Risiken einzugehen, für Misserfolge einzustehen, uns selbst jeden Tag neu erst einmal so zu nehmen und zu akzeptieren, wie wir eben sind. Damit werden wir fähig sein, unsere vordergründige Angst erst einmal aufzulösen, um unser wirkliches Selbst genauer kennen zu lernen, zu sehen, welche neue Lebensvielfalt, wie viel unbekannte Teile unserer Persönlichkeit, Stärken, Schwächen und Grenzen hinter dieser Angst liegen.
Die meisten Menschen, die bemerken, dass wir Fehler machen, werden in Wirklichkeit erleichtert sein zu sehen, dass da ein Mensch ist wie sie auch, und infolgedessen wird auch eine nähere Beziehung zu den Menschen möglich sein.

- **Die Angst treibt uns vorwärts, unseren Mut zusammenzunehmen, neue Erfahrungen zu riskieren, uns in Bewegung zu setzen, aktiv unser Leben selbst zu gestalten.**

Kommen Sie jetzt mit Ihren Gedanken langsam wieder in den Raum zurück, atmen Sie tief durch, strecken Sie sich, und nehmen Sie sich ein wenig persönliche Zeit, sich Ihre ganz persönlichen Übungsaufgaben für die kommenden Wochen zu notieren.
Wie das Erlernen einer Sprache oder anderer Fertigkeiten können Sie auch **Angstbewältigung** nur durch tägliche regelmäßige Übung erlernen.

- **Therapie geschieht zwischen den Sitzungen.**

Wenden Sie die einzelnen Lösungsschritte geduldig der Reihe nach an, Sie werden jeweils 2 bis 3 Wochen oder länger für einen Übungsschritt benötigen.
Machen Sie jede einzelne Mut-Übung mehrmals so lange, bis sich Ihre Angst deutlich verringert hat auf ein gesundes Maß natürlicher Aufregung in schwierigen Situationen. Dies wird in der Regel mehr als ein Jahr täglicher Übung während Ihrer Therapie beanspruchen.
Hören Sie nie auf zu üben, Neues zu erfahren, zu leben; verlassen Sie sich nicht selbst, bleiben Sie sich treu – auch 10 Jahre nach Therapieende.

Hyperventilation

1. **Psychotherapeutische Ziele**
   a) **Verhaltensbeobachtung:**
   - Umgang mit Angst
   - Umgang mit unangenehmen Körperempfindungen
   - Fähigkeit zur adäquaten Kausal- und Kontrollattribution

   b) **Wirkfaktoren**
   - Arbeitshaltung
   - Modelllernen
   - Universalität des Leidens

   c) **Inhaltliche Ziele:**
   - Aufbau adäquater Kausal- und Kontrollattribution
   - Angstprovokation, physiologisch, emotional, kognitiv
   - Förderung der Körperwahrnehmung
   - Angstabbau durch Reizkonfrontation
   - Förderung der Risikobereitschaft

2. **Rahmenbedingungen**
   a) **Material:**
   Stoppuhr
   Fragebogen zum *Hyperventilationstest*
   Informationsblatt *Hyperventilation*

   b) **Raum:**
   ca. 20 qm für 8 bis 10 Teilnehmer

   c) **Teilnehmer**
   geeignet für Einzeltherapie
   geeignet für Psychotherapiegruppen: 2 bis 10 Teilnehmer
   geeignet für Weiterbildungs- und Selbsterfahrungsgruppen bis max. 16 Teilnehmer

3. **Dauer**
   Instruktion: 5 Minuten
   Hyperventilationstest: 2 × 2 Minuten
   anschließendes Ausfüllen des Fragebogens zur Hyperventilation: 5 Minuten; anschließender Austausch: ca. 5 Minuten – insgesamt ca. 20 Minuten

4. **Ablauf**
   a) **Partnerwahl**
   keine
   b) **Anordnung im Raum**
   Die Teilnehmer sitzen im Kreis auf Stühlen
   c) **Therapeutisches Modell**
   Die Therapeutin führt die Übung zunächst ca. 1/2 Minute selbst vor und bittet die Teilnehmer dann, das Hyperventilieren zu imitieren.
   d) **Durchführung der Übung**
   Die Teilnehmer üben, zweimal zwei Minuten absichtlich zu hyperventilieren und damit ähnliche Körperreaktionen »kontrolliert« zu erzeugen, die sie auch bei Angstzuständen erleben. Danach wird ein Fragebogen zu den erlebten Körperreaktionen ausgefüllt. Die Teilnehmer tauschen sich anschließend mit den übrigen Gruppenmitgliedern aus. Für die therapeutischen Übungsaufgaben zwischen den Sitzungen kann das Informationsblatt zum Thema *Hyperventilation* ausgehändigt werden.

5. **Effekte der Übung**
   Die Patienten erleben sowohl in der Einzel- als auch in der Gruppensitzung eine adäquate **Kausalattribution**, d. h. sie erfahren unmittelbar den Zusammenhang zwischen Hyperventilation und den bekannten physiologischen Angstkomponenten. Darüber hinaus erleben sie eine neue Dimension, **Kontrolle** über physiologische Angstreaktionen wiederzuerlangen und auch Anfang und Ende dieser Reaktionen selbst bestimmen zu können.
   In der Gruppe bewirkt diese Übung ein entlastendes Gemeinschaftsgefühl im Sinne von »Ich bin nicht alleine, wir sitzen alle im gleichen Boot«.
   Zusätzlich bringt diese Übung auch Bewegung in die Gruppe. Sie ist ein wichtiger Erlebnisanker im Bereich der Angstbewältigung und wird von den Teilnehmern im Sinne einer Hilfe zur Selbsthilfe noch lange erinnert.

6. **Mögliche Anschlussübungen**
   - Wiederholung der Übung in Zweiergruppen

- Durchführung des Hyperventilationstests als therapeutische Hausaufgabe
- Entwickeln eigener Übungen zur Förderung von Kausal- und Kontrollattribution (wie z. B. Erzeugen von Drehschwindel usw.)
- Übung *Heißer Stuhl*
- Übung *Tröster* (siehe Band *Basisübungen, Gefühle*)
- Therapiematerial *Katastrophengedanken*
- Therapiematerial *Zufriedenes Dasein* (siehe Band *Basisübungen, Entspannung*)

7. **Schwierigkeitsgrad (0 = sehr leicht bis 100 = sehr schwer)**
   a) für Patienten mit sozialen Ängsten: ca. 50
   für andere Angstpatienten (Agoraphobie): ca. 60
   b) für depressive Patienten: ca. 30
   c) für körperlich missbrauchte Patienten: ca. 50
   d) für narzisstisch gestörte oder Borderline-Patienten: 50
   e) für Kollegen in verhaltenstherapeutischer Selbsterfahrung: 40

Instruktion zur Übung Hyperventilation

»Wir machen nun einen gemeinsamen Test, um Informationen über die *Ursachen und Auswirkungen von Angstanfällen* zu sammeln. Diese Übung löst bei vielen Menschen unangenehme Empfindungen während der Hyperventilation aus, die jedoch nach Beendigung der Übung relativ rasch wieder verschwinden.
Bitte setzen Sie sich nun in aufrechter Sitzhaltung auf Ihren Stuhl und atmen Sie für ca. *zwei Minuten* so tief wie möglich nur in die Brust ein und aus. Legen Sie Ihre rechte Hand auf die Brust und die linke Hand auf Ihren Bauch und atmen Sie so schnell wie ich es Ihnen vormache in die rechte Hand hinein, ca. 60 Atemzüge pro Minute. Stellen Sie sich darauf ein, dass dies zwei unangenehme Minuten Ihres Lebens werden können, die Sie jedoch unbeschadet durchstehen werden. Sollten Sie das dringende Bedürfnis verspüren, die Übung abzubrechen, dann bitte ich Sie, noch mindestens zehn weitere Atemzüge zu machen, bevor Sie sich dann nochmals entscheiden, ob Sie wirklich abbrechen müssen.«
Die Therapeutin atmet immer wieder mit, um das Tempo vorzugeben, bittet die Teilnehmer, schneller und tiefer zu atmen, und

verstärkt mit den Worten »Ja, genau, richtig, so ist es gut« usw. Die Therapeutin sagt jeweils nach einer halben und nach einer Minute die Zeit an, auch mit den ermutigenden Worten: »Jetzt haben Sie es gleich geschafft.«.

Nach zwei Minuten erfolgt folgende *Instruktion*:

»Bitte lehnen Sie sich jetzt zurück und atmen Sie mit geschlossenen Augen in Ihrem eigenen Tempo weiter. Lenken Sie Ihre Aufmerksamkeit auf Ihre Körperreaktionen, um festzustellen, welche Veränderungen Sie nun in Ihrem Körper wahrnehmen.«

Nach weiteren zwei Minuten: »Bitte kreuzen Sie nun auf dem *Fragebogen zum Hyperventilationstest* Ihre erlebte Angst und die wahrgenommenen Körperreaktionen an.«

Die Übung wird dann in gleicher Weise nochmals wiederholt.

Nach dem Ausfüllen des Hyperventilationsfragebogens schreiben die Teilnehmer Situationen auf, in denen sie diese oder ähnliche Körperempfindungen erlebt haben. In Angstgruppen ist es sinnvoll, die Übung mehrmals hintereinander durchzuführen.

Anschließend tauschen sich die Gruppenmitglieder mit ihrem rechten oder linken Sitznachbarn über das Erlebte aus, sammeln gemeinsame Fragen, die dann im Anschluss daran in der Großgruppe nochmals besprochen werden. Nach dieser Fragerunde kann die Übung noch ein weiteres Mal wiederholt werden.

Die Teilnehmer erhalten anschließend die therapeutische Übungsaufgabe, die Hyperventilationsübung täglich zweimal zu Hause einzuüben mit dem Hinweis: »Sie können mit dieser Übung die Erfahrung machen, dass Sie es selbst sind, der körperliche Symptome erzeugen und beenden kann.«

Heißer Stuhl

1. **Psychotherapeutische Ziele**
   a) **Verhaltensbeobachtung**
   - Umgang mit Erregung
   - Katastrophengedanken
   - Frustrationstoleranz

   b) **Wirkfaktoren**
   - Kohäsion
   - Offenheit
   - Modelllernen
   - Rückmeldung
   - Universalität des Leidens

   c) **Inhaltliche Ziele**
   - Stressimpfung
   - Aufbau von Kausal- und Kontrollattribution durch Erregungsprovokation
   - Angstdifferenzierung
   - Förderung der Körperwahrnehmung
   - Identifizierung von Katastrophengedanken
   - Erleben des Zusammenhangs von Gedanken, Gefühlen und Körperreaktionen
   - Aufbau von Angstbewältigungsstrategien
   - Aufbau sozialer Kompetenzen

2. **Rahmenbedingungen**
   a) **Material**
   Therapiematerial *Angstbewältigung*
   Therapiematerial *Katastrophengedanken*
   Wandtafel oder Flipchart

   b) **Raum**
   ca. 30 qm freier Raum für 8 bis 10 Teilnehmer

   c) **Teilnehmer**
   modifiziert geeignet für Einzeltherapie
   geeignet für Psychotherapiegruppen: 6 bis 10 Teilnehmer
   geeignet für Weiterbildungs- und Selbsterfahrungsgruppen bis max. 16 Teilnehmer

3. **Dauer**
   insgesamt ca. 40 Minuten
   Stressinduktion: 5 bis 10 Minuten
   Identifizierung von Katastrophengedanken: 10 bis 15 Minuten
   Partneraustausch: 10 Minuten

4. **Ablauf**
   a) **Partnerwahl**
   beliebig
   b) **Anordnung im Raum**
   Die Teilnehmer sitzen im Kreis auf Stühlen, die Therapeutin außerhalb des Kreises.
   c) **Therapeutisches Modell**
   Die Therapeutin führt die Partnerübung der Großgruppe modellhaft vor.
   d) **Durchführung der Übung**
   Die Teilnehmer rücken ihre Stühle ganz eng aneinander und halten sich mit geschlossenen Augen bei den Händen, um sich emotional, gedanklich und körperlich auf die eigentliche Übung vorzubereiten. Anschließend beschäftigen sich die Teilnehmer mit der Vorstellung, am Ende der Übung in der Mitte des Kreises zu sitzen, sich betrachten zu lassen und über intimste Geheimnisse Auskunft zu geben. Die dabei entstehenden Gefühle und Körperreaktionen werden intensiv erforscht.
   Anschließend werden alleine und danach in einer Partnerübung »Katastrophengedanken« identifiziert und Bewältigungsstrategien ausgetauscht. Erst zum Schluss der gesamten Übung erfolgt die Aufklärung, dass die Übung selbst nicht durchgeführt wird, sondern dass die Vorstellung bereits die eigentliche Übung war. In der Einzeltherapie kann die Vorstellungsübung dem Setting entsprechend modifiziert werden.

5. **Effekte der Übung**
   Die Patienten erfahren bei dieser Übung unmittelbar den Zusammenhang zwischen Gedanken, Gefühlen und Körperreaktionen und erleben eine adäquate Kausalattribution. Die kogni-

tive Angstbewältigung führt durch Einübung langfristig auch zum Aufbau einer adäquaten Kontrollattribution.
Nach der Ankündigung, dass es sich lediglich um eine Stressinduktion bzw. Erregungsprovokation handelt, geht meist eine Woge der Erleichterung durch die Gruppe. Manchmal möchten Teilnehmer die Übung auch real ausführen, das heißt im Sinne von *Das Befürchtete tun*, sich auch in den Mittelpunkt setzen und sich betrachten und befragen lassen. Wenn dies therapeutisch sinnvoll ist, kann dies den Teilnehmern auch ermöglicht werden. Ab und zu kommt es vor, dass Patienten sich »auf den Arm genommen fühlen« oder sogar verärgert sind, was als Bewährungsprobe für die therapeutische Beziehung genutzt werden kann.

6. **Mögliche Anschlussübungen**
   - Die Erregungsprovokation kann durch andere ähnliche Übungen wiederholt werden, wie z. B. *Begrüßungskuss*, *Drängeln*, Schreckreize usw. Die Patienten können daraus eigene Übungen zur Förderung der Kausalattribution entwickeln
   - Tatsächliche Durchführung der Übung »Heißer Stuhl«
   - Übung *Gefühlskreis* (siehe Band *Basisübungen, Gefühle*)
   - Therapiematerial *Katastrophengedanken*
   - Therapiematerial *Erlebnisebenen* (siehe Band *Basisübungen, Kontakt*)

7. **Schwierigkeitsgrad (0 = sehr leicht bis 100 = sehr schwer)**
   a) für Patienten mit sozialen Ängsten: 70
   b) für depressive Patienten: 40
   c) für körperlich missbrauchte Patienten: 80
   d) für narzisstisch gestörte oder Borderline-Patienten: 60
   e) für Kollegen in verhaltenstherapeutischer Selbsterfahrung: 40

Instruktion zur Übung Heißer Stuhl

Die Teilnehmer rücken die Stühle ganz eng aneinander und sitzen mit geschlossenen Augen in der üblichen Besinnungshaltung auf ihrem Stuhl. Wenn alle die Augen geschlossen haben, erfolgt sehr langsam folgende Instruktion:

1. Hände spüren

Fassen Sie sich nun bitte an den Händen und spüren Sie, wie sich Ihre eigenen und die Hände Ihrer Nachbarn anfühlen. Sind sie eher kalt oder warm, eher feucht oder trocken, ruhig oder zittrig, angespannt oder entspannt oder anders?
Welche Gedanken sind mit diesen Körperempfindungen verbunden?
Welche angenehmen oder unangenehmen Gefühle nehmen Sie jetzt in diesem Moment wahr?

2. Stressinduktion »Heißer Stuhl«

Stellen Sie sich nun vor, dass Sie sich im Anschluss an diese Übung mit Ihrem Stuhl in die Mitte des Kreises setzen, auf den sogenannten »Heißen Stuhl«, und sich zunächst von allen anderen Teilnehmern betrachten lassen. Anschließend erzählen Sie uns einige Ihrer intimsten Geheimnisse, und wir stellen Ihnen dazu für die Dauer von zehn Minuten persönliche Fragen. Sie stellen sich vor, dass Sie in jedem Falle zehn Minuten auf dem »Heißen Stuhl« ausharren werden.
Beobachten Sie nun Ihre Gedanken … Körperreaktionen … und Gefühle bei dieser Vorstellung. Legen Sie Ihre rechte Hand auf die Stelle Ihres Körpers, an der Sie das momentan vorherrschende Gefühl am intensivsten spüren, und erforschen Sie dieses Gefühl (erweiterte Instruktion siehe auch Übung *Tröster*, Band *Basisübungen*).
Brechen Sie nun die Vorstellung ab, öffnen Sie die Augen und notieren Sie Ihre Gedanken, Gefühle und Körperreaktionen.

3. Identifizierung von Katastrophengedanken

Vergleichen Sie nun Ihre Gedanken mit dem vor Ihnen liegenden Arbeitsblatt »Katastrophengedanken« und unterstreichen Sie, welche dieser Katastrophengedanken darüber hinaus auf Sie zutreffen. Schreiben Sie nun auf, was Ihnen bei der Übung »heißer Stuhl« im schlimmsten Fall passieren könnte und was Sie in diesem schlimmsten Fall tun werden.

4. Partnerübung

Die Partnerübung wird zunächst von der Therapeutin modellhaft mit einem freiwilligen Teilnehmer vorgeführt. Ein anderer Teilnehmer notiert die Schritte 1 – 5 (s. u.) auf eine Wandtafel, Flipchart o. ä. Die Teilnehmer bearbeiten dann bei der Partnerübung jeweils gegenseitig das Arbeitsblatt *»Angstbewältigung«*.

»Tauschen Sie sich nun mit Ihrem rechten Nachbarn über Ihre Erfahrungen aus. Gehen Sie dabei nach folgendem Schema der kognitiven Angstbewältigung vor:

1. *Was ist jetzt mit mir los? (gedanklich, körperlich, gefühlsmäßig, wie verhalte ich mich)*
2. *Was befürchte ich?*
3. *Was kann mir wirklich im schlimmsten Fall passieren?*
4. *Was werde ich dann in diesem schlimmsten Fall tun?*
5. *Werde ich diesen schlimmsten Fall überleben?«*

Die Therapeutin sammelt bei der Betreuung der Paare die schlimmsten Befürchtungen der Teilnehmer wie z. B.:
»im schlimmsten Fall könnte ich anfangen zu schreien!«
»im schlimmsten Fall lachen mich alle aus!« o. ä.

5. Aufklärung

Zum Schluss der Übung werden die Teilnehmer über den Sinn der Erregungsprovokation bzw. Stressinduktion aufgeklärt:

»Ich möchte Sie nicht länger auf die Folter spannen und Ihnen mitteilen, dass wir diese Übung heute nicht durchführen werden, dass die Vorstellung dieser Übung nur zu Demonstrationszwecken dienen sollte, um Ihnen deutlich zu machen, wie Sie selbst Ihre Gedanken, Ihre Gefühle und Ihre Körperreaktionen allein durch eine aufregende oder angstauslösende Vorstellung beeinflussen, wie Sie Ihre Ängste selbst gedanklich erzeugen können und durch das wiederholte Erleben und Tun des Gefürchteten auch wieder abbauen können. In vielen anderen Situationen Ihres Lebens spielen sich ähnliche Empfindungen auf der emotionalen und körperlichen Ebene in vergleichbarer Weise ab, die ausschließlich durch Gedanken ausgelöst sind und nicht durch reale wirkliche Ereignisse.

Diese sog. Angst- oder Katastrophengedanken beeinflussen auch häufig unser Verhalten, meist in Richtung Flucht oder Vermeidung.«

6. Therapeutische Übungsaufgabe

»Sie haben soeben erlebt, wie Sie allein durch gedankliche Vorstellung Angst, Schrecken, Furcht, Scham, Aufregung oder andere Gefühle erzeugen können – und es ist auch umgekehrt möglich. Durch beruhigende, hilfreiche, lösungsorientierte Gedanken und durch Weiterdenken bis zum schlimmsten Fall kann es Ihnen auch gelingen, sich wieder zu beruhigen, sicherer, gelassener, entspannter zu werden.
Sammeln Sie in der kommenden Woche einige Beispiele dafür, wie Sie mit Ihren Gedanken Ihre Gefühle und Körperreaktionen beeinflussen, und bringen Sie diese zur nächsten Sitzung mit.«

Das Befürchtete tun

1. **Psychotherapeutische Ziele**
   a) **Verhaltensbeobachtung**
      - Katastrophenphantasien
      - Lösungsstrategien
      - Soziale Angst
      - Erregungsniveau

   b) **Wirkfaktoren**
      - Kohäsion
      - Vertrauen
      - Arbeitshaltung
      - Feedback
      - Unterstützung
      - Modelllernen
      - Universalität des Leidens
      - Hoffnung
      - Existentielle Einsicht

   c) **Inhaltliche Ziele**
      - Reizkonfrontation
      - Paradoxe Intervention
      - Habituationstraining
      - Vorbereitung auf ein Expositionstraining in vivo
      - Abbau irrationaler Annahmen bei gleichzeitigem Aufbau realistischer Wahrnehmung und Kognitionen
      - Förderung der Risikobereitschaft
      - Erweiterung des Verhaltensrepertoires

2. **Rahmenbedingungen**
   a) **Material**
      Therapiematerial *Angstbewältigung*
      evtl. Papier und Wachsmalkreiden

   b) **Raum**
      ca. 25 qm freier Raum für 8 bis 10 Gruppenteilnehmer

   c) **Teilnehmer**
      geeignet für Einzeltherapie

geeignet für Psychotherapiegruppen: 2 bis 10 Teilnehmer
geeignet für Weiterbildungs- und Selbsterfahrungsgruppen bis max. 16 Teilnehmer

3. **Dauer**
Besinnungsübung ca. 10 Minuten
Das Befürchtete tun ca. 10 Minuten pro Teilnehmer
Expositionstraining in vivo ca. 45 Minuten

4. **Ablauf**
   a) **Partnerwahl**
   keine
   b) **Anordnung im Raum**
   unterschiedlich, je nach gewählter Thematik
   c) **Therapeutisches Modell**
   Falls die Teilnehmer Unterstützung benötigen, »das Befürchtete zu tun«, kann die Therapeutin das Befürchtete modellhaft demonstrieren (z. B. umfallen, zitternd ein Glas zum Mund führen, Schluchzen usw.).
   d) **Durchführung der Übung**
   Nach einer Besinnungsrunde stellen sich die Teilnehmer ihre größten persönlichen Befürchtungen vor, den schlimmsten Fall und alles was außerdem »hinter der Angst« liegt. Die Befürchtungen werden auf einem Plakat gesammelt und anschließend erhalten die Teilnehmer die Gelegenheit, ihre Befürchtungen sowohl im Therapieraum als auch außerhalb zu erproben und durchzuspielen.

5. **Effekte der Übung**
Diese Übung eignet sich besonders als Vorbereitung für ein Expositionstraining. Die Teilnehmer haben häufig Anlaufschwierigkeiten, das Befürchtete, das sie Tag für Tag kognitiv, emotional und physiologisch antizipieren, auch konkret körperlich und auf der Verhaltensebene auszuführen. Fasst jedoch ein Teilnehmer den Mut, z. B. zu schreien, so ist der Ermutigungseffekt für ihn und die übrigen Teilnehmer groß, das Erlebnis intensiv und nachhaltig. Sehr deutlich ist die Abnahme der Befürchtung nach mehrmaligen Durchgängen. Dies ermuntert in der Regel alle, häufiger persönliche Risiken einzugehen.

Erwähnenswert ist auch, dass durch diese Übung besonders viele Gruppenwirkfaktoren zur Geltung kommen.

6. **Mögliche Anschlussübungen**
   - Erarbeitung von Angstbewältigungsstrategien
   - Selbstsicherheitsübungen
   - Übung *Heißer Stuhl*
   - Übung *Hyperventilation*
   - Übung *Reise zu den Stärken* (siehe Band *Basisübungen, Entspannung*)
   - Therapiematerial *Hier und Jetzt* (siehe Band *Basisübungen, Körperwahrnehmung*)

7. **Schwierigkeitsgrad (0 = sehr leicht bis 100 = sehr schwer)**
   a) für Patienten mit sozialen Ängsten: 80
   b) für depressive Patienten: 60
   c) für körperlich missbrauchte Patienten: 60
   d) für narzisstisch gestörte oder Borderline-Patienten: 40
   e) für Kollegen in verhaltenstherapeutischer Selbsterfahrung: 40

Instruktion zur Übung Das Befürchtete tun

1. Besinnung – Vorbereitung

Setzen Sie sich bitte aufrecht in einer möglichst entspannten Haltung auf den Stuhl, Beine und Arme etwas auseinander, die Fußsohlen fest auf dem Boden. Schließen Sie die Augen und atmen Sie dreimal tief durch … um sich dann wieder Ihrem eigenen Atemrhythmus zu überlassen. Lockern Sie Ihre Kiefermuskeln … lassen Sie Ihre Schultern sinken … Ihren Bauch weich werden … lockern Sie Ihre Rückenmuskulatur … und Ihr Gesäß … entspannen Sie Ihre Arme und Hände … Beine und Füße (es können auch andere Bereiche genannt werden). Entspannen Sie die Muskeln Ihres Körpers, so gut es Ihnen heute möglich ist.

2. Vorstellungsübung

Wir beschäftigen uns heute mit Ihren schlimmsten Befürchtungen, mit den schlimmsten Fällen Ihrer Angstgedanken, mit befürchteten Situationen, die selbst im unwahrscheinlichsten Fall eintreten

könnten. Wir schauen, was hinter Ihrer Angst steht und was Ihre Ängste verursachen könnte.
Beschäftigen Sie sich jetzt bewusst mit Ihren Angstgedanken … den damit verbundenen Gefühlen … und den Körperreaktionen. Stellen Sie sich nun bitte eine für Sie angstauslösende Situation vor, lassen Sie sich hierfür ein wenig persönliche Zeit …
Was könnte Ihnen in dieser oder auch in anderen Situationen im allerschlimmsten Fall passieren? Was sind Ihre schlimmsten Befürchtungen?

3. Befürchtungen sammeln

Wenn Sie nun mit Ihrer Aufmerksamkeit gleich wieder in diesen Raum zurückkommen, dann schreiben Sie bitte Ihre Befürchtungen auf das in der Mitte liegende Plakat.

Beispiele für Befürchtungen
- *ohnmächtig werden*
- *dumm aussehen*
- *andere fragen müssen, was sie über mich denken*
- *verrückt werden*
- *im Mittelpunkt stehen*
- *laut schreien*
- *weinen, schluchzen*
- *Schwächen zeigen*
- *in der Öffentlichkeit ein Glas umstoßen*
- *zittern, schwitzen, erröten*
- *atemlos werden*
- *jemanden anschreien*
- *dumme Fragen stellen*
- *etwas ganz Verrücktes tun (z. B. auf den Tisch springen)*
- *kritisiert werden*
- *ausgelacht werden*
- *stolpern und hinfallen*
- *über ein Thema nicht Bescheid wissen usw.*

4. Das Befürchtete tun

Wählen Sie nun eine der Befürchtungen aus und schätzen Sie das Ausmaß der Befürchtung von 0 bis 100 ein. Machen Sie nun ein

Experiment hier in diesem geschützten Raum. Tun Sie das Befürchtete jetzt (in der Gruppe einer nach dem anderen).
Lassen Sie sich z. B. hier in diesem Raum einfach ohnmächtig umfallen, so wie Sie sich das vorstellen, dass es im schlimmsten Fall passieren könnte – oder schreien Sie so laut, wie Sie es befürchten – oder spielen Sie verrückt – oder fragen Sie drei Gruppenmitglieder, was diese über Sie denken, usw.
(Jeder Einzelne spielt nun der Reihe nach seine schlimmste Befürchtung mindestens dreimal durch, und sucht sich zwei oder drei Beobachter aus, die ihm Rückmeldung für sein Verhalten geben.)

5. Nachfühlen

Richten Sie nun Ihre Aufmerksamkeit auf Ihre Gefühle, Ihre Körperempfindungen und Gedanken. Was empfinden und spüren Sie jetzt? Wie schätzen Sie jetzt Ihre Angst vor dem Befürchteten ein (0 bis 100)?
Holen Sie sich nun Rückmeldung von Ihren Beobachtern.

6. Expositionstraining in vivo – außerhalb

Verschiedene Befürchtungen können anschließend auch draußen, auf der Straße, im Wald, in der Stadt, im Bus, beim Einkaufen usw. durchgespielt werden (z. B. bei der Angst, ohnmächtig zu werden, sich rechtzeitig auf den Bürgersteig zu setzen und dort 5 Minuten sitzen zu bleiben usw.).

Ich bin nicht allein, ich habe mich

1. **Psychotherapeutische Ziele**
   a) **Verhaltensbeobachtung**
      - Angstinhalte
      - Ressourcen
      - Selbsthilfemöglichkeiten

   b) **Wirkfaktoren**
      - Vertrauen
      - Unterstützung
      - Modelllernen
      - Universalität des Leidens
      - Existentielle Einsicht

   c) **Inhaltliche Ziele**
      - Förderung der Selbsthilfekräfte
      - Umgang mit Einsamkeits- und Verlassenheitsgefühlen
      - Aufbau von Angstbewältigungsstrategien
      - Habituation
      - Akzeptanz unangenehmer Gefühle als existentiell notwendiger Teil des Lebens
      - Förderung emotionaler Reifungsprozesse

2. **Rahmenbedingungen**
   a) **Material**
   Die Patienten bringen zu dieser Sitzung ein »besonderes« Kissen (Lieblings-, Erinnerungs- oder Schmusekissen) mit.

   b) **Raum**
   Ein Einzeltherapieraum genügt (für Gruppen entsprechend größer).

   c) **Teilnehmer**
   besonders gut geeignet für Einzeltherapie
   geeignet für Psychotherapiegruppen: 2 bis 8 Teilnehmer geeignet für Selbsterfahrungs- und Weiterbildungsgruppen bis maximal 9 Teilnehmer

3. **Dauer**
   ca. 15 Minuten für einen Teilnehmer

4. Ablauf

a) **Partnerwahl**
keine

b) **Anordnung im Raum**
Die Patienten sitzen auf einem bequemen Stuhl.

c) **Therapeutisches Modell**
Die Therapeutin zeigt modellhaft die verschiedenen Körperhaltungen der einzelnen Übungsschritte, während sie gleichzeitig die Instruktion gibt.

d) **Durchführung der Übung**
Die Teilnehmer machen sich symbolisch, mit Hilfe eines Kissens, bewusst, dass sie nicht alleine auf dieser Welt sind, sondern sich selbst, ihre Talente und Fähigkeiten als Begleiter und Stütze haben. In verschiedenen aufeinander aufbauenden Schritten sprechen sie laut, in tröstendem Ton, mit sich selbst.
Die erwachsene Formulierung wird dabei intensiv eingeübt. Das Kissen kann als symbolischer Begleiter für weitere therapeutische Übungsaufgaben zwischen den Sitzungen genutzt werden.

5. **Effekte der Übung**

Durch die einzelnen Schritte und Altersstufen kann im Verlauf dieser Übung eine gewisse emotionale und kognitive Nachreifung eingeleitet werden. Der Satz »Ich (du) bin (bist) nicht allein. Ich (du) habe mich (dich)« lenkt für viele Patienten das Thema »Einsamkeit und Alleinsein« in eine völlig andere unerwartete Richtung und zieht daher oft wichtige »Aha-Erlebnisse« nach sich: Die Identifikation mit dem Kissen gelingt den meisten Patienten sehr gut. Damit verankern sich die hilfreichen Sätze, und es findet gleichzeitig eine relativ mühelose kognitive Umstrukturierung statt, die bewirkt, dass die Teilnehmer sich auf den Weg machen, das Glück bei sich selbst zu suchen und zu lernen, sich selbst mehr zu beachten und zu lieben – anstelle von Heischen nach Anerkennung durch andere Menschen. Durch die Verfügbarkeit des Kissens zu Hause kann ein guter Transfer auf Alltagssituationen stattfinden.

6. **Mögliche Anschlussübungen**
   - Ergänzung der Übung durch Vorstellung konkreter Situationen, in denen Gefühle der Einsamkeit, des Alleinseins oder Verlassenseins auftreten, einschließlich der Erarbeitung von Lösungsstrategien
   - Aufschreiben der geäußerten tröstenden Sätze
   - Übung *Sieben Säulen*
   - Übung *Reise zu den Stärken* (siehe Band *Basisübungen, Entspannung*)
   - Therapiematerial Ressourcenerforschung
   - Therapiematerial Erfahrung mit unangenehmen Gefühlen (siehe Band *Basisübungen,* Gefühle)

7. **Schwierigkeitsgrad (0 = sehr leicht bis 100 = sehr schwer)**
   a) für Patienten mit sozialen Ängsten: 40
   b) für depressive Patienten: 50
   c) für körperlich missbrauchte Patienten: 50
   d) für narzisstisch gestörte oder Borderline-Patienten: 50
   e) für Kollegen in verhaltenstherapeutischer Selbsterfahrung: 30

Instruktion zur Übung Ich bin nicht allein, ich habe mich

1. Dialog mit dem kleinen Kind

Bitte nehmen Sie zunächst ihr »besonderes« Kissen so liebevoll wie möglich in Ihre beiden Hände, stellen Sie sich dabei vor, dass das Kissen Sie selbst als kleines Kind symbolisiert, und sprechen Sie mit ihm über seine natürlichen und vielleicht auch übersteigerten Ängste vor dem Alleinsein (ca. 2 Minuten).

2. Du bist nicht alleine, du hast ja mich

Nehmen Sie jetzt das Kissen, das Sie selbst als kleines Kind symbolisiert, wie ein kleines Baby auf den Arm, streicheln Sie es mit der anderen Hand. Sprechen Sie nun ruhig, tröstend und liebevoll, in Ihren eigenen Worten, mit der/dem kleinen (Andrea/Hans usw.) über seine Ängste und beginnen Sie dabei jeden Satz mit der Formulierung: »Du bist nicht allein, du hast ja mich« (ca. 3 Minuten).

3. Du bist nicht allein, du hast ja dich

Stellen Sie sich vor, dass Sie nun schon etwas älter geworden sind, dass Ihr Verstand und Ihre Möglichkeiten, das Leben zu meistern, gewachsen sind. Nehmen Sie sich symbolisch als Kissen in beide Arme, drücken Sie es sanft gegen Ihre Brust. Machen Sie sich jetzt alle Stärken, Kräfte, Energien, Talente und Fähigkeiten bewusst, die in Ihnen stecken. Behandeln Sie auch Ihre Schwäche wohlwollend. Sprechen Sie wieder ruhig tröstend und liebevoll mit sich, dem Kissen, und beginnen Sie dabei jeden Satz mit der Formulierung: »Du bist nicht allein, du hast ja dich« (ca. 3 Minuten).

4. Ich bin nicht allein, ich habe mich

Stehen Sie bitte auf, nehmen Sie das Kissen liebevoll in Ihre Arme, legen Sie Ihre rechte Hand sanft streichelnd auf das Kissen und gehen Sie nun langsam im Raum umher. Spüren Sie nun zunächst, ohne zu sprechen, wie das Kissen, das Sie symbolisiert, zu Ihnen gehört, ein Teil von Ihnen ist, ein wichtiger Begleiter, mit verschiedenen Stärken, ganz natürlichen Unzulänglichkeiten und Fähigkeiten. Sprechen Sie, während Sie gehen, ruhig tröstend und liebevoll mit sich, dem Kissen, und beginnen Sie dabei jeden Satz mit der Formulierung: »Ich bin nicht allein, ich habe mich.« (ca. 3 Minuten).

5. Verabschiedung

Sie können nun das Kissen, das Sie symbolisiert, wieder in die Hände nehmen, sich für die Begleitung und Erkenntnisse bedanken und die Stärken hervorheben, die Ihnen Sicherheit geben. Wenn es Ihre anschließende Situation draußen erlauben sollte, können Sie auch noch einige Zeit Ihr Kissen, das Sie symbolisiert, mit sich herumtragen, um sich immer wieder daran zu erinnern, dass Sie selbst Ihr eigener Begleiter sind und die Quelle einer ganzen Menge möglicher Befriedigungen. Und irgendwann einmal werden Sie auf das Kissen verzichten können, weil Sie dann sicher sein werden: »Ich bin nicht allein, ich habe mich«.

Dialog mit der Angst

1. **Psychotherapeutische Ziele**
   a) **Verhaltensbeobachtung**
   - Umgang mit Angst
   - Katastrophengedanken
   - Selbsthilfemöglichkeiten im Umgang mit der Angst

   b) **Wirkfaktoren**
   - Kohäsion
   - Offenheit
   - Arbeitshaltung
   - Modelllernen
   - Katharsis

   c) **Inhaltliche Ziele**
   - Aufbau von Bewältigungsstrategien
   - Angstdifferenzierung
   - Identifizierung von Katastrophengedanken

2. **Rahmenbedingungen**
   a) **Material**
   zwei Stühle,
   schwarze Decke
   eventuell Wandtafel oder Flipchart

   b) **Raum**
   ca. 25 qm freier Raum für 8 bis 10 Gruppenteilnehmer

   c) **Teilnehmer**
   geeignet für Einzeltherapie
   geeignet für Psychotherapiegruppen: 8 bis 10 Teilnehmer
   geeignet für Weiterbildung und Selbsterfahrung bis max. 12 Teilnehmer (da für die Übung eher ein intimer und geschützter Rahmen erforderlich ist)

3. **Dauer**
   ca. 20 Minuten

4. **Ablauf**
   a) **Partnerwahl**
   keine

b) **Anordnung im Raum**
Im Sinne eines Monodramas wechselt der Patient zwischen zwei Stühlen, die sich gegenüberstehen, hin und her. Die übrigen Teilnehmer sitzen im Kreis.
Für den Dialog mit der schwarzen Decke werden die Stühle zur Seite gestellt.

c) **Therapeutisches Modell**
Die Therapeutin kann den Übungsbeginn modellhaft vormachen.

d) **Durchführung der Übung**
Das Ziel der Übung besteht in der Auseinandersetzung und dem hilfreichen Umgang mit Angst- und Katastrophengedanken. Einer der beiden Stühle steht stellvertretend für alle Angstgefühle und Angstgedanken, der andere Stuhl stellvertretend für Bewältigungsstrategien und hilfreiche Gedanken. Wie im Monodrama oder der Stuhlarbeit spricht der Teilnehmer abwechselnd mit einem der beiden Stühle.
Je nachdem, mit welcher Seite sich der Teilnehmer beschäftigt, wechselt er zwischen den beiden Stühlen hin und her. Die Therapeutin und später auch die Gruppenteilnehmer können Unterstützung bei der Suche nach Formulierungen und hilfreichen Bewältigungsstrategien geben.
Folgende Formulierungen können der »hilfreichen Bewältigungsseite« vorgegeben werden:
- *Du bist meine Angst*
- *Du begegnest mir in folgenden Situationen*
- *Deine Bedrohung besteht darin, dass …*
- *Bisher bin ich mit dir folgendermaßen umgegangen*
- *Ich möchte dir heute folgende Fragen stellen*
- *Für die Zukunft möchte ich dir empfehlen usw.*

Im Anschluss oder anstelle dieses Stühle-Dialogs kann auch ein Dialog mit einer schwarzen Decke, die als Symbol für die Angst fungiert, durchgeführt werden. Zwei Teilnehmer halten diese Decke links und rechts ausgebreitet hoch, die übrigen Teilnehmer stehen hinter dieser Decke. Der agierende Teilnehmer gibt den übrigen Instruktionen, auf welche Art und Weise sie seine Angstgedanken, seine Angstgefühle und die begleitenden Körperreaktionen darstellen sollen. Er selbst stellt die hilfreiche Bewältigungsseite dar. Er beginnt wieder mit den o. g. oder ähnlichen Sätzen und reagiert dann jeweils auf die Angstäußerungen der übrigen Teilnehmer.

5. **Effekte der Übung**
   Der Haupteffekt dieser Übung besteht in der Mobilisierung von Selbsthilfestrategien. Die Patienten erleben, dass sie durch die äußere Distanzierung von ihren Angstgefühlen wieder in der Lage sind, eigene Hilfsstrategien zu entwickeln. Gleichzeitig wird durch das Ausdrücken statt Verdrängen die Angst im geschützten Rahmen wiedererlebt und bewältigt. Da jeder Mensch Angstgefühle kennt, fördert diese Übung ganz besonders auch die Gruppenkohäsion im Sinne von »wir sitzen in einem Boot«. Durch die schwarze Decke wird die Übung emotional und visuell noch stärker verankert.

6. **Mögliche Anschlussübungen**
   - Partner-Rückmeldung oder Rückmeldung in der Großgruppe
   - Übung »Gefühlsbesinnung« (vgl. *Görlitz* in *Sulz*, 2000)
   - Übungen zur Angstprovokation, z. B. *Heißer Stuhl*
   - Übung *Tröster* (siehe Band *Basisübungen, Gefühle*)
   - Therapiematerial *Angsthierarchie*
   - Therapiematerial *Angstbewältigung*
   - Therapiematerial *Hier und Jetzt* (siehe Band *Basisübungen, Körperwahrnehmung*)

7. **Schwierigkeitsgrad (0 = sehr leicht bis 100 = sehr schwer)**
   a) für Patienten mit sozialen Ängsten: 60
   b) für depressive Patienten: 60
   c) für körperlich missbrauchte Patienten: 60
   d) für narzisstisch gestörte oder Borderline-Patienten: 60
   e) für Kollegen in verhaltenstherapeutischer Selbsterfahrung: 40

5. Therapiematerialien
Problemanalyse

Bitte schreiben Sie in die Mitte Ihr aktuelles Problem und das damit verbundene Gefühl und in die äußeren Kästchen alle Ereignisse der letzten vier Wochen, die direkt oder indirekt mit Ihrem momentanen Problem zu tun haben könnten, einschließlich der damit verbundenen Gefühle.

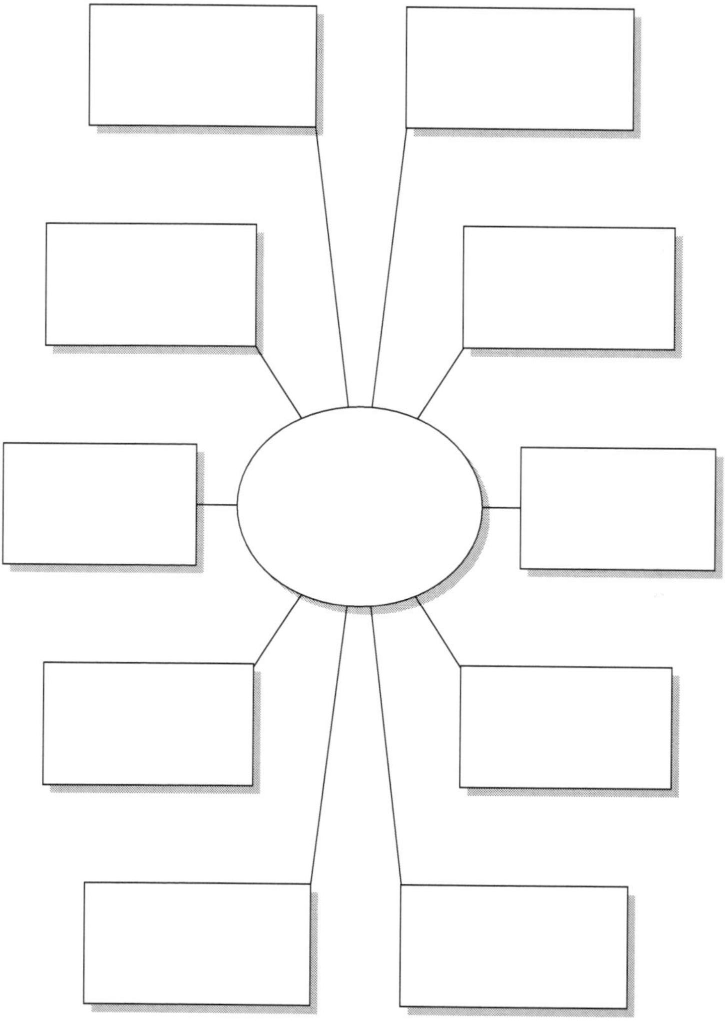

Angsthierarchie

Stellen Sie sich vor, es gäbe eine Art Thermometer, um Angst zu messen. Vergegenwärtigen Sie sich nun bitte diejenigen Situationen, in denen Sie dieses Gefühl bisher in unterschiedlicher Stärke empfunden haben. Ordnen Sie diese Situationen dann, entsprechend ihrem Stärkegrad, in die Abschnitte der Skala ein (5 = sehr schwach / 100 = maximale Ausprägung).

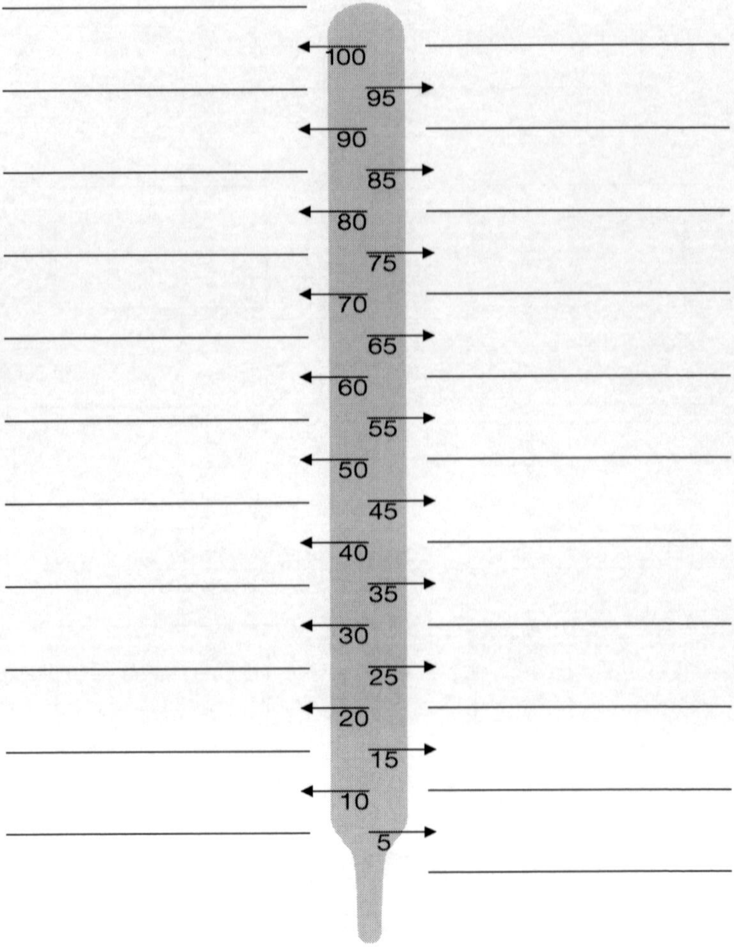

Angstbewältigung

Tragen Sie zunächst Ihre Angstsituation ein und beantworten Sie die folgenden Fragen schriftlich. Dies ist bereits ein erster *Schritt zur gedanklichen und gefühlsmäßigen Bewältigung von Ängsten.*

Situation/Datum:

Was ist jetzt mit mir los?

- ***Körper/Physiologie*** *(welche Veränderungen in meinem Körper nehme ich jetzt wahr, welche angenehmen und unangenehmen Empfindungen spüre ich in meinem Körper?)*

  ....

  ....

- ***Gedanken*** *(welche Gedanken begleiten, verringern oder vergrößern diese Körperempfindungen?)*

  ....

  ....

- ***Gefühle*** *(welche Gefühle lösen diese Körperreaktionen und Gedanken bei mir aus?)*

  ....

  ....

- ***Verhalten*** *(was zeige ich gerade in meinem äußeren Verhalten, wie handle, bewege … ich mich in dieser Situation, was äußere oder vermeide ich?)*

  ....

  ....

- *Grad meiner Angst vorher 0 … 25 … 50 … 75 … 100*
- *Grad meiner Angst in der Situation 0 … 25 … 50 … 75 … 100*
- *Welche anderen Namen (Aufregung, Überforderung, Unsicherheit, Hilflosigkeit, Verwirrung usw.) könnte ich meiner Angst geben?*

 ....

 ....

Was kann mir im schlimmsten Fall passieren?

....

....

Wie werde ich mir in diesem schlimmsten Fall helfen?

....

....

Werde ich den schlimmsten Fall überleben?

....

....

Wie fühle ich mich, nachdem ich die Situation bewältigt habe?

....

....

- ***Lösungsmöglichkeiten (was wäre in Zukunft hilfreich zu tun?)***

 ....

 ....

Fragebogen zum Hyperventilationstest

1. *Wie stark schätzen Sie die Angst ein, die Sie während der Hyperventilation empfunden haben? Bitte tragen Sie einen Wert zwischen 0 (keine Angst) und 100 (die größte vorstellbare Angst) ein: 0 … 100:*
2. *Welche körperlichen Reaktionen haben Sie wahrgenommen (0 bis 100)?*

Schwitzen	*0 .... 100*
Zittern	*0 .... 100*
Kribbeln	*0 .... 100*
Schwächegefühl	*0 .... 100*
Erstickungsgefühl	*0 .... 100*
Juckreiz	*0 .... 100*
Schwindel	*0 .... 100*
Atemnot	*0 .... 100*
Herzrasen	*0 .... 100*
Schmerzen	*0 .... 100*
Übelkeit	*0 .... 100*
Zusammenziehen des Mundes	*0 .... 100*
Zusammenziehen der Hände und Finger	*0 .... 100*
Pelzigkeit	*0 .... 100*
Taubheitsgefühle	*0 .... 100*
Druckgefühl	*0 .... 100*
Engegefühl	*0 .... 100*
Schwarzwerden vor den Augen	*0 .... 100*
weitere Körperreaktionen:	
....	*0 .... 100*

Katastrophengedanken

In schwierigen oder aufregenden Lebenssituationen tauchen häufig automatische Gedanken auf, die uns den hilfreichen Umgang mit diesen Situationen erschweren. Diese meist unlogischen Katastrophengedanken sind durch Verallgemeinerungen (immer, alles, keiner usw.) sowie plötzliches Abreißen der Gedanken ohne Lösungsversuch gekennzeichnet. Sie lassen oft lösbare, alltägliche Lebensprobleme wie eine große Katastrophe erscheinen. Versuchen Sie nun zunächst herauszufinden, welche der folgenden Gedanken für Sie in schwierigen Situationen typisch sind, kreuzen Sie diese an und suchen Sie sich für jeden Ihrer Katastrophengedanken mindestens eine hilfreiche Lösung:

- ☐ um Gottes willen!
- ☐ das kann ich nicht
- ☐ das schaffe ich nicht
- ☐ das ist zu schwierig für mich
- ☐ hoffentlich werde ich nicht rot, schwitze, zittere nicht
- ☐ was denken die anderen
- ☐ keiner mag mich mehr
- ☐ immer geht es mir so
- ☐ es ist eine Katastrophe, ein Wahnsinn, schrecklich, nicht auszuhalten
- ☐ ich bin völlig fertig, gelähmt, untauglich
- ☐ warum nur immer ich
- ☐ allen anderen geht es besser als mir
- ☐ ich bin vernichtet, zerstört, nichts mehr wert
- ☐ keiner darf sehen, dass ich das nicht kann, nicht dazu fähig bin
- ☐ ich muss unbedingt so tun, als ob es mir nichts ausmacht
- ☐ wie sehe ich nur aus
- ☐ alle sehen mir meinen schrecklichen Zustand an
- ☐ ich tauge zu nichts
- ☐ mein Leben ist nicht lebenswert
- ☐ immer ist es das Gleiche mit mir
- ☐ oh je, es passiert gleich etwas ganz Fürchterliches
- ☐ was mache ich jetzt nur
- ☐ keiner hilft mir
- ☐ alle lassen mich völlig allein
- ☐ das Leben ist schrecklich
- ☐ nichts wie weg, raus, abhauen, auf und davon
- ☐ nur vermeiden, dann ist die Angst vorbei
- ☐ eigene Gedanken ....
  ....

6. Information für Patienten: Hyperventilation

Erklärung der körperlichen Vorgänge bei Hyperventilation

Die Atmung spielt bei vielen Angstpatienten eine wichtige Rolle. Hyperventilation ist gleichbedeutend mit *gesteigerter, beschleunigter Atmung* in einem relativen Ruhezustand (im Gegensatz zu erhöhter körperlicher Aktivität).
Die unangenehmen Körperempfindungen bei der Hyperventilation erklären sich durch ein kurzfristig erzeugtes Ungleichgewicht zwischen

- *Sauerstoff*
- *Kohlendioxid*
- *Calcium*

Im relativen Ruhezustand benötigen die Muskeln nicht so viel **Sauerstoff** wie in einem aktiven Zustand. Sie produzieren daher auch weniger Abfall **(Kohlendioxid)**.
Wir atmen in der Regel eben so viel Kohlendioxid aus, wie wir Sauerstoff einatmen. Bei sehr schneller Atmung, ohne entsprechende körperliche Aktivierung, atmen wir zu viel Kohlendioxid (CO_2) ab.

- **Die Kohlendioxid-Konzentration im Blut nimmt bei zu schneller Atmung im Ruhezustand ab.**

Durch das zu viel abgeatmete Kohlendioxid verschwindet **Calcium** als freier Bestandteil des Blutes. Calcium bewirkt, dass die Muskeln geschmeidig sind.

- **Calciummangel kann Verkrampfungen der Muskeln erzeugen.**

Diese Verkrampfungen machen sich zunächst als Kribbeln im Mundbereich bemerkbar, schließlich kann sich der Mund so zusammenziehen, dass ein »Kussmund« entsteht. Das Kribbeln in den Händen kann dazu führen, dass sich die Finger einziehen bis zur sog. »Pfötchenstellung«. Dadurch, dass das Gleichgewicht zwischen Sauerstoff, Kohlendioxid und freiem Calcium gestört ist, treten weitere körperliche Symptome auf, wie Schwitzen, Zittern, Schwindel, Benommenheit, Schwarzwerden vor den Augen, Druck- und Engegefühl usw. Dies sind ganz natürliche körperliche Vorgänge, die zwar als extrem beunruhigend erlebt werden, jedoch *nicht bedrohlich* sind. Durch diese Beunruhigung und die damit einhergehende Angst wird häufig noch tiefer und heftiger geatmet, sodass sich diese Symptome verschlimmern können und Patienten manchmal sogar den Notarzt rufen. Die Ursachen für seelisch bedingte Hyperventilationstetanie können Ängste oder ein körperlich- seelisches Überforderungssyndrom sein.

Möglichkeiten der akuten Selbsthilfe

Um im Blut wieder das nötige Gleichgewicht herzustellen, kann es helfen, wieder bewusst ruhig und **langsam zu atmen**. Dabei hilft es manchmal, langsam bis 100 zu zählen und im Rhythmus der Zahlen zu atmen.

Es kann auch helfen, sich eine **Plastiktüte** vor Mund und Nase zu halten, um das abgeatmete Kohlendioxid wieder einzuatmen, damit der Kohlendioxidgehalt im Blut wieder ansteigt und damit auch der Gehalt des freien Calciums, das die Muskeln wieder geschmeidiger und entspannter macht.

Manche Ärzte spritzen auch **Calcium**, um das Gleichgewicht künstlich herzustellen, oder geben Beruhigungsmittel, welche die angstbedingte, zu schnelle Atmung verlangsamen.

Möglichkeiten langfristiger Hilfe

Sollten in Ihrem Alltag über einen Zeitraum von mehr als 4 Monaten und einer Häufigkeit von mehr als einmal wöchentlich Hyperventilationszustände, verbunden mit Angst- oder Panikzuständen, auftreten, so sollten Sie sich Ihre seelischen Belastungen der vergangenen 12 Monate notieren. Falls Sie zur Verringerung Ihrer Belastungen fachliche Hilfe benötigen sollten, können Sie einen psychologischen oder ärztlichen Psychotherapeuten zu Rate ziehen. *Verhaltenstherapeutische Psychotherapeuten* können Ihnen bei diesen Angst- und Panikzuständen mit einem wissenschaftlich fundierten Therapieprogramm in der Regel innerhalb von 20 bis 40 Therapiesitzungen helfen, diese Zustände selbst wieder in den Griff zu bekommen (vgl. auch *Steurer, J. et al.*, 1995; *Heinrichs*, 2007; *Margraf und Schneider*, 1989, 2008).

7. Information für Patienten: Umgang mit Angst

In der zehnten Fassung der internationalen Diagnoseklassifikation der Weltgesundheitsorganisation (ICD-10) werden neben den sozialen Ängsten (siehe hierzu Kapitel zum Thema *Selbstsicherheit*) zwei Erscheinungsformen weiterer Angststörungen genannt:

1. *»Entweder plötzliche unvorhersehbare Angst- oder Panikattacken mit körperlichen Symptomen wie Herzklopfen, Brustschmerz, Erstickungsgefühlen, Oberbauchbeschwerden, Schwindel, Entfremdungsgefühlen oder die Furcht vor einem Unglück (die Kontrolle zu verlieren oder wahnsinnig zu werden, einen Herzanfall zu erleiden oder plötzlich zu sterben) von meist nur wenigen Minuten Dauer, führt häufig zur Furcht vor einer neuen Attacke und zum Vermeiden von Situationen, in denen solche Attacken aufgetreten sind, oder körperlichen Betätigungen und Aktivitäten, die in der Panik ähnliche Körpersensationen hervorrufen können.*
2. *Oder über Monate anhaltende Anspannung, Besorgnis und Befürchtungen im Bezug auf alltägliche Ereignisse oder Probleme, begleitet von psychischen (Nervosität, Reizbarkeit, Einschlafstörungen, Konzentrationsschwierigkeiten, Schwäche, Schwindel, Entfremdungsgefühlen, Todesangst oder Angst vor Kontrollverlust) und körperlichen (Spannungskopfschmerz, Zittern,*

Angst hat viele Namen

- Die Angst vor Menschen wird als *soziale Angst* bezeichnet
- Die Angst vor engen Räumen nennt man *Klaustrophobie*
- Die Angst ohne erkennbaren Grund (bis zur Todesangst) heißt *Panikattacke*
- Die Angst, alleine aus dem Haus zu gehen bezeichnet, man als *Agoraphobie*
- Die Angst vor Schlangen als *Schlangenphobie*
- Die allgemeine Angst vor Tieren als *Tierphobie*
- Weitere Ängste werden als *Höhenphobie*, *Zahnarztphobie* usw. bezeichnet.

Schwitzen, Herzklopfen oder Herzrasen, Mundtrockenheit, Oberbauchbeschwerden, Muskelverspannung) Beschwerden« (Müßigbrodt et al., 1996, S. 71)

Der Teufelskreis der Angst

Durch negative Gedanken (»um Gottes willen, das schaffe ich nicht« usw.) oder durch die Wahrnehmung körperlicher Veränderungen (beschleunigter Herzschlag, Schweißausbruch usw.), die fälschlicherweise als Gefahrensignale bewertet werden, kann ein Teufelskreis der Angst in Gang gesetzt werden.

Der ***vorrangige Auslöser*** für diese Angstzustände kann sowohl

- *ein* ***Gedanke*** *(»oh Gott, das schaffe ich nicht«)*
- *eine* ***Körperempfindung*** *(Atemnot),*
- *ein unbestimmtes unangenehmes* ***Gefühl***
- *ein bestimmtes* ***Verhalten*** *(angestrengtes Arbeiten)*

sein. Auch durch falsche Zuordnung von Gedanken, Körperreaktionen und Gefühlen sowie durch angstauslösende Bewertungen von Verhaltensweisen kann Angst entstehen. Durch die vielfältigen Wechselwirkungen von Gedanken, Gefühlen, Körperreaktionen und Verhalten kann ein Teufelskreis der Angst in Gang gesetzt werden, der wiederum zur sog. *»Angst vor der Angst«* (auch Erwartungsangst genannt) führen kann.

Typischerweise beginnt ein Panikanfall mit einer physiologischen (z. B. Herzklopfen, Schwitzen, Schwindel) oder psychischen (z. B. Gedankenrasen, Konzentrationsprobleme) Veränderung, die Folge sehr unterschiedlicher Ursachen sein können (z. B. Erregung, körperliche Anstrengung, Koffeineinnahme etc.). Die Veränderungen müssen von der betreffenden Person wahrgenommen und mit Gefahr assoziiert werden. Auf die wahrgenommene Bedrohung wird mit Angst bzw. mit Panik reagiert, die zu weiteren physiologischen Veränderungen, körperlichen und/oder kognitiven Symptomen führt. Werden diese Symptome wiederum wahrgenommen und mit Gefahr assoziiert, kommt es zu einer Steigerung der Angst. Dieser Rückkoppelungsprozess, der in der Regel sehr schnell abläuft, kann mehrmals durchlaufen werden. Die Anfallsdauer liegt bei knapp 30 Minuten (vgl. auch *Margraf* und *Schneider*, 2008, S. 516–530).

Beispiel für den Teufelskreis der Angst

Der Journalist erfährt, dass sein Kollege mit einem Herzinfarkt auf der Intensivstation liegt. Er entwickelt negative, angstauslösende Gedanken, die sich auf seinen eigenen gesundheitlichen Zustand beziehen, und denkt daran, dass ihm das Gleiche auch passieren könnte. Durch diese Gedanken beschleunigen sich sein Herzschlag und die Atmung. Dies löst wiederum Angstgedanken aus »hoffentlich passiert mir jetzt nichts«. Durch diese Angstgedanken werden im Körper bestimmte Stoffwechselvorgänge verändert (z. B. wird vermehrt Adrenalin und Kortison ausgeschüttet), was die körperlichen Symptome verstärkt. Die Gedanken drehen sich im Kreis, die Angst wird größer, sie kann sich steigern bis zur Angst, ohnmächtig umzufallen oder zu sterben. Der herbeigerufene Notarzt kann keine körperlichen Ursachen feststellen, jedoch beruhigt schon alleine durch sein Kommen.
Die Verlegenheits-Diagnose des Notarztes lautet in vielen solcher Fälle »psychogene Angst oder vegetative Dystonie«.

Ursachen von Angststörungen

Die Hintergründe, Entstehungsbedingungen und Ursachen von Ängsten können vielfältig sein, jede *Lebensgeschichte* verläuft anders, jeder Behandlungsplan muss auf die persönliche Situation des Patienten zugeschnitten sein. Selten gibt es die eine Ursache, die des Rätsels Lösung ist. Meist wirken Faktoren aus der Kindheit, eine gewisse persönliche Angstbereitschaft, körperliche Bedingungen und aktuelle Auslöser in der heutigen Lebenssituation zusammen. Dies alles muss exploriert und vom Therapeuten berücksichtigt werden, um für jeden einzelnen Patienten einen maßgeschneiderten *persönlichen Behandlungsplan* aufstellen zu können.

- **Angstzustände haben nur in den seltensten Fällen eine einzige Ursache.**

Viele Patienten sind bereits in ihrer *Kindheit* zahlreichen Ängsten begegnet. Ängstliche, schreiende, prügelnde, alkoholkranke Eltern, angstmachende Erlebnisse, Situationen, die intensive Gefühle von Bedrohung, Hilflosigkeit oder Ausweglosigkeit über einen längeren Zeitraum hinweg ausgelöst haben, Missbrauchserlebnisse, Zustände von Einsamkeit und Verlassensein, mangelnde Konfliktbewältigungsstrategien usw. können lebensgeschichtlich bedingte Ursachen der heutigen Ängste sein. Auch ein allgemein erhöhtes Erregungsniveau und verschiedene andere körperliche Bedingungen kommen als mitverursachend für Ängste in Frage. Ungelöste Konflikte, unglückliche Beziehungen, körperliche Schwächezustände, Konditionsmangel, ständige Überforderung usw. können auch im Erwachsenenalter Angstzustände auslösen.

- **Das Verstehen der Ursachen und die Einsicht in die Zusammenhänge ist zwar ein wichtiger Bestandteil der Psychotherapie, genügt aber nicht, um Ängste wirksam zu behandeln.**

Eine weitere Ursache und Auswirkung von Angststörungen besteht in der Überschätzung der Wahrscheinlichkeit möglicher Gefahren. Dabei kann es hilfreich sein, sich folgende Wahrscheinlichkeiten vor Augen zu führen:

Wahrscheinlichkeit einiger Gefahren

- Steuerprüfung in diesem Jahr: 1 zu 100
- Vom Blitz getroffen zu werden: 1 zu 84100
- Bei der nächsten Busfahrt umzukommen: 1 zu 500 Millionen
- Schwangerschaft trotz Kondom: 1 zu 10
- Krebsdiagnose in diesem Jahr: 1 zu 8000
- Als Pianist Kreuzschmerzen zu bekommen: 1 zu 3

Vielleicht helfen Ihnen diese Zahlen (aus *Comer,* 2008, S. 114), die Wahrscheinlichkeiten für Ihre persönlichen Ängste einzuschätzen.

Stressauslöser

Überbelastung und ungesunder Stress sind der Nährboden für das Auftreten von Ängsten. Je höher die Grundbelastung, desto geringere Anlässe sind nötig, um Ängste auszulösen.

Folgende Belastungen können das Grund-Erregungsniveau erhöhen:

- *Arbeiten ohne Entspannungspausen oder Wochenenden*
- *Häufiges Ja-Sagen, obwohl Sie Nein meinen*
- *Unter Zeitdruck zur Arbeit, Schule etc. fahren*
- *Mangelnde körperliche Aktivität*
- *Langes Arbeiten am Computer, bis die Augen brennen*
- *Entscheidungen vor sich her schieben*
- *Familiäre Streitigkeiten*
- *Unerledigte Arbeitsberge*
- *Finanzielle Sorgen*
- *Häufige Aufregungen*
- *Termindruck*
- *Ideenfülle*
- *Familiäre Sorgen*
- *Schlafmangel*
- *Arbeitsüberlastung*
- *Perfektionsdrang*

Falsche Helfer

Im Umkreis der Angstpatienten leben häufig Helfer und Unterstützer, die in guter Absicht den Patienten helfen wollen, angstauslösende Situationen zu vermeiden.

- *Der Ehemann erledigt für seine Frau das Telefonieren, die Behördengänge usw.*
- *Die Ehefrau sagt für ihren Mann unangenehme gesellschaftliche Verabredungen ab, verleugnet ihn am Telefon usw.*
- *Der heranwachsende Sohn begleitet die rüstige Mutter zu jedem Einkauf, Arztbesuch usw.*
- *Der Vater erfindet Ausreden, um seine Tochter vor einer angstbesetzten Schulaufgabe beim Lehrer zu entschuldigen, schreibt ihr Referat usw.*

So gut gemeint diese Formen der Unterstützung sind, so fatal sind häufig ihre Auswirkungen. Die Angstpatienten selbst vermeiden zunehmend mehr angstauslösende Situationen und üben sich dadurch nicht mehr in lebensnotwendigen sozialen Fertigkeiten. Fatal wirkt sich dabei ein natürlicher Mechanismus aus, der darin besteht, dass diese Menschen durch Vermeidung angstauslösender Situationen eine Spannungsverminderung erleben. Dadurch glauben sie fälschlicherweise, dass ihre »innere Stimme« sie vor diesen Situationen warnen würde. Sie vermeiden schließlich immer zahlreichere Situationen und igeln sich manchmal völlig zu Hause ein. Paradoxerweise besteht die Hilfe für einen Angstpatienten darin, die Unterstützung durch Angehörige und Freunde in Angstsituationen abzubauen, ebenso das Vermeidungsverhalten.

- **Nur durch selbstständiges, nichtvermeidendes Verhalten können Angstpatienten lernen, ihr Leben wieder selbst in die Hand zu nehmen.**

Wenn die Betroffenen sich nicht mit ihrer Angst konfrontieren und angstauslösende Situationen gewöhnlich vermeiden, erreichen sie von sich aus nie den Punkt, an dem die Angst ohnehin von alleine abfällt. Die Befürchtung, dass Angstzustände nicht mehr enden könnten, dehnt sich durch regelmäßiges Vermeiden systematisch aus.

- **Jede Angstkurve hat einen typischen Verlauf, die Angst steigt rasch an und fällt langsam ab.**

Aus diesem Grund besteht die wirksamste Möglichkeit der Angstbehandlung darin, Vermeidungsverhalten abzubauen, die Angst zu konfrontieren, sich mit ihr auseinander zu setzen und sie zu durchleben. Wenn Sie dies üben, so werden Sie die Erfahrung machen, dass Sie dann, wenn Sie sich lange genug in die Angst hineinbegeben, das automatische Abnehmen der Angst *(Habituation)* erleben können. Damit entwickeln Sie notwendige *Kontrollattributionsfähigkeiten*, das heißt das Gefühl, Ängste und damit auch Ihr Leben wieder selbst unter Kontrolle und im Griff zu haben. Dieser Mechanismus ist auf nahezu alle Ängste übertragbar. Je nach Angstinhalt sind dabei noch zusätzliche Angstbewältigungsstrategien erforderlich, zum Beispiel bei sozialen Ängsten bestimmte Konfliktbewältigungs- und Durchsetzungsstrategien, Kommunikationsfertigkeiten usw.

- **In der verhaltenstherapeutischen Psychotherapie gibt es sehr wirksame Methoden zur Behandlung von Ängsten.**

Wichtige Leitsätze zum Umgang mit Angst

1. *Auch bei Angstpatienten besteht kein größeres Risiko, dass eine der befürchteten Katastrophen eintreten könnte, als bei jedem anderen Menschen.*
2. *Unangenehme Gefühle gehören zum Gefühlsbereich eines jeden Menschen. Verschwenden Sie daher keine sinnlosen Energien für Angstunterdrückungsversuche, die niemals dauerhaft gelingen können.*
3. *Die Überwindung von Angst gelingt dann am besten, wenn Sie bereit sind, unangenehme Gefühle zuzulassen, in der Situation zu bleiben ohne aufzugeben, so lange, bis die Angst abnimmt.*
4. *Wenn Sie üben, Angstsituationen durchzustehen, dann helfen Ihnen z. B. folgende inneren Einstellungen und Sätze:*
   - *Ich erlaube mir meine Angst*
   - *Ich werde es schaffen, diese Situation durchzustehen*
   - *Die körperlichen Symptome werden ganz sicher wieder abklingen und*
   - *Ich werde mich hinterher erleichtert und stärker fühlen.*
5. *Die körperlichen Begleiterscheinungen in Angstsituationen sind zwar sehr unangenehm, aber weder schädlich noch gefährlich. Ihr Übungsziel besteht darin, mit der Angst umgehen zu lernen und nicht darin, sie zu vermeiden.*
6. *Lernen Sie Ihre persönliche Belastungsgrenze kennen und versuchen Sie diese nicht zu überschreiten, da körperlich-seelische Überbelastung häufig der Nährboden für Angststörungen ist.*
   (vgl. auch Mathews et al., 1994, Platzangst)

8. Patientenbericht: Die Angst vor dem Sterben

Heute kam ich bereits sehr aufgewühlt und aufgeregt in die Sitzung. Ich hatte mir vorgenommen, mich endlich mit meinem größten Angstthema »Tod und Sterben« auseinander zu setzen. Seit mein Sohn tödlich verunglückt ist, leide ich unter einer »Herzphobie«, unter der ständigen Angst, mein Herz könnte plötzlich stehen bleiben. Zahlreiche Notarztbesuche, Krankenhausaufenthalte, EKGs in den vergangenen Jahren ergaben keinen organischen Befund. Jetzt endlich glaube ich den Ärzten, dass meine Herzbeschwerden, meine Herzschmerzen, mein Herzrasen, mein Herzstolpern, meine Angst- und Panikzustände doch wohl seelisch bedingt sein müssen. Seit vier Jahren lebe ich in der ständigen Angst vor dem Tod und vor dem Sterben, ganz innen in mir drin. Ich wage es nicht mehr, Zeitung oder Illustrierte zu lesen, sehe mir keine Nachrichten oder Problemfilme mehr an, versuche allen Schreckensmeldungen aus dem Weg zu gehen und reagiere hysterisch, wenn dies nicht gelingt. Allein das Aufschreiben dieser Worte lässt mein Herz schneller schlagen. Ich habe es bisher vermieden, mich mit den Hintergründen meiner Angst und meines Schmerzes auseinander zu setzen, aber mir bleibt wohl keine andere Wahl als dieser Angst zu begegnen, sie kennen zu lernen und sie zu konfrontieren. Meine Therapeutin macht mit mir die

Übung Angstanalyse

und ich kann erkennen, dass meine Angst verschiedene Anteile hat. Sie besteht aus Katastrophenphantasien, sie ist die Angst vor dem Unbekannten meines zukünftigen Lebens und sie steht stellvertretend für meinen Schmerz um mein geliebtes Kind, den ich immer versucht hatte zu verbergen und zu verdrängen.

Ich kauere mich auf meiner Decke am Boden wie ein Jammerknäuel zusammen, weine, schluchze. Der runtergeschluckte Schmerz der vergangenen Jahre bricht aus mir heraus – der Schmerz um meinen Sohn und der Schmerz um mein eigenes nicht gelebtes Leben. Durch die

Übung Lebensspuren

der vergangenen Sitzung habe ich mich mit der Endlichkeit des Lebens bewusst auseinander gesetzt. Ich konnte zum ersten Mal sehen, dass mein Sohn 16 Jahre lang ein schönes erfülltes Leben hatte und ich ihm alles gegeben hatte, was mir möglich war. – Aber wie steht es mit meinem

Leben? Ist mein Leben erfüllt? Lebe ich es überhaupt noch, oder sind alle meine Gedanken und Energien bei meiner Angst?

Ich stelle die Angst körperlich dar

Ich zittere, schwitze, weine lautstark, tauche ein in die Angst vor dem Sterben und die Angst vor dem Leben – und spüre plötzlich dahinter sehr heftig die große Liebe zu meinem Sohn. Sie ist noch ebenso lebendig wie damals. Sie gehört mir, keiner kann sie mir nehmen – und ich weiß, er würde sich wünschen, dass ich wieder beginne zu leben. Schmerz und Tränen, ein Hoffnungsschimmer und Erleichterung mischen sich und dauern noch lange über die Sitzung hinaus an. Aber ich habe einen Entschluss gefasst, ich will mein Leben leben, meine Seele, mein Herz nicht mehr von dieser Angst auffressen lassen. Ich will in kleinen Schritten im Alltag üben, dieser Angst nicht mehr davonzulaufen, sondern ihr zu begegnen, sie zu konfrontieren, einzutauchen in das Leben mit all seinen natürlichen Ängsten.
(Monika, 46 Jahre, Depressionen und Herzphobie, 36. Einzelsitzung)

IV. Übungen zur Familienanalyse und zur Analyse der Lebensgeschichte

1. Grundlagen

Unsere persönliche Einzigartigkeit wird von unseren Erbanlagen, der Prägung durch unsere Lebensgeschichte und den daraus resultierenden erwachsenen Möglichkeiten, unser Leben selbst in die Hand zu nehmen, bestimmt.

In jeder Psychotherapie ist es daher notwendig und unerlässlich, alle drei Faktoren zu analysieren und in der psychotherapeutischen Behandlung zu berücksichtigen:

1. *Die genetische Veranlagung – durch psychologische Tests und medizinisch/psychiatrisch/neurologische Untersuchungen*
2. *Die Prägung durch die Lebensgeschichte – durch Analyse der Familien- und Lebensgeschichte*
3. *Die Möglichkeiten der persönlichen Selbstentfaltung – durch Überprüfung und Förderung des Selbstwirksamkeitskonzepts*

Begabungs-, Intelligenz- und Funktionstests sind wichtige Mittel, um die vorhandenen Fähigkeiten eines Patienten zu ermitteln. Im psychotherapeutischen Umgang macht es einen großen Unterschied, ob wir einen eher unterdurchschnittlich begabten oder einen hochbegabten Patienten vor uns sitzen haben.

Medizinische Untersuchungen können Aufschluss über organische Bedingungen (z. B. Hormon- und Stoffwechselhaushalt, beeinträchtigende körperliche Erkrankungen, Erbkrankheiten usw.) geben.

Psychiatrisch/neurologische Untersuchungen klären z. B. die Häufung familiärer psychiatrischer Erkrankungen ab (z. B. Depression, Schizophrenie) sowie mögliche neurologische Beeinträchtigung einschließlich frühkindlicher cerebraler Schädigung oder Hirnstoffwechselstörungen. Dies ist auch deshalb wichtig, um z. B. die Notwendigkeit einer begleitenden ärztlichen und medikamentösen Behandlung abschätzen zu können.

Dieser genetisch-medizinische Aspekt sei nur kurz erwähnt, um die Wichtigkeit der Zusammenarbeit zwischen Arzt und Psychotherapeut nicht zu vernachlässigen. Dieses Kapitel beschäftigt sich jedoch vor allem mit den psychotherapeutischen Möglichkeiten der Analyse der Lebensgeschichte und der Prägung durch die persönliche Situation in der Herkunftsfamilie sowie mit den sich daraus ergebenden Möglichkeiten zur Förderung von Selbstentfaltung und Selbstbestimmung.

Selbst orthodoxe Verhaltenstherapie-Ansätze haben, als wesentlichen Baustein für Anamnese und Psychotherapie, die Bedeutsamkeit der Erfahrungen, die Menschen im Verlauf ihrer persönlichen Lebensgeschichte gesammelt haben, berücksichtigt. Die umfassende Analyse der Familien- und Lebensgeschichte war schon vor mehr als 25 Jahren ein wichtiger Bestandteil der *Verhaltensdiagnostik*. In den letzten Jahren hat die Lebensgeschichte und Familienanalyse bei Patienten mit Ängsten, Selbstsicherheitsstörungen, Depressionen usw. auch im Bereich psychotherapeutischer Interventionen einen zunehmend wichtigeren Platz eingenommen. *Funktionsanalysen* zeigen, dass Gefühle und Einstellungen, die heute noch unseren Umgang mit unseren Eltern prägen, auch in vielen anderen Beziehungen wirksam und manchmal hinderlich sind.

• Die Stimmen unserer Eltern begleiten uns ein ganzes Leben lang!

In unserer Kindheit haben wir alle gelernt, was wir tun müssen, um Zuneigung von den Eltern zu erhalten, und was wir vermeiden müssen, wenn wir Zuneigung nicht verlieren wollen. Schon sehr früh in unserem Leben waren wir daran interessiert, dass unsere Eltern zufrieden mit uns sind. Sich an den Erwartungen der Eltern zu orientieren, ist für ein kleines Kind notwendig, um körperlich gut versorgt zu werden. Im Laufe des Heranwachsens lernen wir zwar, uns immer mehr selbst zu versorgen, aber die Abhängigkeit vom Wohlwollen unserer Eltern nimmt nur langsam ab. Die Eltern stehen noch lange Zeit im Mittelpunkt mächtiger Gefühle, die vielen erwachsenen Patienten einen Großteil ihrer Energie rauben. Die emotionale Nabelschnur ist häufig nicht durchtrennt. Dabei spielt es oft keine Rolle, ob die Eltern sehr weit entfernt leben oder vielleicht sogar schon tot sind. Nach wie vor besteht noch ein innerer Dialog oder eine emotionale Wechselbeziehung, welche die persönliche Entfaltung behindern können. Sätze unserer Erzieher (vgl. Therapiematerial *Erziehersätze*), deren Tonfall und Stimme, sind oft noch lange bis in das Erwachsenenalter hinein in unseren Köpfen (vgl. auch *Görlitz* in *Sulz*, 2002).

Wenn unsere Eltern selbst noch ein von ihren eigenen Eltern abhängiges Kind in sich tragen, d. h. sich von den eigenen Eltern noch nicht abgelöst haben, sind sie oft unzufrieden, besorgt oder sogar verärgert über die Ablösung ihrer Kinder.

Als kleine Kinder waren wir alle für unser Überleben von unseren Eltern abhängig. Wir haben uns beruhigt und geborgen gefühlt, kannten alle das schöne Gefühl, wenn unsere Eltern unser Verhalten gebilligt haben. Wir haben alle aber auch erlebt, wie schmerzlich es war, wenn sie unser Verhalten abgelehnt haben. Wenn dies alle Menschen erfahren haben, wie kommt es dann, dass einige von uns in so viel stärkerem Maße als andere in diese Wechselbeziehungen verstrickt sind, die unsere Freiheit so einschränken können? Dies hängt zu einem erheblichen Maße von unseren Eltern ab und davon, wie stark sie uns brauchen und was sie von uns erwarten. Wenn unsere Eltern sich darüber im Klaren sind, dass es ihre Pflicht ist, ihren Kindern zu helfen, selbstständig zu werden, dass sie sich zu sich selbst genügenden Leuten entwickeln, und wenn sie genügend Reife haben, um sich nach diesem Prinzip zu richten, dann werden sie ihre Aufgabe zur Unterstützung unserer Individualisierung gut erfüllen. Aber selbst wenn unsere Eltern der Überzeugung sind, dass ihre Aufgabe darin besteht, die Entfaltung ihrer Kinder anzuregen, so gibt es dennoch vielleicht einen Teil in ihnen selber, dem es nicht gelungen ist, erwachsen zu werden und sich dementsprechend zu verhalten. In unseren Eltern – und auch in uns selbst – gibt es ein »inneres Kind«, und dieses innere Kind steuert sehr häufig das Verhalten der Eltern ebenso, wie es auch unser eigenes Verhalten lenkt. In den Gehirnzellen aller Menschen sind die »Videokassetten aller Kindheitserfahrungen und -gefühle« gespeichert, einschließlich Furcht, Liebe, Zorn, Freude, Abhängigkeit, Überforderung, Unsicherheit, Egozentrik, Minderwertigkeitsgefühle usw. (*Halpern*, 2006, S. 5).

In der verhaltenstherapeutisch orientierten Psychotherapie wird den Patienten meist bereits in den ersten Anamnesesitzungen ein *Fragebogen zum Lebenslauf* (Kurzform siehe Band *Basisübungen*) ausgehändigt, um den Betroffenen zu ermöglichen, sich zunächst selbst mit ihrer Lebensgeschichte und der Beziehung zu ihren primären Bezugspersonen auseinander zu setzen. Sowohl für die Kindertherapie (vgl. *Görlitz*, Psychotherapie für Kinder und Familien) als auch für die Erwachsenentherapie (vgl. *Görlitz*, Körper und Gefühl – Aufbauübungen) habe ich jeweils Fragebögen zur Lebensgeschichte so aufbereitet, dass sie der Struktur der Falldarstellungen für die verhaltenstherapeutische Psychotherapie entsprechen.

Die anamnestischen Fragen zur Lebensgeschichte helfen Patienten und Therapeuten, Zusammenhänge zu erfahren und Daten für die Symptom- und Verhaltensanalyse zu sammeln. Dies ist ein erster wichtiger therapeutischer Schritt, der bereits Antworten auf einige typische **Warum-Fragen** unserer Patienten geben kann:

- *Warum bin gerade ich so unsicher?*
- *Warum traue ich mich nicht, meinem Vater zu widersprechen?*
- *Warum mag ich meine Mutter nicht enttäuschen?*
- *Warum habe ich so oft ein schlechtes Gewissen?*
- *Warum kann ich meine Meinung nicht vertreten?*
- *Warum fühle ich mich immer noch wie ein kleines Kind, wenn ich meine Eltern besuche?*
- *Warum mischt sich mein Vater heute immer noch in meine Angelegenheiten ein?*

Die Antworten auf diese Fragen können zu Einsichten in die jeweiligen Problemzusammenhänge führen. Die Einsicht in diese Zusammenhänge alleine genügt jedoch meist nicht, um sich von Abhängigkeiten und unangemessenen Schuldgefühlen gegenüber den Eltern zu befreien. Verschiedene erlebnisorientierte Übungen können helfen, Einsichten zu vertiefen und daraus neue Perspektiven und Handlungsansätze zu entwickeln. Im Anschluss an diese Übungen werden die Erkenntnisse in therapeutische Übungsaufgaben für den Patienten umgesetzt (vgl. auch *Sulz*, 2000).

Das verhaltenstherapeutische Ziel besteht neben Ablösungsprozessen und der notwendigen Autonomieentwicklung im Aufbau

altersgemäßer, erwachsener Verhaltensweisen. Ein erwachsener Mensch besitzt sich selbst. Er trifft seine Entscheidungen nach seinen Bedürfnissen und seinem Urteilsvermögen. Von Eltern abhängige Erwachsene sind oft in ihren Handlungs- und Denkgewohnheiten so stark eingeengt und haben ein ausgeprägtes Bedürfnis nach Zustimmung anderer Menschen und so große Angst davor, anderen zu missfallen, dass sie sich gar nicht selbst besitzen können. Manche Menschen haben sogar das Gefühl, aus zwei Persönlichkeiten zu bestehen. Sie führen einerseits ein beruflich verantwortungsbewusstes, erfolgreiches Leben, andererseits aber fühlen sie sich im Kontakt mit den realen oder internalisierten Eltern immer wieder alten Verhaltensmustern ausgeliefert wie ein kleines, abhängiges, unsicheres Kind.
Die therapeutischen Übungen dienen dazu, folgende Fragen zu beantworten:

- *Wo war mein Platz in meiner Herkunftsfamilie?*
- *Wie prägt dieser die heutigen Rollen in meinem erwachsenen Leben?*
- *Welche Erfahrungen meiner Kindheit sind heute für mich hilfreich?*
- *Welche notwendigen Auseinandersetzungen mit primären Bezugspersonen (internalisierten und realen) muss ich noch riskieren, um heute konfliktfähiger zu werden?*
- *Von welchen Regeln und Erwartungen meiner Herkunftsfamilie möchte ich mich heute verabschieden?*

2. Quellen und Kurzdarstellung der Übungen

Die in diesem Kapitel dargestellten Übungen eignen sich sowohl für die psychotherapeutische Arbeit mit Patienten als auch für die verhaltenstherapeutische Weiterbildung im Bereich der *Selbsterfahrung.* Hier beschäftigen sich die angehenden Therapeuten mit der lerntheoretischen Analyse ihrer eigenen Lebensgeschichte, der Familienanalyse, mit prägenden Erlebnissen sowie internalisierten

Elternsätzen und Lernprogrammen im Hinblick auf ihre eigene therapeutische Sozialisation (vgl. auch *Görlitz, Hippler*, 2001). »Wenn es für das Verständnis der Lebenssituation von Klienten wichtig ist, bestimmte Informationen aus deren persönlicher Entwicklungsgeschichte zu kennen, so trifft dies in besonderem Maße auch für Therapeuten zu: Wissen über die Einflüsse wichtiger Bezugspersonen, Interaktionserfahrungen, relevante ›Lebensweichen‹, positive wie negative Lebensereignisse, Entwicklungsgeschichte eigener Stärken und Schwächen etc. helfen auch *Therapeuten*, die Einzigartigkeit ihrer Person mit ihren Auswirkungen und Einflüssen auf die Therapie besser zu verstehen.« (*Kanfer*, 1991, S. 117)
Sowohl in der psychotherapeutischen Arbeit als auch im Bereich der Selbsterfahrung im Rahmen der Psychotherapie-Weiterbildung ist es wichtig, zielorientiert vorzugehen. Es sollten daher nur diejenigen Ereignisse der Lebensgeschichte herausgearbeitet werden, die heute für die jeweilige Zielorientierung (Behandlung der Symptomatik oder therapeutische Weiterbildung) relevant sind.

Die Übung **Biographie-Reflexion** ist eine in vielen Therapieschulen bekannte Übung und ähnelt der Übung *Lebensspuren*. Sie beansprucht jedoch weniger Zeit, holt die Patienten auch auf der kognitiven Ebene ab, und führt sie behutsam zu einer beginnenden emotionalen Auseinandersetzung. Sie eignet sich besonders zur Erschließung von übergeordneten Wertsystemen und Lebenszielen und kann in der anamnestischen Phase eine wichtige Ergänzung zur Verhaltensanalyse darstellen.

Eine besondere Form des erlebnisorientierten *Rollenspiels* stellt die Übung **Elternvorstellung** dar. Diese Übung habe ich vor langer Zeit in einer Psychodrama-Fortbildung kennen und schätzen gelernt. Sie eignet sich ganz besonders gut, um einen raschen emotionalen Zugang zu erhalten. Die Patienten stehen hinter einem Stuhl, nehmen die Rolle von Mutter oder Vater (oder anderer primärer Bezugspersonen) ein und stellen sich vor, dass auf dem Stuhl das erwachsene Kind sitzt. Dann wird die erwachsene Tochter (bzw. Sohn) nach einem halbstandardisierten Schema vorgestellt. Manchen Patienten fällt der Einstieg in diese Übung, die im Stehen durchgeführt wird, besonders schwer, gleichzeitig führt die

Überwindung hinterher zu zahlreichen Einsichten und großer Erleichterung.

Eine körperorientierte, nonverbale Übung ist die Übung **Gangarten**. Diese Übung hat sich aus meiner eigenen psychotherapeutischen Arbeit im Laufe der Jahre herauskristallisiert. Die Patienten nehmen, zeitweise übertrieben, die internalisierte Körperhaltung und Gangart ihrer Eltern ein und gehen in dieser Haltung langsam durch den Raum. Dabei wird besonders auf alle Assoziationen, Gefühle, Körperempfindungen, Gedanken, Verhalten und Bewertungen geachtet. Auch diese Übung kann in relativ kurzer Zeit intensive Emotionen provozieren.

Das Soziogramm ist eine sehr gebräuchliche Methode in unterschiedlichsten Therapieschulen (vgl. z. B. *Schwäbisch, Siems,* 1974) Das **Familiensoziogramm**, eine Übung aus der Familientherapie, kann für verschiedene Lebensalter-Stufen skizziert werden. Durch Vergleich der einzelnen Familiensoziogramme aus verschiedenen Lebensabschnitten wird den Patienten häufig sehr schnell bewusst, welche notwendigen Entwicklungs- und Ablösungsschritte bereits vollzogen wurden und woran sie weiterarbeiten möchten.

Die Übung **Familienbotschaften** habe ich im Laufe meiner psychotherapeutischen Arbeit aus Erfahrungen mit verschiedenen familientherapeutischen Übungen entwickelt (vgl. auch die Familienskulptur bei *Satir* und Familienrekonstruktion bei *Kaufmann,* 1990). Ich habe sie für ein ziel- und handlungsorientiertes verhaltenstherapeutisches Vorgehen modifiziert. Bei dieser Übung wird schwerpunktmäßig das heutige innere Familienbild im Kopf des Patienten, für unterschiedliche Altersstufen, identifiziert. Es werden Veränderungsziele formuliert und das entsprechende Verhalten im Rollenspiel eingeübt. Dabei wird v. a. der Blick auch auf die hilfreichen Seiten belastender Familienbotschaften gerichtet, sodass eine neue Sichtweise und neue Handlungsmöglichkeiten entstehen können. Schließlich dient diese Übung auch dazu, sich von heute unangemessenen Botschaften, Erwartungen und inadäquaten Schuldgefühlen zu verabschieden. Dieser Prozess geschieht in einzelnen Übungssequenzen, sodass Schritt für Schritt auch die Nachwirkungen von frühen Familienbotschaften verfolgt werden können. Am Schluss dieser Übung stehen therapeutische Aufgaben für die kommenden Monate zur schrittweisen Ablösung und Beziehungsveränderung gegenüber den noch lebenden Mitgliedern der Herkunftsfamilie. Therapeutische Briefe können dabei auch hilfreich sein, die reale Auseinandersetzung einzuleiten.

Die Übung **Familie in Tieren** ist insbesondere für Kinder oder familientherapeutische Sitzungen geeignet, kann jedoch durchaus auch bei Erwachsenen durchgeführt werden, die Spaß an Improvisation und theatralischem Rollenspiel haben. Im Unterschied zu dem Test »Familie in Tieren« von *Brem-Gräser* (2006), aus dem sich diese Übung entwickelt hat, wird nicht getestet und das gemalte Bild auch nicht gedeutet. Es werden lediglich die einzelnen Familienmitglieder stellvertretend als Tiere dargestellt, um auf diese Weise einen mühelosen, kreativen Zugang zu den Charakteristika einzelner Familienmitglieder und deren Beziehungsstrukturen zu erhalten. Die Tiere können dabei aufgemalt und/oder im Rollenspiel dargestellt werden. Sie kommunizieren miteinander, wobei zirkuläre Fragetechniken hilfreich sein können.

Die Übung **Lebensspuren** habe ich im Rahmen familien- und kindertherapeutischer Fortbildungsseminare unter dem Namen »Lebenslinie« kennen gelernt und auch für Selbsterfahrungszwecke modifiziert. Die eigene Familiengeschichte, der persönliche Lebenslauf und das Zusammenspiel von Familie, Lebensereignissen und persönlicher Ausstattung werden durchleuchtet. Da bei dieser Übung nicht nur die lineare Lebenslinie dargestellt und betrachtet wird, sondern zusätzlich zu Lebensereignissen auch die Wechselwirkungen von Lernprogrammen, Wendepunkten, Ressourcen usw. »aufgespürt« werden, habe ich diese Übung in »Lebensspuren« umgetauft. Sie eignet sich in besonderem Maße zur erlebnisorientierten emotionalen Rekonstruktion. Unangemessene emotionale Relikte aus der Lebensgeschichte können aufgespürt, verarbeitet und ggf. verabschiedet werden. Dies dient dazu, die emotionale Wahrnehmungs- und Ausdrucksfähigkeit zu verbessern, die soziale Kompetenz zu erhöhen und sich mit der eigenen Zukunftsorientierung zu beschäftigen.

Die Übung **Sieben Säulen** (geeignet für Einzel- und Gruppentherapie) habe ich selbst entwickelt und wende sie seit vielen Jahren in Weiterbildung und Selbsterfahrung sowie in der Einzel- und Gruppentherapie an. Sie dient vor allem zur Mobilisierung des Selbsthilfepotentials und zum Aufdecken verschütteter Talente, Fähigkeiten und Stärken (Ressourcen) aus der Familien- und Lebensgeschichte. Durch den bewussten Blick auf das Positive und die hilfreichen Seiten werden die Entwicklungschancen lebensgeschichtlicher Krisen (die bei dieser Übung nicht direkt bearbeitet werden) deutlich. Es handelt sich um eine kreative, körper- und gefühlsorientierte Übung, an deren Ende ein buntes Bild der wichtigsten Grundfähigkeiten steht, auf die wir unser Leben aufbauen können. Das Ziel ist die Pflege und Förderung dieser Grundpfeiler des Lebens für die weitere Zukunft. Die entdeckten Fähigkeiten werden therapeutisch zur Symptom- und Problembewältigung in Form eines ressourcenorientierten Ansatzes eingesetzt.

Die geschilderten Übungen dienen auch zum Einstieg für die individuelle therapeutische Arbeit. Als Anschlussübungen im Bereich der notwendigen Veränderung familiärer Beziehungen eignen sich darüber hinaus besonders das **Monodrama** und das therapeutische **Rollenspiel.**

3. Übersicht – Lebensgeschichte
Übungen und Therapiematerialien

ÜBUNGEN	Schwerpunkt	geeignet für: Einzeltherapie/ Gruppen/Kinder/Weiterbildung E*	G*	K*	W*	Mindest-dauer (Min.)	Schwie-rigkeit
Biographie – Reflexion	Lebensereignisse	ja	ja	nein	ja	20	leicht
Eltern-vorstellung	Lernprogramme	ja	ja	ja	ja	15	mittel bis schwer
Gangarten	körperlicher Ausdruck	ja	ja	ja	ja	15	mittel
Familien-soziogramm	Lebensplanung	modi-fiziert	ja	ja	ja	20–30	leicht bis mittel
Familien-botschaften	Ablösung	modi-fiziert	ja	bedingt	ja	20–30	mittel bis schwer
Familie in Tieren	familiäre Konflikte	ja	ja	ja	ja	20	leicht
Lebensspuren	Selbstreflexion der Sozialisation	ja	ja	bedingt	ja	40	mittel bis schwer
Sieben Säulen	Ressourcen	ja	ja	ja	ja	30	leicht bis mittel
THERAPIE-MATERIAL	**Schwerpunkt**	**geeignet für: Einzeltherapie/ Gruppen/Kinder/Weiterbildung E***	**G***	**K***	**W***	**Mindest-dauer (Min.)**	**Schwie-rigkeit**
Biographie-Karte	Lebensgeschichte	ja	ja	modi-fiziert	ja	20	mittel
Erziehersätze	Lernprogramme	ja	ja	ja	ja	20	mittel
Herkunfts-familie	Autonomie-Entwicklung	ja	ja	bedingt	ja	25	mittel bis schwer
»Die Rose«	Selbstentfaltung	ja	ja	ja	ja	15	leicht
Werte-Hierarchie	Wertvorstellung	ja	ja	nein	ja	20	mittel
Ressourcen-Erforschung	Burnout-Schutz	ja	ja	ja	ja	30	mittel
Information	psychosoziale Entwicklung	ja	ja	ja	ja	15	mittel

* E = Einzeltherapie; G = Gruppentherapie; K = Kindertherapie; W = Weiterbildung

4. Praktische Übungen
Biographie-Reflexion

1. **Psychotherapeutische Ziele**
   a) **Verhaltensbeobachtung**
      - Bewusstheitsgrad bezüglich der eigenen Lebensgeschichte
      - lebensgeschichtliche Zusammenhänge
      - vorhandene Verarbeitungskompetenzen
      - Ressourcen

   b) **Wirkfaktoren**
      - Arbeitshaltung
      - Rekapitulation
      - Universalität des Leidens
      - Katharsis
      - existentielle Einsicht

   c) **Inhaltliche Ziele**
      - Zukunftsorientierte Sinnfindung
      - Identifizierung hilfreicher und kritischer Lebensereignisse
      - Entwicklung hilfreicher Lebensstrategien
      - Bewusstmachung der eigenen Sozialisation
      - Auseinandersetzung mit der eigenen Identität

2. **Rahmenbedingungen**
   a) **Material**
   Stifte und Zeichenblätter
   Therapiematerial *Biographiekarte*

   b) **Raum**
   für 8 bis 10 Teilnehmer ca. 20 qm

   c) **Teilnehmer**
   geeignet für Einzeltherapie
   geeignet für Psychotherapiegruppen: 2 bis 10 Teilnehmer
   geeignet für Weiterbildungs- und Selbsterfahrungsgruppen bis max. 20 Teilnehmer

3. **Dauer**
   ca. 20 Minuten

4. **Ablauf**

a) **Partnerwahl**
keine

b) **Anordnung im Raum**
Die Teilnehmer sitzen auf Stühlen am Tisch oder liegen verteilt im Raum zum Malen auf dem Bauch auf dem Boden.

c) **Therapeutisches Modell**
Die Therapeutin kann, falls nötig, ein Beispiel aufzeichnen.

d) **Durchführung der Übung/Instruktion**
Die Teilnehmer können durch eine Besinnungsübung vorbereitet werden, dann verlängert sich die Übung um ca. 10 Minuten.
Folgender Text kann als Instruktion vorgelesen werden:
»Zeichnen Sie zunächst in die Mitte Ihres Blattes eine Zeitlinie von Ihrer Geburt bis zum heutigen Tag und dann noch ein paar Jahre weiter. Tragen Sie nun die wichtigsten Stationen Ihrer eigenen Lebensgeschichte ein:

- *alle Entwicklungsschritte*
- *Ereignisse*
- *Situationen*
- *Szenen*
- *Wendepunkte*
- *Erfolge*
- *Misserfolge*
- *intensive Gefühle*

Malen Sie alles, was Ihnen zu Ihrer Lebensgeschichte und der Situation in Ihrer Herkunftsfamilie und in Ihrem heutigen Leben einfällt, nach oben oder unten um Ihre Zeitlinie herum, suchen Sie Symbole und Begriffe dazu.
Wenn Sie beim heutigen Datum angelangt sind, betrachten Sie nochmals Ihr Bild und schreiben Sie an Ihren Zukunftszeitstrahl, welchen Sinn Sie den Ereignissen Ihres bisherigen Lebens für Ihre Zukunft geben und was Sie zukünftig daraus machen wollen. Ergänzen Sie dann als nächsten Schritt, welche Wertvorstellungen Sie in den einzelnen Abschnitten Ihres Lebens entwickelt haben.«
(Hier kann auch die ausführlichere Instruktion der Übung *Lebensspuren* benutzt werden.)

5. **Effekte der Übung**
Den Teilnehmern wird eine ganzheitliche und zukunftsorientierte Sicht ihrer Lebensgeschichte vermittelt sowie neue Perspektiven zur Problembewältigung und Sinngebung. Die Übung eignet sich auch, um psychotherapeutische Veränderungsziele zu überprüfen und zu formulieren.
Im Bereich der *Selbsterfahrung* kann diese Übung dazu benutzt werden, Wertvorstellungen, die Motive der Berufswahl sowie die psychotherapeutische Sozialisationsgeschichte bewusst zu machen. Dies kann in der Instruktion entsprechend ergänzt werden.

6. **Mögliche Anschlussübungen**
   - Austausch in Kleingruppe
   - Ergänzung der Biographiekarte in der darauffolgenden Sitzung durch Fotos oder Erinnerungen, die im Zusammenhang zur persönlichen Lebensgeschichte stehen
   - Einübung von Explorationsverhalten im Rahmen der Weiterbildung
   - Besinnungsübung: Therapiematerial *Geschichte »Die Rose«*
   - Übung *Reise zu den Stärken* (siehe Band *Basisübungen, Entspannung)*
   - Therapiematerial *Erziehersätze*
   - Therapiematerial *Grundbedürfnisse* (siehe Band *Basisübungen, Körperwahrnehmung*)

7. **Schwierigkeitsgrad (0 = sehr leicht bis 100 = sehr schwer)**
   a) für Patienten mit sozialen Ängsten: 20
   b) für depressive Patienten: 30
   c) für körperlich missbrauchte Patienten: 30 – 80
   d) für narzisstisch gestörte oder Borderline-Patienten: 30
   e) für Kollegen in verhaltenstherapeutischer Selbsterfahrung: 20

Elternvorstellung

1. **Psychotherapeutische Ziele**
   a) **Verhaltensbeobachtung**
   - Eltern-Kind-Beziehung
   - familiäre Kommunikationsmuster
   - Erziehungsprogramme

   b) **Wirkfaktoren**
   - Kohäsion
   - Offenheit
   - Vertrauen
   - Unterstützung
   - Altruismus
   - Universalität des Leidens
   - Rekapitulation
   - Katharsis
   - existentielle Einsicht

   c) **Inhaltliche Ziele**
   - Analyse von Einstellungen, Wertsystemen und Lernprogrammen
   - Auseinandersetzung mit primären Bezugspersonen
   - Förderung der emotionalen Wahrnehmungs- und Expressionsfähigkeit
   - Wahrnehmungsschulung für Beziehungsstrukturen

2. **Rahmenbedingungen**
   a) **Material**
   Stuhl

   b) **Raum**
   ca. 20 qm für 8 bis 10 Teilnehmer

   c) **Teilnehmer**
   geeignet für Einzel- und Familientherapie mit Erwachsenen und Kindern
   geeignet für Psychotherapiegruppen: 2 bis 10 Teilnehmer
   geeignet für Weiterbildungs- und Selbsterfahrungsgruppen bis max. 20 Teilnehmer

3. **Dauer**
pro Person ca. 10 bis 15 Minuten

4. **Ablauf**
   a) **Partnerwahl**
   keine
   b) **Anordnung im Raum**
   Der agierende Teilnehmer steht in der Rolle der eigenen Mutter (bzw. des Vaters) hinter einem Stuhl und stellt der Therapeutin bzw. den übrigen Gruppenmitgliedern, die auf Stühlen im Kreis sitzen, sich selbst als Tochter (bzw. Sohn) vor, die er auf dem vor ihm stehenden Stuhl imaginiert.
   c) **Therapeutisches Modell**
   Die Therapeutin führt die Übung kurz modellhaft vor.
   d) **Durchführung der Übung/Instruktion**
   Nach der modellhaften Vorstellung der Übung durch die Therapeutin wird gefragt, wer in der Rolle eines Elternteils sich selbst als Kind vorstellen möchte.
   Danach erfolgt folgende Instruktion:
   »Wir wollen uns heute mit Ihrer Erziehung und Ihrer heutigen Beziehung zu Ihren Eltern auseinander setzen. Stellen Sie sich nun hinter diesen Stuhl, schließen Sie kurz die Augen und stellen Sie sich vor, dass Sie in die Rolle Ihrer Mutter (bzw. Ihres Vaters) schlüpfen, um anschließend sich selbst als Tochter oder Sohn vorzustellen.
   Wählen Sie folgende oder ähnliche Form:
   - *Du bist meine erwachsene Tochter …*
   - *Mir gefällt an dir …*
   - *Mir missfällt an dir …*
   - *Ich schätze an dir …*
   - *Ich lehne an dir ab …*
   - *Du kannst gut …*
   - *Dir macht im Leben Probleme …*
   - *Du hast von mir folgende Eigenschaften übernommen …*
   - *In folgenden Bereichen bist du völlig anders als ich …*
   - *Ich habe versucht, dir mitzugeben …*
   - *Folgende Erziehungsprinzipien habe ich bei dir seit Kindheit verfolgt …, versäumt …*

- *Ich bin enttäuscht, dass …*
- *Ich freue mich, dass …*
- *Meine wichtigste Empfehlung für deine Zukunft …«*

Diese Sätze werden von der Therapeutin entweder eingestreut oder als Gedächtnisstütze auf eine Wandtafel geschrieben.

Anschließend setzt sich die Patientin auf den eigenen Stuhl und äußert ihre Gefühle. Die Übung kann auch als Dialog zwischen Eltern und Kind fortgesetzt werden. Das Ziel ist eine therapeutische Übungsaufgabe bis zur nächsten Sitzung im Bereich der Auseinandersetzung und Ablösung von den Eltern.

5. Effekte der Übung

Diese Übung löst meist starke emotionale Beteiligung aus. Manche Patienten weinen bei dieser Übung oder werden wütend, was als positiver Auseinandersetzungsprozess im Bereich der Autonomieentwicklung und Ablösung betrachtet werden kann. Manche bekommen ein überstarkes Bedürfnis, ihre Eltern zu entschuldigen oder zu verteidigen, was im weiteren Verlauf therapeutisch genutzt werden kann. Diese Übung hilft, familiäre Abhängigkeiten und überholte Beziehungsmuster zu lösen.

6. Mögliche Anschlussübungen

- Formulierung von Ablösungszielen
- Übung *Familienbotschaften*
- Übung *Gefühlstopf* (siehe Band *Basisübungen, Gefühle*)
- Therapiematerial *Erziehersätze*
- Therapiematerial *Fragebogen zum Lebenslauf* (siehe Band *Basisübungen*)

7. Schwierigkeitsgrad (0 = sehr leicht bis 100 = sehr schwer)

a) für Patienten mit sozialen Ängsten: 60
b) für depressive Patienten: 50
c) für körperlich missbrauchte Patienten: 40 bis 80
d) für narzisstisch gestörte oder Borderline-Patienten: 60
e) für Kollegen in verhaltenstherapeutischer Selbsterfahrung: 40

Gangarten

1. **Psychotherapeutische Ziele**
   a) **Verhaltensbeobachtung**
      - internalisierte Lernprogramme
      - Eltern-Kind-Beziehung

   b) **Wirkfaktoren**
      - Feedback empfangen und geben
      - Modelllernen
      - Rekapitulation
      - existentielle Einsicht

   c) **Inhaltliche Ziele**
      - Nutzung nonverbaler Ausdrucksmöglichkeiten
      - Förderung der Körperwahrnehmung und des Körperbewusstseins
      - Identifizierung von internalisierten Elternsätzen und Lernprogrammen
      - Wahrnehmungsschulung
      - Selbstreflexion

2. **Rahmenbedingungen**
   a) **Material**
   eventuell Video
   Therapiematerial *Erlebnisebenen*

   b) **Raum**
   mindestens 30 qm freien Raum für 8 bis 10 Teilnehmer

   c) **Teilnehmer**
   geeignet für Einzeltherapie
   geeignet für Psychotherapiegruppen: 2 bis 10 Teilnehmer
   geeignet für Weiterbildungs- und Selbsterfahrungsgruppen bis max. 20 Teilnehmer

3. **Dauer**
   ca. 15 Minuten

4. **Ablauf**
   a) **Partnerwahl**
   keine

b) **Anordnung im Raum**
Die Teilnehmer gehen in ungeordneter Reihenfolge langsam durch den Raum.

c) **Therapeutisches Modell**
Die Therapeutin gibt einige Modelle vor.

d) **Durchführung der Übung/Instruktion**
»Wir beschäftigen uns heute mit der Wirkung von Körperhaltungen.
Gehen Sie mit geöffneten Augen, die Aufmerksamkeit nach innen gerichtet, durch den Raum (ca. 2 Minuten).
Nehmen Sie nun den typischen Gang und die typische Körperhaltung Ihrer Mutter (später des Vaters oder anderer Bezugspersonen) ein. Nehmen Sie sich zunächst ein wenig Zeit, sich in diese Körperhaltung hineinzufinden.« (Entspannungsmusik im Hintergrund erleichtert den Beginn und die Bewegung.)
Folgende Instruktionen und Fragen werden mit großen Pausen eingestreut:

- *ist es eher eine aufrechte oder gebeugte Haltung*
- *ist die Haltung eher locker oder verspannt*
- *der Gang, ist er eher schleppend oder zügig*
- *eher zögerlich oder entschlossen*
- *was machen die Arme*
- *wie sitzt der Kopf auf dem Körper*
- *sind die Schultern eher nach oben gezogen oder hängend*
- *und wie fühlt sich der Brustkorb an*
- *achten Sie auch auf die Atmung*
- *wie fühlt sich die Haltung innerlich an usw.*

Und nun übertreiben Sie diese Körperhaltung. Gehen Sie mit dieser übertriebenen Körperhaltung einige Minuten durch den Raum und spüren Sie die Wirkung.
Nehmen Sie nun Ihre eigene Körperhaltung ein, übertreiben Sie diese und lassen Sie diese ebenfalls einige Zeit auf sich wirken.
Laufen Sie nochmals einige Minuten mit der Haltung Ihrer Mutter (Ihres Vaters) durch den Raum. Beobachten Sie dabei Ihre Gedanken, Ihre körperlichen Empfindungen, Ihre Gefühle und Ihr Verhalten.

(Nach 3 Minuten): Schreiben Sie nun auf, was Sie auf diesen vier *Erlebnisebenen* (Gedanken, Körperempfindungen, Gefühle, Verhalten) erfahren haben.

Wenn Sie Ihre Erfahrungen mit Ihrer eigenen Körperhaltung vergleichen, was wird Ihnen dabei bewusst? Bitte notieren Sie auch diese Gedanken und alles, was sonst noch damit verbunden ist.«

(Die Übung kann mit der Vorstellung weiterer Bezugspersonen wiederholt werden.)

5. Effekte der Übung

Diese nonverbale Übung führt bei vielen Teilnehmern zu erstaunlichen Aha-Erlebnissen. Sie kann angenehme und schmerzliche Gefühle provozieren und erfordert deshalb manchmal eine intensivere Nachbearbeitung durch den Gruppenleiter.

6. Mögliche Anschlussübungen

- Video-Analyse und Austausch in der Klein- oder Großgruppe
- anschließende Durchführung von Rollenspielen
- Identifizierung von Lernprogrammen, Einstellungen, Werthaltungen
- Übung *Lebensspuren*
- Übung *Gefühlskreis* (siehe Band *Basisübungen, Gefühle*)
- Therapiematerial *Erziehersätze*
- Therapiematerial *Gefühlspolaritäten* (siehe Band *Basisübungen, Kontakt*)

7. Schwierigkeitsgrad (0 = sehr leicht bis 100 = sehr schwer)

a) für Patienten mit sozialen Ängsten: 40
b) für depressive Patienten: 30
c) für körperlich missbrauchte Patienten: 30
d) für narzisstisch gestörte oder Borderline-Patienten: 30
e) für Kollegen in verhaltenstherapeutischer Selbsterfahrung: 20

Familiensoziogramm

1. **Psychotherapeutische Ziele**
   a) **Verhaltensbeobachtung**
   - Familienstrukturen
   - Grad der Ablösung und Autonomieentwicklung

   b) **Wirkfaktoren**
   - Rekapitulation
   - Katharsis
   - existentielle Einsicht

   c) **Inhaltliche Ziele**
   - Sinnfindung und Lebensplanung
   - Identifizierung von lebensgeschichtlich bedingten wirksamen Konflikten
   - Formulierung und Überprüfung von Veränderungszielen
   - Förderung der Autonomieentwicklung
   - Identifizierung von internalisierten Elternsätzen und Lernprogrammen

2. **Rahmenbedingungen**
   a) **Material**
   Stifte und Zeichenblätter, Scheren, Klebestifte

   b) **Raum**
   ca. 25 qm für 8 bis 10 Teilnehmer

   c) **Teilnehmer**
   geeignet für Einzel- und Familientherapie mit Erwachsenen und Kindern
   geeignet für Psychotherapiegruppen: 4 bis 10 Teilnehmer
   geeignet für Weiterbildungs- und Selbsterfahrungsgruppen bis max. 20 Teilnehmer

3. **Dauer**
   ca. 20 bis 30 Minuten

4. **Ablauf**
   a) **Partnerwahl**
   für anschließende Rollenspiele beliebig

b) **Anordnung im Raum**
Die Teilnehmer sitzen am Tisch oder auf dem Boden.

c) **Therapeutisches Modell**
Die Therapeutin kann, falls nötig, ein Beispiel aufzeichnen, besser ist es jedoch, die Gestaltung den Teilnehmern selbst nach ihrer eigenen Phantasie zu überlassen.

d) **Durchführung der Übung/Instruktion**
Die Instruktion kann entweder für ein bestimmtes Alter in der Kindheit gegeben werden (»damals, als Sie noch ein Kind waren zwischen 6 und 15 Jahren ...«) und/oder auch für das heutige Erwachsenenalter:
»Ich möchte Sie nun bitten, auf das vor Ihnen liegende Blatt alle Personen Ihrer Herkunftsfamilie aufzuzeichnen, einschließlich Großeltern und andere Verwandte, die einen unmittelbaren Einfluss auf Ihre Familie und Kindheit hatten. Sie können Gesichter malen, Strichmännchen oder auch nur Kreise oder Punkte, die Sie dann mit den entsprechenden Namen beschriften. Sie können auch Kreise ausschneiden, sie beschriften und sie so lange zurechtschieben, bis das Soziogramm stimmig ist, um es dann aufzumalen. Diejenigen Personen, die eng miteinander verbunden sind, malen Sie in entsprechend geringerem Abstand, andere in größerem Abstand. Sie können auch schwache oder starke Verbindungslinien zeichnen, je nachdem, wer mit wem wie viel zu tun hat.
Anschließend schreiben Sie zu jeder einzelnen Person in einem Wort oder Satz das auf, was in besonderem Maße deren Beziehung zu Ihnen prägt.
Neben die Zeichnung schreiben Sie die drei wichtigsten *Tabuthemen,* die Sie in Ihrer Herkunftsfamilie wahrgenommen haben, und dann Ihre drei wichtigsten heutigen *Ziele.*«
Mit dem nun fertiggestellten und beschrifteten Soziogramm, den Tabuthemen und Zielen, kann nun ein *übergeordnetes Motto* für Kindheit, Gegenwart und Zukunft formuliert und die Behandlungsziele nochmals überprüft werden.
Das Motto (aus Kindheit und/oder Gegenwart) kann anschließend körperlich oder im Rollenspiel dargestellt,

modifiziert und weiterentwickelt werden. Eine in noch stärkerem Maße erlebnisorientierte Intervention ist die Darstellung des Familiensoziogramms mit Kissen oder Stühlen.

5. **Effekte der Übung**

   Bei dieser Übung gelingt es den Patienten oft überraschend schnell, neue Einsichten über familiäre Beziehungsstrukturen und mangelnde Ablösungsprozesse zu gewinnen. Gleichzeitig werden auch Entwicklungschancen und Ressourcen bewusst. Diese Übung kann auch zu Beginn einer verhaltenstherapeutischen Psychotherapie benutzt werden, um den Patienten die Notwendigkeit der Einbeziehung einzelner Familienmitglieder deutlich zu machen.

6. **Mögliche Anschlussübungen**
   - Übungen im Bereich Ablösung, Durchsetzung und Abgrenzung
   - körperliches Nachstellen des Soziogramms mit Teilnehmern der Gruppe
   - Familiensoziogramm der aktuellen Familie im Vergleich zu demjenigen der Herkunftsfamilie
   - Weiterführung durch die Übung *Familienbotschaften*
   - Übung *Phantasiereise Traumland* (siehe Band *Basisübungen, Entspannung*)
   - Therapiematerial *Erziehersätze*
   - Therapiematerial *Gefühlstopf* (siehe Band *Basisübungen, Gefühle*)

7. **Schwierigkeitsgrad (0 = sehr leicht bis 100 = sehr schwer)**

   a) für Patienten mit sozialen Ängsten: 30
   b) für depressive Patienten: 30
   c) für körperlich missbrauchte Patienten: 40
   d) für narzisstisch gestörte oder Borderline-Patienten: 20
   e) für Kollegen in verhaltenstherapeutischer Selbsterfahrung: 20

Familienbotschaften

1. **Psychotherapeutische Ziele**
   a) **Verhaltensbeobachtung**
   - Fähigkeit zur Umsetzung innerer Bilder und Lernprogramme in verbales und nonverbales Verhalten
   - Repertoire an Ausdrucksfertigkeiten
   - Atmosphäre in der Herkunftsfamilie

   b) **Wirkfaktoren für den Gruppenprozess**
   - Kohäsion
   - Offenheit
   - Vertrauen
   - Unterstützung
   - Katharsis
   - Existentielle Einsicht

   c) **Inhaltliche Ziele**
   - Ablösung, Förderung der Autonomieentwicklung
   - Bewusstmachung familiärer Abhängigkeiten
   - Identifizierung von internalisierten Elternsätzen und Lernprogrammen
   - Ressourcenorientierung im Sinne von »Blick auf die hilfreichen Impulse der Mitglieder meiner Herkunftsfamilie«
   - Förderung der emotionalen Wahrnehmungs- und Expressionsfähigkeit
   - Förderung sozialer Kompetenz: Äußern und Durchsetzen eigener Wünsche und Bedürfnisse

2. **Rahmenbedingungen**
   a) **Material**
   für die Gruppe keines
   für die Einzeltherapie mehrere Stühle oder Kissen

   b) **Raum**
   mindestens 30 qm freier Raum für 8 bis 10 Teilnehmer

   c) **Teilnehmer**
   modifiziert geeignet für Einzeltherapie
   geeignet für Psychotherapiegruppen: 8 bis 10 Teilnehmer

geeignet für Weiterbildungs- und Selbsterfahrungsgruppen bis max. 16 Teilnehmer, da für diese Übung dringend ein eher intimer Rahmen empfohlen wird

3. **Dauer**

pro Teilnehmer ca. 20 bis 30 Minuten

4. **Ablauf**

a) **Auswahl der Stellvertreter**

Die Teilnehmerin, die sich für die Durchführung dieser Übung entschieden hat, wählt aus den übrigen Gruppenmitgliedern Stellvertreter für die wichtigsten Mitglieder ihrer Herkunftsfamilie aus, in der Regel für Mutter, Vater und Geschwister, in selteneren Fällen auch für Großeltern, andere Verwandte oder Kindermädchen, falls diese als enge Bezugspersonen in Frage kamen.

b) **Aufstellung im Raum**

Die agierende Teilnehmerin steht mit den Stellvertretern und der Therapeutin in der Mitte des Raumes, die übrigen Gruppenteilnehmer sitzen im Abstand von ca. 2 m auf den kreisförmig angeordneten Stühlen.

c) **Therapeutisches Modell**

keines, es werden lediglich schrittweise Instruktionen gegeben.

d) **Durchführung der Übung**

Die Übung besteht aus mehreren Teilschritten, die relativ schnell und spontan, ohne langes Überlegen, durchgespielt werden. An erster Stelle steht die Formulierung eines Übungszieles. Anschließend wird die Familie aufgestellt, und jedes einzelne Familienmitglied erhält einen typischen Satz. Der Protagonist lässt dann die Körperhaltungen und typischen Sätze der Familie auf sich kurz wirken; zunächst in der Position des Kindes, anschließend als Erwachsener. Wichtig sind die »erwachsenen Antworten«, welche der Protagonist an seine Familie richtet. Anschließend erfolgt eine Umorientierung, Verabschiedung und ein Dank an die hilfreichen Teile der Familie. Am Ende steht die Formulierung einer therapeutischen Übungsaufgabe für die kommenden Wochen.

In der Einzeltherapie kann die Übung mit Stühlen oder Kissen durchgeführt werden. Der Patient spielt dann abwechselnd die einzelnen Rollen der Familienmitglieder.

5. **Effekte der Übung**
   Diese Übung kann sehr motivierend für eine Gruppe sein und das Aufmerksamkeitsniveau der gesamten Gruppe deutlich erhöhen.
   Manchmal provoziert diese Übung auch heftige Reaktionen wie z. B. Trauer oder Wut, die in einer Anschlussübung bearbeitet werden können.
   Ein weiterer wichtiger Effekt dieser Übung ist die Verbesserung des Verständnisses der einzelnen Gruppenmitglieder untereinander.

6. **Mögliche Anschlussübungen**
   - Rückmeldeübung für den Protagonisten und die Stellvertreter im großen Kreis
   - Einstiegsübung zum Thema Formulierung realistischer Veränderungsziele
   - therapeutische Aufgaben zur Ablösung, Durchsetzung
   - therapeutische Briefe an einzelne Familienmitglieder
   - Übung *Gangarten*
   - Übung *Reise zu den Stärken* (siehe Band *Basisübungen, Gefühle*)
   - Therapiematerial *Erziehersätze*
   - Therapiematerial *Gefühlspolaritäten* (siehe Band *Basisübungen, Gefühle*)
   - Übung *Grübeleien in positive Selbstwertüberzeugungen verwandeln* (Görlitz, Selbsthilfe bei Depressionen [2010] S. 108–118)

7. **Schwierigkeitsgrad (0 = sehr leicht bis 100 = sehr schwer)**
   a) für Patienten mit sozialen Ängsten: 50
   b) für depressive Patienten: 70
   c) für körperlich missbrauchte Patienten: 80
   d) für narzisstisch gestörte oder Borderline-Patienten: 80
   e) für Kollegen in verhaltenstherapeutischer Selbsterfahrung: 40

Instruktion zur Übung Familienbotschaften

1. Formulierung eines Übungsziels

Die Teilnehmer werden von der Therapeutin zunächst darüber aufgeklärt, dass es bei dieser Übung um Beziehungsklärung und Ablösungsprozesse von früheren Bezugspersonen geht. Der agierende Teilnehmer wird mit folgenden Worten gebeten, sich ein begrenztes Teilziel für diese Übung zu überlegen:
»Wir beabsichtigen keine aufwendige und ausführliche Analyse Ihrer früheren Familiensituation im Sinne von Aufdecken und Erkennen sämtlicher Familienstrukturen, sondern es geht nur darum, den Blick auf Ihr »heutiges inneres Familienbild im Kopf« zu werfen und diesen Blick darauf, für Ihre heutigen Veränderungsziele als erwachsene Frau / erwachsener Mann zu nutzen. Bitte formulieren Sie zunächst einen Satz, der Ihr Ziel ausdrückt, das Sie heute mit dieser Übung verfolgen wollen. Was möchten Sie durch diese Übung für Ihr heutiges Leben und Ihre Veränderungsziele profitieren oder erkennen?«

Beispiele für entsprechende Zielsätze:

- *»Ich möchte mich von den Erwartungen meiner Eltern nicht mehr unter Druck setzen lassen.«*
- *»Ich möchte den Neid und die Eifersucht auf meine Geschwister loswerden.«*
- *»Ich möchte mehr Abstand zu meiner Familie gewinnen.«*
- *»Ich möchte mich von meinem verstorbenen Vater verabschieden.«*
- *»Ich möchte deutlicher sehen, wie mich das innere Bild meiner Herkunftsfamilie heute noch in meiner Entwicklung hindert.«*
- *»Ich möchte meiner Schwester gegenüber meinen Ärger ausdrücken.«*
- *»Ich möchte wissen, ob das innere Bild meiner Familie heute noch angemessen ist.« usw.*

2. Inneres Familienbild

Nachdem der Zielsatz formuliert worden ist und Stellvertreter für die einzelnen Personen der Herkunftsfamilie ausgewählt sind,

werden die einzelnen Stellvertreter – als Familie – in verschiedene Positionen gestellt oder gesetzt:
»Stellen Sie nun jeden einzelnen Stellvertreter Ihrer Familienmitglieder in entsprechender Körperhaltung so auf, dass auch der Kontakt der einzelnen Mitglieder untereinander Ihrem heutigen inneren Bild von Ihrer Herkunftsfamilie entspricht. Diese Aufstellung erfolgt nonverbal, ohne dass Sie oder die Stellvertreter sich mit Ihnen oder untereinander sprachlich austauschen.«

3. *Überprüfung und Festhalten des Zielsatzes*

»Bitte treten Sie etwa in einem Meter Abstand vor Ihre Familie, sehen Sie sich das Bild an und überprüfen Sie noch einmal Ihren Zielsatz, ob er nach wie vor Ihrem heutigen Veränderungsziel entspricht oder ob Sie ihn etwas verändern möchten.«
Häufig wird der Zielsatz nochmals etwas modifiziert, anschließend wird er auf einem Papier, Flipchart oder einer Overhead-Folie festgehalten.

4. *Familiensätze*

»Nun geben Sie bitte jedem einzelnen Familienmitglied einen typischen Satz und überprüfen Sie, ob der Satz auch in der von Ihnen gewünschten Betonung geäußert wird.«
Überprüfen Sie nochmals Ihren Zielsatz.

5. *Eigene Position als Kind*

»Stellen Sie sich nun selbst in Ihrer eigenen Position zu dieser Familie, mit Ihrem eigenen typischen Satz, zunächst im Alter zwischen 10 und 15 Jahren, weil dies das Alter ist, an das sich die meisten Menschen bereits bewusst und ohne große Anstrengung erinnern können.« (Manchmal werden zwei verschiedene Altersstufen gewünscht, z. B. 10 und 15 Jahre; dann können auch problemlos zwei Durchgänge dieses Schrittes wiederholt werden.)

6. *Eigene Position als Erwachsener*

»Wie alt sind Sie heute? Treten Sie nun in Ihrem **heutigen Alter** Ihrer Familie gegenüber und sagen Sie allen zusammen das, was Ihre heutige Beziehung zu dieser Familie prägt.«

Beispiele für mögliche Antworten:

- *»Ich habe es geschafft, meinen Weg alleine zu gehen.«*
- *»Ich habe immer noch das Gefühl, euch etwas schuldig zu sein.«*
- *»Ihr habt alle euer Bestes getan.«*
- *»Ich fühle mich von euch benutzt.«*
- *»Ich muss mich dringend von euch ablösen.« usw.*

7. *Abschluss*

»Sehen Sie sich nunmehr jedes einzelne Familienmitglied an, und falls Sie das Bedürfnis spüren, zu jedem Einzelnen, heute als erwachsener Mensch, noch etwas Abschließendes zu sagen, etwas zu fragen, sich zu bedanken oder Ähnliches tun zu wollen, so tun sie es jetzt.«

8. *Umorientierung und Überprüfung*

»Überprüfen Sie jetzt zum Schluss noch einmal, ob es Ihnen im Moment schon bewusst ist, was Sie durch diese Übung für Ihr – am Anfang formuliertes – Veränderungsziel erreicht oder gelernt haben oder ob Sie noch Fragen oder Bemerkungen an einzelne Familienmitglieder richten wollen, um Ihrem heutigen Wunsch nach Umorientierung näher zu kommen.«

9. *Abschied und Dank für die hilfreichen Teile*

»Verabschieden Sie sich nun von Ihrer Familie als Ganzes mit folgender Formulierung:
»Ich danke euch für die hilfreichen Teile … die ihr mir für mein erwachsenes Leben mitgegeben habt. Ich bin froh darüber, dass ihr mir trotz, oder gerade wegen aller Probleme und Schwierigkeiten, die ich mit euch erlebt habe, geholfen habt.«

Beispiele für mögliche Antworten:

- *»dass ich heute in der Lage bin, mein Leben selbstständig in die Hand zu nehmen.«*
- *»dass ich mich vor neuen Abhängigkeiten schütze.«*
- *»dass ich meine Begabungen pflegen konnte.«*
- *»dass ich das Interesse für diesen Beruf entwickeln konnte.«*

- *»dass ich einen großen Bogen um alkoholabhängige Menschen mache.« usw.*

10. Nachwirkung

Nach dieser Übung nehmen alle wieder ihren Platz im Kreis auf den Stühlen ein, schließen kurz die Augen, um auf die Nachwirkungen der Übung zu achten und den Lerneffekt für jeden Einzelnen in der Gruppe.

11. Therapeutische Aufgabe

Im Anschluss an das Erlebte werden das Veränderungsziel und eine therapeutische Übungsaufgabe für die kommende Woche formuliert und schriftlich festgehalten.

Familie in Tieren

1. Psychotherapeutische Ziele

a) Verhaltensbeobachtung

- Beziehung zu einzelnen Familienmitgliedern
- Fähigkeit zur Offenbarung familiärer Konfliktthemen

b) Wirkfaktoren

- Offenheit
- Feedback
- Modelllernen
- Rollenspiele
- Katharsis
- existentielle Einsicht

c) Inhaltliche Ziele

- Identifizierung familiärer Konflikte
- Analyse von Einstellung, Wertsystemen und Lernprogrammen
- Distanzierung vom emotionalen familiären Klima
- Wahrnehmungsschulung für Beziehungsstrukturen
- Nutzung kreativer Fähigkeiten für die Verhaltensanalyse

2. Rahmenbedingungen

a) Material

weiße Blätter, Farbstifte

b) Raum

ca. 30 qm für 8 bis 10 Teilnehmer

c) Teilnehmer

geeignet für Einzeltherapie, besonders geeignet für Kinder- und Familientherapie
geeignet für Psychotherapiegruppen: 4 bis 10 Teilnehmer
geeignet für Weiterbildungs- und Selbsterfahrungsgruppen bis max. 20 Teilnehmer

3. Dauer

Malen ca. 10 bis 15 Minuten
Fragenteil ca. 10 bis 15 Minuten / Rollenspiel beliebig

4. Ablauf

a) **Partnerwahl**
keine

b) **Anordnung im Raum**
Zum Malen liegen die Teilnehmer am besten auf dem Bauch auf dem Boden.

c) **Therapeutisches Modell**
keines

d) **Durchführung der Übung/Instruktion**
Die Instruktion gilt gleichermaßen für Erwachsene und Kinder, wobei das Alter der Kinder berücksichtigt werden muss:

Familie in Tieren malen
»Ich möchte Sie nun bitten, Ihre Familie als Tiere darzustellen. Malen Sie möglichst spontan auf das vorliegende Blatt mit den passenden Farben, stellvertretend für jedes einzelne Mitglied Ihrer Familie (das kann sowohl die Herkunftsfamilie sein als auch die Familie, in der Sie aktuell leben), ein Tier, das Ihrer Meinung nach zur Persönlichkeit, zum Charakter, zum Verhalten des jeweiligen Familienmitglieds passt.«

Geschichten erzählen
»Erzählen Sie nun bitte zu jedem Tier eine kleine Geschichte, etwas über seinen Charakter, sein Verhalten, seine Stärken und Schwächen, seine Größe und vielleicht auch, was die Farben bedeuten.«

Explorationsfragen
Anschließend können verschiedene Fragen gestellt werden, die auch eine Beziehung zu den einzelnen Familienmitgliedern herstellen können.

Beispiel für Fragen in der Kindertherapie:

- *»Was macht der Drache mit der Katze?*
- *Was denkt der Maus-Vater über die Katzen-Hausaufgaben?*
- *Mit wem streitet der Mutter-Vogel?*
- *Wer kümmert sich am meisten um das Pony-Baby?*

- *An wen möchte sich das Katzen-Kind am liebsten hinkuscheln?*
- *Über wen ärgert sich der Maus-Vater manchmal? usw.*

Rollenspiele
Insbesondere in der Kindertherapie ist es nun ratsam, entweder den Patienten oder die ganze Familie in die Rolle der entsprechenden Tiere schlüpfen zu lassen. Dabei können auch bestimmte Standardsituationen zur Verhaltensbeobachtung vorgegeben werden, wie z. B. Abendessen, Urlaub, Familienfeiern, Aufgabenverteilung usw.

5. Effekte der Übung

Erwachsene Patienten belustigt die Aufgabe, die Familie in Tieren zu malen und sie anschließend auch darzustellen.
In der Gruppe bringt sie Auflockerung und Erheiterung.
In der Kindertherapie gelingt es den Kindern durch diese Übung besser, über familiäre Schwierigkeiten zu sprechen. Die Rollenspiele machen familiäre Strukturen deutlicher.

6. Mögliche Anschlussübungen

- Einstiegsübung zur Formulierung von Veränderungszielen
- Selbstsicherheits- und Durchsetzungsübungen gegenüber Familienmitgliedern
- Einübung partnerschaftlicher Kommunikation
- Übung *Familienbotschaften*
- Übung *Blind führen* (siehe Band *Basisübungen, Kontakt*)
- Therapiematerial *Erziehersätze*
- Therapiematerial *Lob* (siehe Band *Basisübungen, Gefühl*)

7. Schwierigkeitsgrad (0 = sehr leicht bis 100 = sehr schwer)

a) für Patienten mit sozialen Ängsten: 20
b) für depressive Patienten: 40
c) für körperlich missbrauchte Patienten: 50
d) für narzisstisch gestörte oder Borderline-Patienten: 10-50
e) für Kollegen in verhaltenstherapeutischer Selbsterfahrung: 20

Lebensspuren

1. **Psychotherapeutische Ziele**
   a) **Verhaltensbeobachtung**
      - Beziehung zur eigenen Lebensgeschichte
      - Umgang mit familiärer Prägung
      - Verarbeitungskompetenzen
      - Reifegrad

   b) **Wirkfaktoren**
      - Offenheit
      - Vertrauen
      - Unterstützung
      - Universalität des Leidens
      - Rekapitulation
      - Katharsis
      - Hoffnung
      - existentielle Einsicht

   c) **Inhaltliche Ziele**
      - Selbstreflexion des Wissens über sich selbst und der eigenen Lebenserfahrung
      - Identifizierung hilfreicher und kritischer Lebensereignisse
      - ganzheitliche Sicht der eigenen Lebensgeschichte und Zukunftsorientierung
      - Ressourcenorientierung
      - Förderung der emotionalen Wahrnehmungs- und Expressionsfähigkeit
      - Identifizierung von hinderlichen und hilfreichen Lernprogrammen
      - Aufbau sozialer Kompetenzen
      - Sinnfindung

2. **Rahmenbedingungen**
   a) **Material**

   mehrere ca. 5 m lange Schnüre in verschiedenen Farben
   verschiedenfarbige Kreise aus bunten Papieren, Farbstifte und Papier
   evtl. Video

b) **Raum**
für 8 bis 10 Teilnehmer ca. 30 qm freier Raum

c) **Teilnehmer**
geeignet für Einzeltherapie und Familientherapie
geeignet für Psychotherapiegruppen: 2 bis 10 Teilnehmer
geeignet für Weiterbildungs- und Selbsterfahrungsgruppen bis max. 16 Teilnehmer

3. **Dauer**
pro Person ca. 40 Minuten.
anschließende Rückmelderunde ca. 15 Minuten.

4. **Ablauf**

a) **Partnerwahl**
Zunächst keine, falls sich aus dieser Übung Rollenspiele ergeben, wählt der Teilnehmer, der die Übung durchführt, aus den übrigen Gruppenmitgliedern Stellvertreter für die jeweiligen Bezugspersonen aus.

b) **Anordnung im Raum**
Der Teilnehmer, der sich für diese Übung entschieden hat, legt seine eigene Lebenslinie mit einer farbigen Schnur auf dem Boden aus und maximal vier weitere farbige Schnüre für die wichtigsten Bezugspersonen seines Lebens. Die übrigen Teilnehmer stehen oder sitzen am Rand.

c) **Therapeutisches Modell**
Keines, es werden lediglich schrittweise Instruktionen gegeben.

d) **Durchführung der Übung**
Jeweils ein Patient oder Gruppenteilnehmer legt mit einem farbigen Seil oder einer dicken Schnur seine eigene Lebenslinie, von der Geburt bis zum heutigen Tag. Die Lebenslinien der Eltern, beginnend ca. zwei Jahre vor der Geburt, werden ergänzt. Verschiedene Ereignisse, Krisen, Wendepunkte, Quellen für Ressourcen usw. werden mit Kreisen und Bildern als Lebensspuren markiert. In Form einer Zukunftsprojektion für die kommenden fünf Jahre werden Fragen nach der gewünschten Richtung, dem therapeutischen Ziel und dem dafür notwendigen Veränderungswerkzeug beantwortet.

5. **Effekte der Übung**
Diese Übung ist ein intensives emotionales Erlebnis und vermittelt den Teilnehmern eine ganzheitliche ressourcen- und zukunftsorientierte Sicht ihrer Lebensgeschichte. Sie kann Antworten auf viele Fragen geben und mobilisiert übergeordnete Veränderungsziele. Den Teilnehmern gelingt es häufig, sich von aktuellen Problemfixierungen zu lösen und ihre Aufmerksamkeit auf die hilfreiche Seite von Lebenskrisen zu lenken. Durch die Vielfältigkeit der Übung gibt es zahlreiche Möglichkeiten von Anschlussübungen, die sich an den spezifischen Bedürfnissen des Einzelnen bzw. der Gruppe orientieren können.

6. **Mögliche Anschlussübungen**
   - Rückmeldung für den Protagonisten in der Großgruppe
   - Aufmalen der persönlichen Lebenslinie für alle Teilnehmer
   - Sammlung der Gruppen-Lebensziele auf einem großen Plakat
   - Malen und Sammeln der gesamten Gruppen-Handwerkszeuge für die Zukunft
   - Formulierung therapeutischer Aufgaben für die Zeit zwischen den Sitzungen
   - Durchführung der Übung Lebensspuren in der Paartherapie mit beiden Partnern
   - Übung *Familiensoziogramm*
   - Übung *Phantasiereise Traumland* (siehe Band *Basisübungen, Entspannung*)
   - Therapiematerial *Herkunftsfamilie*
   - Therapiematerial *Basisgefühle* (siehe Band *Basisübungen, Gefühle*)

7. **Schwierigkeitsgrad (0 = sehr leicht bis 100 = sehr schwer)**
   a) für Patienten mit sozialen Ängsten: 50
   b) für depressive Patienten: 40
   c) für körperlich missbrauchte Patienten (Gruppe): 80 (Einzeltherapie): 60
   d) für narzisstisch gestörte oder Borderline-Patienten ist es ratsam, diese Übung nur in der Einzeltherapie durchzuführen: 40
   e) für Kollegen in verhaltenstherapeutischer Selbsterfahrung: 30

Instruktion zur Übung Lebensspuren

1. *Besinnungsinstruktion*

Die Therapeutin gibt zunächst eine Besinnungsinstruktion, in der alle Teilnehmer (oder der Patient in der Einzelsitzung) in Gedanken eine kurze Zeitreise rückwärts bis zu dem Tag ihrer Geburt machen. Anschließend folgt die Auswahl der Protagonisten.

2. *Auswahl des Protagonisten*

»Wer von Ihnen möchte seine eigene Lebensgeschichte, die Höhen und Tiefen, die Erfolge und Misserfolge, das Angenehme und Unangenehme seines Lebens noch einmal genauer betrachten ... um hinterher vielleicht feststellen zu können und genauer zu spüren, welche Gewohnheiten und Lernprogramme aus Ihrer Vergangenheit heute noch ganz besonders nützlich für Sie sind und von welchen Gewohnheiten Sie sich trennen wollen, weil Sie Ihnen das Leben erschweren? Vielleicht haben Sie einfach auch nur Interesse daran, Ihren Lebenslauf als Ganzes im großen Überblick zu betrachten, um dadurch vielleicht neue Erkenntnisse für Ihre Veränderungsziele zu gewinnen.
Diese Übung ist auch eine soziale Kontaktübung, sich den anderen Teilnehmern gegenüber zu öffnen, sie vielleicht auch um Hilfe und Unterstützung zu bitten und die Erfahrung der anderen Teilnehmer mit deren Lebensgeschichte für sich zu nutzen. Manchmal kann diese Übung auch helfen, unvollendete Affekte aus der Vergangenheit (z. B. den Kloß im Hals oder Magen) zuzulassen und so einer Veränderung zugänglich zu machen.«

3. *Instruktion Lebensspuren*

Derjenige Teilnehmer, der sich für diese Übung entschieden hat, wählt zunächst eine Schnur in der für seine Person passenden Farbe aus, schreibt auf ein Blatt den Tag seiner Geburt und auf ein weiteres sein heutiges Alter. Danach erfolgt die Instruktion: »Bitte legen Sie zunächst provisorisch mit Ihrer Schnur Ihre Lebenslinie, Ihren Lebenslauf im Auf und Ab des Lebens von der Geburt bis zum heutigen Tag. Die Linie kann sehr gerade, stellvertretend für ein geradliniges Leben sein, sie kann Höhen und Tiefen aufweisen, gezackt oder abgerundet, vor und zurück, auf und ab, geschwungen oder ganz anders sein.

Nun suchen und finden Sie verschiedene Spuren Ihres Lebens. Sie können auf die Suche nach den Quellen Ihrer Stärken und Schwächen gehen. Sie können sich dabei die Frage stellen, inwieweit es Ihnen wichtig und möglich ist, die starken Quellen auszubauen und heute für Ihre Veränderung zu nutzen und die Hindernisse aus dem Weg zu räumen. Markieren Sie nun die beiden wichtigsten Quellen (positive Erlebnisse, Stärken, Ressourcen) mit einem farbigen Kreis ... und nun die beiden wichtigsten Krisen Ihres Lebens ... und nun die beiden wichtigsten Wendepunkte.

Suchen Sie nun zwei weitere farbige Schnüre aus, die stellvertretend für Ihre beiden Eltern stehen. Legen Sie diese beiden Schnüre, beginnend zwei Jahre vor Ihrer Geburt bis zu ihrer Geburt und dann weiter, in Beziehung zu Ihrer Lebenslinie auf den Boden. Wie nah, wie stabil, sicher, liebevoll haben diese beiden Personen Sie begleitet ... bis zum dritten Lebensjahr, bis zur Einschulung, während der gesamten Schulzeit, bis zur Volljährigkeit und bis heute? Lassen Sie sich Zeit, die Schnüre zunächst provisorisch zu legen, sich die Berührungspunkte und Abstände zu überlegen. Wo laufen die Wege parallel, wann auseinander, wo überschneiden sie sich? Welche Spuren haben sie hinterlassen?

Kommen Ihnen dabei neue Quellen Ihrer heutigen Stärken oder Schwächen in den Sinn? Wollen Sie zusätzliche Markierungspunkte legen? Lassen Sie sich ein paar Minuten Zeit (ca. 3 bis 5 Minuten Stille).

Sie können nun ein oder zwei weitere farbige Schnüre aussuchen, die stellvertretend für zwei weitere wichtige Bezugspersonen stehen können. Wann sind diese Personen in Ihr Leben getreten? Wie und wie lange haben diese Sie begleitet? Welche

Rollen spielen diese Personen bei den Höhen und Tiefen, Erfolgen, Misserfolgen, Quellen und Wendepunkten Ihres Lebens?

4. *Zukunftsprojektion*

Markieren Sie nun den heutigen Tag, schreiben Sie Ihre Erkenntnisse über sich selbst, die Sie beim Legen der Lebenslinie und der Lebensspuren bisher gewonnen haben, auf ein Blatt. Schreiben Sie nun Ihre drei wichtigsten Ziele für die kommenden fünf Jahre auf ein weiteres Blatt, legen Sie dieses Blatt in der entsprechenden Entfernung zu Ihrer bisherigen Lebenslinie auf den Boden. Bevor Sie nun Ihre eigene Schnur und die Schnüre Ihrer Begleiter weiter legen, stellen Sie sich folgende Fragen:

- *Was ist das erste kleine Anzeichen, dass es in die richtige Richtung geht?*
- *Gibt es Sekunden, Minuten, vielleicht auch ausnahmsweise Stunden, in denen es heute schon in die richtige Richtung läuft?*
- *Was ist hilfreich zu tun, was fördert meine gesunde Entwicklung und die der Menschen, die zu mir stehen?*
- *Welche Herausforderungen erwarten mich?*
- *Wie kann ich die Wachstumskrisen der Vergangenheit für die Zukunft nutzen?*
- *Welche Grundstimmung ist förderlich?*
- *Was brauche ich noch alles, um zu diesem Ziel zu kommen?*
- *Wen kann ich zu Rate ziehen?*
- *Welche Erfolgserlebnisse geben mir Sicherheit?*
- *Wie merken es die anderen, wie sehen, hören und spüren sie, dass ich mein Leben in die richtige Richtung lenke?*

5. *Veränderungswerkzeuge*

Malen Sie symbolisch Ihre zwei oder drei wichtigsten Veränderungswerkzeuge auf Papier, geben Sie ihnen einen Namen und legen Sie diese Werkzeuge zum passenden zeitlichen Abschnitt Ihrer Zukunftslinie.

6. Abschluss

Sie sehen, dass Sie im Laufe Ihres bisherigen Lebens unzählige Lösungserfahrungen gesammelt haben, dass es Menschen gibt, die Sie dabei begleitet und Ihnen Impulse gegeben haben, manchmal angenehme Impulse, manchmal auch Impulse, die schmerzlich waren. Diese unvergesslichen schmerzlichen Impulse bringen uns häufig ganz besonders vehement vorwärts. Wenn Sie Ihre schmerzlichen Erlebnisse in diesem hilfreichen Licht sehen können, wird es Ihnen helfen, sich mit Ihrer Vergangenheit auszusöhnen, soweit dies nötig und möglich ist. Wenn Sie sich dann vorstellen, dass Sie mit all dem Handwerkszeug Ihrer Lebenslinie die nächsten fünf Jahre gut meistern werden, wie geht es dann für alle Beteiligten die darauffolgenden drei Jahre vielleicht weiter? Legen Sie nun Ihre eigene Schnur und die Ihrer Begleiter für die zukünftigen Lebensjahre, so wie es sich für Sie möglicherweise entwickeln könnte. Wenn Sie die Belastungen hinter sich gelassen haben und die heutigen Probleme gelöst, wählen Sie sich ein neues Motto aus, machen Sie sich ein inneres Foto von Ihrer Lebenslinie und vergleichen Sie dieses Foto mit dem realen Foto in acht Jahren.«

Es empfiehlt sich, von diesem gesamten Prozess eine Videoaufzeichnung mit anschließender (oder späterer) Videoanalyse durchzuführen, damit die Teilnehmer ihre Lebenslinie und Lebensspuren nochmals mit einer gewissen Distanz von außen betrachten können.

Als Modifikation dieser Übung hat sich auch das »Aufmalen« der Lebenslinien mit Wachsmalkreiden sowie das Aufkleben verschiedener altersentsprechender Fotografien bewährt.

Sieben Säulen

1. **Psychotherapeutische Ziele**
   a) **Verhaltensbeobachtung**
   - Verstärkerrepertoire
   - latente Ressourcen
   - vorhandene Soziale Kompetenzen
   - Umfang der Lebensbewältigungsstrategien

   b) **Wirkfaktoren**
   - Offenheit
   - Arbeitshaltung
   - Modelllernen
   - Hoffnung
   - existentielle Einsicht

   c) **Inhaltliche Ziele**
   - Entdecken und Fördern von bisher nicht genutzten Ressourcen
   - Erweiterung des Verstärkerrepertoires
   - Nutzung vorhandener Stärken für verhaltenstherapeutische Veränderungsziele
   - kognitive Umstrukturierung im Sinne von Blick auf das Positive
   - Entwicklung hilfreicher Lebensstrategien
   - positive Umdeutung
   - Mobilisierung von Eigeninitiative und Selbsthilfepotentialen
   - Förderung der Therapiemotivation
   - Förderung sozialer Kompetenz
   - Psychohygiene

2. **Rahmenbedingungen**
   a) **Material**
   Zeichenblätter und Wachsmalkreiden,
   Wandtafel oder Flipchart

   b) **Raum**
   ca. 30 qm freier Raum für 8 bis 10 Teilnehmer

c) **Teilnehmer**
geeignet für Einzeltherapie, Einzelselbsterfahrung und Supervision
geeignet für Psychotherapiegruppen: 2 bis 10 Teilnehmer
geeignet für Weiterbildungs- und Selbsterfahrungsgruppen bis max. 20 Teilnehmer

3. **Dauer**
30 bis 45 Minuten

4. **Ablauf**

a) **Partnerwahl**
beliebig

b) **Anordnung im Raum**
Die Teilnehmer sitzen zunächst auf Stühlen im Kreis, später werden die sieben Säulen stehend im Raum dargestellt.

c) **Therapeutisches Modell**
Die Therapeutin kann auf einer Wandtafel Beispiele für »typische sieben Säulen« aufzeichnen, falls die Teilnehmer diese Anregung benötigen.

d) **Durchführung der Übung**
Es gibt mehrere Möglichkeiten, diese Übung durchzuführen:
Die Teilnehmer können durch eine Besinnungsübung vorbereitet werden, sich mit den sieben Säulen ihres Lebens zu beschäftigen.
Die Teilnehmer können anschließend mit oder auch ohne Besinnungsübung die Instruktion erhalten, die sieben tragenden Säulen ihres Lebens zunächst zu malen und ihnen dann entsprechende Namen zu geben.
In einer therapeutischen Gruppe mit mehr als sieben Teilnehmern bietet es sich an, die Übung körperlich umzusetzen. Jeweils ein Teilnehmer sucht sich dabei sieben Stellvertreter für die Darstellung seiner tragenden Säulen aus.

5. **Effekte der Übung**
Nach einer Doppelsitzung in der Einzel- oder Gruppentherapie zum Thema »Die sieben tragenden Säulen meines Lebens« wird häufig sichtbar, wie Patienten und Teilnehmer einen zu-

nehmend deutlicheren Blick für die positive und hilfreiche Seite ihrer Persönlichkeit bekommen.
Erstaunlich ist auch die Modellwirkung innerhalb der Gruppe, da die vorgeführten Säulen der Teilnehmer jedem Einzelnen zusätzliche kreative Impulse für seine eigenen Ressourcen geben können.

6. Mögliche Anschlussübungen

- Austausch innerhalb der Großgruppe
- Partneraustausch
- schriftliche Umsetzung der Stärken (tragenden Säulen) in Handlungsimpulse
- Entwicklung von therapeutischen Übungsaufgaben
- Entwicklung von Handlungsstrategien zur Symptombewältigung unter Nutzung der sieben Säulen (z. B. »wie kann ich meine Stärken nutzen, um meinem therapeutischen Veränderungsziel näher zu kommen?«)
- Einstiegsübung zur Beschäftigung mit angenehmen Gefühlen
- Nutzung des Arbeitsergebnisses »sieben Säulen« zur kognitiven Angstbewältigung
- Übung »Stärken des Persönlichkeitsstils« (in *Hippler u. Görlitz*, 2001)
- Übung *Energiekuchen*
- Übung *Reise zu den Stärken* (siehe Band *Basisübungen, Entspannung*)
- Therapiematerial *Werte-Hierarchie*
- Therapiematerial *Sinneskanäle* (siehe Band *Basisübungen, Körperwahrnehmung*)

7. Schwierigkeitsgrad (0 = sehr leicht bis 100 = sehr schwer)

a) für Patienten mit sozialen Ängsten: 40
b) für depressive Patienten: 50
c) für körperlich missbrauchte Patienten: 30
d) für narzisstisch gestörte oder Borderline-Patienten: 30
e) für Kollegen in verhaltenstherapeutischer Selbsterfahrung: 20

Instruktion zur Übung »Sieben Säulen«

1. Besinnungsübung

Der Text wird langsam, mit gedämpfter Stimme und vielen Pausen vorgelesen. Nützlich kann auch leise Entspannungsmusik im Hintergrund sein.
»Setzen Sie sich bitte auf Ihren Stuhl, die Füße etwas auseinander, fest auf dem Boden, die Hände auf den Oberschenkeln, die Augen geschlossen. Achten Sie darauf, wie Ihr Atem beim Einatmen die Brust hebt und wie sich die Brust beim Ausatmen wieder senkt ... hebt und senkt in Ihrem eigenen Atemrhythmus ... und lassen Sie Ihre Füße fest auf dem Boden stehen. Stellen Sie sich nun vor, dass Ihre Füße (symbolisch für Ihr ganzes Leben) auf den wichtigsten sieben tragenden Säulen Ihres Lebens stehen. Diese sieben tragenden Säulen verkörpern alle wichtigen

- *Talente ... Begabungen ... Stärken ... Fähigkeiten*
- *alles, worauf Sie sich stützen können*
- *Bevorzugungen*
- *Hobbys*
- *Erfolgserlebnisse*
- *alles, was Ihnen im Leben Spaß macht*
- *alles, was Sie voranbringt*
- *das, was Sie tröstet*
- *Dinge und Menschen, die Ihnen ganz besonders wichtig sind*
- *alles, was Sie gut können*
- *alles, woraus Sie Kraft und Energie schöpfen können*

Machen Sie zunächst eine innere Stoffsammlung von allem Positiven, Angenehmen, von allen Stärken und Talenten, Fähigkeiten und Begabungen, die Sie bisher in Ihrem Leben erfahren oder gepflegt haben.
Es geht also darum, dass Sie die sieben tragenden Säulen Ihres Lebens suchen und finden, aus denen Sie Kraft schöpfen können, die Ihr Leben bereichern und sieben wichtige Stützen für Sie darstellen, auf die Sie sich verlassen können ... denn jeder gesund geborene Mensch hat ursprünglich alles mitbekommen, was er braucht, um einigermaßen gesund und zufrieden leben zu können. Erinnern Sie sich dabei auch an alle Stärken und Fähigkeiten, die Ihnen

Ihre *Bezugspersonen,* Eltern, Erzieher, Lehrer usw. in Ihrem bisherigen Leben vorgelebt und mitgegeben haben. Sicherlich haben Sie von diesen Modellen eine ganze Menge gelernt.
Nehmen Sie sich nun ein wenig Zeit, Ihr Leben nach diesen Kraftquellen zu durchforsten.«

2. Brainstorming

Nach Beendigung der Besinnungsübung:
»Bitte schreiben Sie nun alle Kraftquellen, Begabungen, Stärken, positiven Aktivitäten usw., die Sie gefunden haben, zunächst auf ein Blatt.«

3. Bild malen »Sieben Säulen«

»Drehen Sie nun Ihr Blatt um und malen Sie auf die Rückseite mit den entsprechenden Farben Ihre großen und kleinen Säulen auf. Geben Sie jeder Säule einen übergeordneten Namen, den Sie auf den Kopf der Säule schreiben (wie z. B. gutes Aussehen, Kontaktfähigkeit, Freunde, Handarbeiten, Kreativität usw.). Beschriften Sie nun Ihre Säule, ähnlich wie eine Litfasssäule, mit den konkreten Tätigkeiten, die Sie bisher bereits mit dieser Säule verbinden.
Schreiben Sie sich nun an den Fuß einer jeden Säule einen wichtigen Vorsatz für die kommenden vier Wochen, wie Sie in der nächsten Zeit neue Kraft aus dieser Säule schöpfen können.
Sollte es Ihnen heute noch nicht gelungen sein, alle sieben Säulen zu beschriften, so lassen Sie sich so viel Zeit, wie Sie brauchen, um den übrigen, heute noch unbeschrifteten Säulen vielleicht später Namen zu geben.« (Eine für manche Teilnehmer einfachere Möglichkeit besteht darin, die Säulen den im Arbeitsblatt *Ressourcen-Erforschung* aufgelisteten sieben übergeordneten Bereichen (Ererbtes, Gelerntes, Sozialkontakt, Sinne, Hobbys, Körperliches, Eigenschaften) zuzuordnen.

4. Sieben Säulen darstellen

Dieser Schritt kann entweder nach der Besinnungsübung, nach dem Malen oder auch nur ohne die beiden vorhergehenden Schritte mit der unter Punkt 1. genannten Instruktion beginnen und folgendermaßen fortgesetzt werden:

»Suchen Sie sich nun stellvertretend für jede Säule Ihres Lebens aus der Gruppe sieben Teilnehmer aus. Geben Sie jeder dargestellten Säule einen Namen.
Beginnen Sie nun mit jeder einzelnen Säule einen Dialog, der mit folgenden oder ähnlichen Worten beginnt:

- *Du bist meine erste Säule …*
- *Dein Name ist …*
- *Ich kenne dich seit …*
- *Du hast mir dann … und dann … sehr viel Kraft gegeben, indem du …*
- *Du begleitest mich heute in folgenden Situationen …*
- *Wenn ich mich auf dich besinne, dann hilft es mir, folgende Schwierigkeiten zu überwinden …*
- *Ich möchte dich folgendermaßen nutzen …*
- *Ich möchte dich folgendermaßen ausbauen …*
- *Du kannst mir helfen, Probleme zu überwinden, indem ich … usw.* «

Diese einzelnen Dialog-Schritte können auch als Gedächtnisstütze auf eine Wandtafel geschrieben und von den Teilnehmern ergänzt werden.
Die Stellvertreter für die jeweiligen Säulen können anschließend auch Antworten geben und eigene Vorschläge machen.
Die Übung »Sieben Säulen malen« kann auch im Anschluss daran durchgeführt werden.
Die körperliche Darstellung der Säulen kann nur für eine Säule, mehrere oder alle sieben erfolgen. Dies hängt auch wesentlich von der zur Verfügung stehenden Zeit ab. Am Ende steht eine *therapeutische Übungsaufgabe* bis zur nächsten Sitzung, die sich die Teilnehmer selbst stellen können, dies fördert die Eigeninitiative und mobilisiert das Selbsthilfepotential.

5. Therapiematerialien Biographie-Karten

Bitte tragen Sie in diese Biographiekarte alle wichtigen lebensgeschichtlichen Ereignisse ein und das, was Sie in den einzelnen Phasen Ihres Lebens gelernt haben, in welchem Maße diese Lernprogramme heute noch wirksam sind, und die in den einzelnen Phasen Ihres Lebens erworbenen Wertvorstellungen. Anschließend entwerfen Sie ein Bild von Ihrer Zukunft.

Lebensereignisse	Lernprogramme	heute noch wirksam	Wert-vorstellungen
Schwangerschaft/Geburt			
Kleinkindalter			
Kindergartenzeit			
Schulzeit			
Pubertät			
Berufsausbildung			
Beruf			
heute			

Zukunftsvorstellungen	wirksame Lernprogramme	Lebens-schwerpunkte	Wertehierarchie

Erziehersätze

Die verinnerlichten Sätze unserer Erzieher geben uns ein Gerüst für unsere Lebensgestaltung als Erwachsene. Manche Sätze erleben wir als unterstützend und hilfreich, selbst dann, wenn sie zunächst vielleicht als Kritik erlebt wurden. Andere Erziehersätze erleben wir als belastend und hinderlich.
Bitte streichen Sie die folgenden Sätze, die Sie früher häufiger aus dem Mund Ihrer Erzieher gehört haben, an und ergänzen Sie aus Ihrer Erinnerung die Sätze aus Ihrer persönlichen Lebensgeschichte:

1. Solange du deine Füße unter meinen Tisch stellst, wird gemacht, was ich sage!
2. Das ist alles halb so schlimm!
3. Sei nicht so frech und vorlaut!
4. Komm zu mir, wenn du mich brauchst, ich helfe dir!
5. Wenn Erwachsene sich unterhalten, haben Kinder still zu sein!
6. Du bist meine große Stütze!
7. Was gibt es denn bei dir schon zu loben?
8. Ich kann dich gut verstehen!
9. Rede erst dann, wenn du gefragt bist!
10. Was ist deine Meinung zu dem Thema?
11. Wer bist du denn schon?
12. Ich will wirklich nur dein Bestes!
13. Was würdest du denn ohne mich machen?
14. Du weißt am besten, was dir gut tut!
15. Sei still, sonst tut mein Herz weh!
16. Wenn wir alle zusammenhelfen, geht es schneller!
17. Du bist schuld, dass es mir nicht gut geht!
18. Wir gehören zusammen!
19. Wie oft muss ich dir denn noch das Gleiche sagen?
20. Schlaf erst mal eine Nacht, morgen sieht die Welt wieder viel rosiger aus!
21. Wie willst du denn das überhaupt schaffen?
22. Komm her und lass' dich trösten!

23. Was denken nur die anderen Leute von dir!
24. Du bist fleißig/hübsch/lieb!
25. Du bist faul/dumm/frech!
26. Du bist nicht alleine, du hast doch mich!
27. Du kapierst überhaupt nichts!
28. Wie du das nur alles schaffst!
29. Du bist zu dumm zum Leben und zum Sterben!
30. Ich bin stolz auf dich!
31. Du bist ein Nichts!
32. Du bist mein Ebenbild!
33. Bilde dir bloß nichts auf deine gescheiten Reden ein!
34. Hoffentlich bleibst du noch ganz lange bei mir!
35. Schau dir mal die anderen an, die kann man wenigstens zu etwas gebrauchen!
36. Es ist egal, was die anderen denken!
37. Du bringst mich noch ins Grab!
38. Hauptsache, du fühlst dich wohl!
39. Du wirst schon sehen, was passiert!
40. Morgen ist auch noch ein Tag!
41. Ohne mich wärst du unfähig zum Leben!
42. Ich vertraue dir voll und ganz!
43. Musst du immer das letzte Wort haben?
44. Jeder Mensch hat Fehler und Schwächen!
45. Schau dich bloß an, wie du schon wieder aussiehst!
46. Das kann jedem passieren!
47. Du bist anders als alle anderen!
48. Du bist etwas ganz Besonderes!
49. Sei still und reg mich bloß nicht auf!
50. Warum sprichst du nicht mit mir darüber?
51. Was ist denn das für ein dummes Geschwätz?
52. Lass' dir Zeit!
53. Erst denken, dann reden!
54. Du musst nicht traurig sein!
55. Das schaffst du nie!
56. Andere Mütter (Väter) haben auch schöne Töchter (Söhne)!
57. Womit habe ich das verdient?
58. Lass' es uns gemütlich machen!
59. Nur Leistung zählt!

60. Gut, dass wenigstens wir zusammenhalten!
61. Du musst einen guten Eindruck machen!
62. Heute hast du es dir verdient, dich auszuruhen!
63. Keiner ist so wie du!
64. Du bist anders als alle anderen!
65. Der Klügere gibt nach!
66. Das ist ganz normal!
67. So etwas tut man nicht!
68. Mit dir habe ich ganz großes Glück!
69. Was du heute kannst besorgen, das verschiebe nicht auf morgen!
70. Ich hab' dich lieb!
71. ....
72. ....
73. ....

Herkunftsfamilie

1. Lebensgeschichtliche Entwicklung

1. Bitte beschreiben Sie wichtige angenehme und unangenehme ***Ereignisse*** *Ihrer Lebensgeschichte während der unten angegebenen Lebensabschnitte und die möglichen Zusammenhänge zur heutigen Symptomatik:*

0 – 3 Jahre *(z. B. Probleme bei Schwangerschaft, Geburt, Ernährung, frühkindliche Entwicklung, wer hat Sie betreut, wo sind Sie aufgewachsen usw.)*

....

....

3 – 6 Jahre *(z. B. Kindergarten, Umzüge, Bezugspersonenwechsel usw.)*

....

....

6 – 10 Jahre *(z. B. Einschulung, Beziehung zu Lehrern, Erziehern usw.)*

....

....

10 – 15 Jahre *(z. B. erste Erfahrungen mit dem anderen Geschlecht, Freundschaften, Pubertätsprobleme usw.)*

....

....

15 – 20 Jahre *(z. B. Schulabschluss, Berufsausbildung, Ablösungsprozesse usw.)*

....

....

20 – 25 Jahre *(z. B. Partnersuche, Abgrenzungswünsche von Eltern und Bezugspersonen, Selbstständigkeitsentwicklung usw.)*

....

....

ab dem 25. Lebensjahr:

....

....

2. Familie:

*Wie erlebten Sie die **Atmosphäre in Ihrer Herkunftsfamilie?** (z. B. harmonisch, angespannt, konfliktvermeidend, durch Streit geprägt, ruhig, hektisch, liebevoll, unpersönlich usw.) Unterstreichen Sie Zutreffendes und beschreiben Sie dann das frühere Familienklima mit Ihren Worten.*

....

....

....

....

*Zeichnen Sie nun auf ein gesondertes Blatt Ihren **Familienstammbaum**, wenn möglich bis zu Ihren Urgroßeltern, und ergänzen Sie die wichtigsten Merkmale Ihrer Vorfahren.*

***Mutter:** Alter bei der Geburt:......*

erlernter Beruf:................

wann und wie lange ausgeübt: ....

falls verstorben: Jahr........ Todesursache..................

Beschreiben Sie die Persönlichkeit Ihrer Mutter und Ihre gegenseitige Beziehung während der Kindheit:

....

....

....

....

Welche Erlebnisse mit Ihrer Mutter prägen Sie heute noch?

....

....

....

....

Schreiben Sie bitte drei typische Sätze Ihrer Mutter auf:

1. ....

2. ....

3. ....

Erziehungsstil (Lob, Strafen, Regeln, Zuwendung, Strenge usw.)

....

....

....

Wie versuchen Sie selbst, heute Ihren erwachsenen Beitrag zu einer befriedigenden Beziehung zu Ihrer Mutter zu leisten?

....

....

***Vater** (Fragen wie bei Mutter)*

....

....

....

....

Geschwister:

Beschreiben Sie wichtige Erlebnisse mit Ihren Geschwistern und die Beziehungen zu ihnen:

Name, Alter, Schulabschluss, prägende Erlebnisse, Beziehung früher/heute

1. ....

2. ....

3. ....

***andere Bezugspersonen:** (Fragen wie bei Mutter)*

....

....

....

....

Die Rose

(Diese Geschichte eignet sich besonders für selbstunsichere Patienten – im Rahmen der psychotherapeutischen Arbeit an der lebensgeschichtlichen Entwicklung – zur Förderung der emotionalen Wahrnehmungs- und Expressionsfähigkeit. Sie wird langsam und mit vielen Pausen vorgelesen.
Im Anschluss an diese Geschichte kann das persönliche Rosenbild dargestellt oder gemalt werden.
In der Mitte des Raumes steht ein Rosenstrauß, eine Rose für jedes Gruppenmitglied, die dann im Anschluss an die Geschichte und das Rosenbild – mit passenden Zukunftswünschen – an die einzelnen Gruppenmitglieder verteilt werden können.)

Es war einmal eine Rosenknospe, die *ängstlich* und geduckt, aber gleichzeitig auch *hoffnungsvoll* und *neugierig* inmitten anderer Knospen in einem Rosenbeet stand. Sie sah sich *neidisch* die anderen Knospen an, nur um sich mit ihnen zu vergleichen und immer wieder *enttäuscht* festzustellen, dass alle anderen Knospen viel *fröhlicher*, schöner und glücklicher seien als sie selbst.
Sie war *traurig* darüber, bei jedem Vergleich so viel unzulänglicher abzuschneiden als alle anderen, es machte sie *unsicher* und *hilflos*.
Gleichzeitig empfand sie auch eine kleine *hoffnungsvolle* Ahnung, dass sie sich vielleicht auch einmal *selbstbewusster* fühlen könnte, wenn sie sich nur aufrichten würde. Aber als sie gar sehen musste, dass die eine oder andere Knospe sich langsam öffnete, erschrak sie. Sie fühlte sich *mutlos*. Sie glaubte, niemals die Kraft aufbringen zu können, sich zu öffnen. Sie wurde immer *angespannter* und *unruhiger*, als sie sah, dass sich allmählich die anderen Knospen *veränderten* und ein roter Schimmer sichtbar wurde.
Sie *fürchtete*, sich niemals entwickeln zu können, nie den nötigen Mut aufbringen zu können, sich zu verändern. Sie blieb *verkrampft* und *verschlossen* – und gleichzeitig war sie *gereizt*, *wütend* und *ärgerlich* auf sich … und mit diesen Gefühlen war plötzlich ein neues, ein *kraftvolles* Gefühl verbunden und eine winzige *Zuversicht*, dass sie es auch schaffen könnte, sich von einer

krampfhaft verschlossenen Knospe zu einer *zufriedenen* Blüte zu verändern … doch dann holten sie wieder die alten *lähmenden* Gedanken ein und sie dachte, was wird passieren, wenn mein Rot weniger leuchtend sein wird als das der anderen, wenn meine Blätter weniger vollkommen sein werden, wenn ich weniger strahlend und *geliebt* sein werde als die anderen? Und sie dachte im Kreis ihrer selbsthindernden Gedanken und fühlte sich immer *einsamer* und verlassener.

Während sie so weiterdachte, bemerkte sie mit tiefer *Eifersucht* in ihrer Seele, dass sich bereits drei Rosen in ihrer unmittelbaren Nachbarschaft entfaltet hatten. Ein zarter leuchtend roter Rand zierte die schneeweißen Blütenblätter, sie waren wunderschön anzusehen, standen *selbstbewusst* und aufrecht, jede auf eine andere Art gegen die Sonne gerichtet, sie fühlte sich *bloßgestellt* und *beschämt.*

Jede auf eine andere Weise? Die eine *sanftmütig*, die andere *übermütig*, die dritte *stolz*, sollte das heißen, dass doch nicht alle gleich waren? Hätte sie doch noch eine Chance, wenn auch etwas behutsamer und *vorsichtiger* als die anderen mit dem Öffnen zu beginnen? Plötzlich kamen wieder *Hoffnung*, *Zuversicht* und ein klein wenig *Mut* auf.

Sie spitzelte vorsichtig, fühlte sich *unentschlossen.* Ach nein, das passte eben nicht zu ihr, sie fühlte sich erneut *verunsichert.* Da draußen war es viel zu kalt und rauh und unfreundlich.

Es könnte sie jemand auslachen, bloßstellen, *enttäuschen*, vielleicht sogar pflücken oder zerstören. Lieber nicht, lieber die Sicherheit in der viel zu engen und langweiligen Knospe …

… und währenddessen sah sie, wie fast alle anderen Knospen sich zu unterschiedlichsten Blüten entfaltet hatten. Angesichts dieser Blütenpracht war sie noch *mutloser* geworden, und sie verkroch sich wieder in sich selbst.

Da kam ein rauher Wind, der ihr drei Blätter von Ihrer *sicheren* Hülle wegblies. Viele andere Rosen verloren sogar einige ihrer wunderschönen Blütenblätter und sahen immer noch tausendmal *kraftvoller* und zufriedener aus als sie selbst.

Als dann der Wind zum Sturm wurde und über sie hereinbrach, spürte sie, dass es nicht möglich war, sich immer nur in Sicherheit zu wiegen, und plötzlich fühlte sie sich ganz *entschlossen.* Sie dachte daran, dass sie nur ein einziges Leben zur Verfügung hatte und nur einmal die Chance, sich von einer Knospe zur Blume weiterzuentwickeln, nur einmal die Gelegenheit, das Kribbeln der Veränderung und Freiheit spüren zu können. Was hatte sie zu verlieren? Ein paar Blütenblätter, ein paar Kämpfe gegen den Wind und den Regen – es fühlte sich sogar *beschwingt* an, im Wind zu schaukeln, dem Regen zu trotzen, mit ihnen zu kämpfen. Sie zwang sich, nur noch nach vorne zu denken, wurde ganz *neugierig* auf sich selbst und all ihre Entfaltungsmöglichkeiten, trotz des lädierten Schutzmantels. Sie fühlte ihre Talente und Begabungen neben allen Schwächen, die ihr bewusst waren. Sie war nun *entschlossen*. Und sie öffnete sich langsam immer weiter und weiter und sah plötzlich, es gab noch einige andere Knospen, die ebenso *zögerlich* gewesen waren wie sie, denen sie mit ihrem Öffnen sogar Mut machen konnte, und sie entfaltete sich: *Schrittchen für Schritt, Blütenblättchen für Blütenblatt.* Und sie bemerkte nun auch plötzlich ihre natürlichen Helfer gegen die Gefahren der Welt – ihren inneren Mut und die eigenen Dornen nach außen. Das beruhigte sie und machte sie *furchtloser* – schließlich war sie ganz geöffnet und sie fühlte sich *zuversichtlicher, freier, gelöster, leichter, ausgeglichener, unabhängiger, risikobereiter, glücklicher* denn je. Zwar wusste sie, dass dieses Glücksgefühl nicht ewig dauern würde, doch war sie nun bereit, gegen den Wind und den Sturm, der sie sicherlich wieder erschüttern würde, zu kämpfen, und sie nahm endlich den für sie bestimmten, gesunden Lebenskampf an.

(Für psychotherapeutische Zwecke modifiziert, in Anlehnung an Albert-Wybranietz, [1983], »Jeder ist eine Blüte«)

Werte-Hierarchie

Erstellen Sie im Folgenden eine Rangreihe Ihrer sieben wichtigsten Wertvorstellungen und tragen Sie entsprechende persönliche Beispielsituationen ein.

Wertvorstellungen	persönliche Beispiele
Akzeptanz	
Aufgeschlossenheit	
Bescheidenheit	
Ehrlichkeit	
Einfühlungsvermögen	
Fairness	
Fleiß	
Freundlichkeit	
Geduld	
Geradlinigkeit	
Höflichkeit	
Lernbereitschaft	
Nächstenliebe	
Offenheit	
Ordentlichkeit	
Pflichtbewusstsein	
Pünktlichkeit	
Rücksichtnahme	
Soziales Engagement	
Taktgefühl	
Toleranz	
Umweltbewusstsein	
Verantwortungsgefühl	
Verständnis	
Zuverlässigkeit	

Ressourcen-Erforschung
(Verstärkerliste)

Gehen Sie nun bitte auf die Suche nach Ihren bewussten oder verborgenen Stärken, Fähigkeiten und Talenten. Suchen und finden Sie alle Möglichkeiten in Ihrem heutigen oder früheren Leben, aus denen Sie Kraft schöpfen und Energie tanken können. Einige dieser Möglichkeiten sind bereits genannt. Streichen Sie die »Verstärker« an, die auf Sie zutreffen, und ergänzen Sie Ihre eigenen Möglichkeiten und Fähigkeiten:

1. Dies können Stärken sein, die Sie einfach durch Ihr **Erbgut** mitbekommen haben, wie z. B.
   - gutes Aussehen,
   - handwerkliche Fähigkeiten
   - Sprachbegabung
   - räumliches Vorstellungsvermögen
   - andere Intelligenzfaktoren
   - ....
2. Es können auch **Veranlagungen oder erlernte und antrainierte Fähigkeiten** sein wie
   - Malen
   - Singen
   - sportliche Fähigkeiten
   - Jonglieren
   - Sprachen
   - ....
3. Sie können diese Fähigkeiten auch im Bereich **sozialer Kontakte** und Übernahme von **gesellschaftlicher Verantwortung** suchen und finden wie
   - Knüpfen und Pflegen von Kontakten
   - stabile Beziehungen zu Freunden und Familienmitgliedern
   - ehrenamtliche Tätigkeiten und politische Initiativen
   - Organisieren von Veranstaltungen und Festen
   - Übernahme von Führungsaufgaben und Verantwortung
   - ....

4. Stärken liegen bei allen Menschen auch im Bereich ihrer **Sinneswahrnehmungen**, manche Menschen können z. B.
   - optische Eindrücke speichern
   - fühlen sich in einer Blumenwiese liegend, den Duft von Gras einatmend besonders wohl und können hier Energie tanken
   - haben ein gutes Gehör
   - eine ausgeprägte Körperwahrnehmung
   - ....

5. Es kann sich auch um bestimmte **Tätigkeiten oder Hobbys** handeln, die Sie gerne tun, wie z. B.
   - Lesen
   - Handarbeiten
   - Schreiben
   - Fotografieren
   - Musizieren
   - ....

6. Vielleicht können Sie auch spüren, dass eine wichtige Kraftquelle möglicherweise im **Bereich körperlicher Bewegung** liegt, wie z. B.
   - Tanzen
   - Joggen
   - Schwimmen
   - Radfahren
   - Ballspiele
   - ....

7. Jeder Mensch hat auch eine ganze Reihe **guter Eigenschaften** wie z. B.
   - Offenheit
   - Freundlichkeit
   - Zuverlässigkeit
   - Hilfsbereitschaft
   - Ehrgeiz
   - ....

6. Information für Patienten: Psychosoziale Entwicklung

Damit Sie besser verstehen können, weshalb Psychotherapeuten in den ersten Sitzungen und auch noch im Verlauf der Therapie immer wieder Fragen zur lebensgeschichtlichen Entwicklung stellen, möchte ich Ihnen hier einige Informationen über Erkenntnisse der Entwicklungspsychologie geben. Verschiedene entwicklungspsychologische Modelle beschreiben die Entwicklungsstufen eines Menschen vom ersten Lebenstag an.

Da insbesondere das Modell der psychosozialen Entwicklungsstufen nach *Erikson* (1976) die lebensgeschichtlich bedingte Entstehung bestimmter psychischer Probleme verdeutlicht und auch noch das Erwachsenenalter berücksichtigt, möchte ich sein Stufenmodell hier etwas ausführlicher darstellen. Eriksons psychosoziale Entwicklungstheorie ist einerseits als Erweiterung und Modifikation der Theorien von *Sigmund Freud* (1856–1939) zu verstehen, andererseits verbindet sie die einzelnen Entwicklungsstufen mit dem zentralen Thema der Persönlichkeitsentwicklung, dem *Aufbau von Ich-Identität.*

»Mit den Begriffen *Krise* und *innere Einheit* sind zwei relevante Komponenten seiner gesamten Entwicklungskonzeption markiert. *Krise* versteht er als Wendepunkt im Sinne einer entscheidenden Periode, die sowohl erhöhte Verletzlichkeit als auch erhöhtes Potential in sich birgt. *Gefühl der inneren Einheit* charakterisiert ein zentrales Merkmal seines Konzepts der *Ich-Identität.*« (*Oerter, Montada,* 1995, S. 322)

Entsprechend dem Stufenmodell von *Erikson,* das aufgrund klinischer Studien entwickelt wurde, besteht der Lebenszyklus aus acht aufeinander folgenden Stufen. »Psychosoziale Entwicklungsstufen bezeichnen die Haltungen sich selbst und anderen gegenüber, die man nacheinander im Laufe des Lebens einnimmt. Jede Stufe setzt ein neues Niveau sozialer Interaktion voraus. Ob das Individuum dabei erfolgreich war oder nicht, beeinflusst den Verlauf der weiteren Entwicklung auf positive oder negative Art.« (*Zimbardo*, 1995, S. 90; s. a. *Gerrig* und *Zimbardo,* 2008)

Psychosoziale Entwicklungsstufen nach Erikson

1. Vertrauen versus Misstrauen: 1. Lebensjahr

Wenn Bezugspersonen die Bedürfnisse des Kindes befriedigen und eine intensive emotionale Bindung eingehen können, kann sich das grundlegende »Urvertrauen« eines Menschen entwickeln. Wenn eine starke stabile Beziehung zu den Eltern besteht und diese das Kind mit Nahrung, Wärme und Geborgenheit versorgen, stellt sich das Vertrauen ganz von selbst ein. Wenn jedoch die erwachsenen Bezugspersonen häufig abwesend sind, die Grundbedürfnisse des Kindes nicht befriedigt und nicht genügend Nähe und Körperkontakt hergestellt werden, so entwickelt sich beim Kind eher Misstrauen. Das Kind ist dann nicht genügend vorbereitet für die Herausforderung der nächsten Stufe. Wird die Entwicklungsaufgabe dieser Phase gut bewältigt, so kann das Kind ein stabiles, grundlegendes Sicherheitsbewusstsein entwickeln, andernfalls entstehen Unsicherheit und Angst.

2. Autonomie versus Scham und Selbstzweifel: 2. bis 3. Lebensjahr

Das Kind entwickelt Autonomiewünsche. Kinder, welche die Herausforderung dieser Stufe erfolgreich bewältigen, entwickeln Willenskraft und erreichen ein Gleichgewicht zwischen der Durchsetzung ihres Willens und Selbstbeschränkung. Wird ein Kind in dieser Phase zu viel kontrolliert und kritisiert, so können Selbstzweifel entstehen. Wird das Kind zu streng erzogen (z. B. zu frühe Sauberkeitserziehung) oder überfordert, verringert sich sein Mut zur Bewältigung neuer Aufgaben. Durch daraus entstehende Szenen heftiger Konfrontation kann die schützende Eltern-Kind-Beziehung zerstört werden. Das Kind kann sich in diesem Alter als Handelnder und Verursacher von Geschehnissen und als fähig zur Körperbeherrschung selbst wahrnehmen. Misslingt diese Entwicklungsaufgabe, so können Zweifel an der eigenen Fähigkeit zur Kontrolle von Ereignissen entstehen.

3. Initiative versus Schuld: 3. bis ca. 6. Lebensjahr

Durch das Spielen verschiedener Rollen im Familienkontext und die Entwicklung eines Gefühls dafür, was erlaubt ist und was nicht, entwickeln Kinder ein Gewissen und die Fähigkeit, Schuld zu empfinden. Sie erreichen einen Gleichgewichtszustand, in dem Initiative von einem angemessenen ausgeprägten Gewissen geleitet wird. Eltern können durch ihre Reaktionen auf die kindlichen Aktivitäten entweder sein Selbstvertrauen stärken oder das Kind mit Schuldgefühlen und dem Gefühl, ein dummer Eindringling in die Welt der Erwachsenen zu sein, belasten. Gelingt dieser Entwicklungsschritt, dann kann das Kind lernen, auf eigene Initiative und Kreativität zu vertrauen, andernfalls kann ein Gefühl fehlenden Selbstwertes entstehen.

4. Kompetenz versus Minderwertigkeit: ca. 6. bis ca. 12. Lebensjahr

In dieser Stufe bis zur *Pubertät* entdecken die Kinder die Bedeutung von Arbeit und entwickeln Kompetenz. Andererseits besteht auch das Risiko, dass sie auf Kosten von Phantasie und Spieltrieb zu viel arbeiten. Die wichtigsten Regeln und Gesetze der Gesellschaft werden in diesen Jahren verinnerlicht. Schule und Sport stellen Möglichkeiten dar, intellektuelle und körperliche Fähigkeiten zu erwerben. Durch den Umgang mit Gleichaltrigen werden soziale Kompetenzen erlernt. Damit ist auch die individuelle Beharrlichkeit bei der Verfolgung eines Interesses verbunden. Durch verschiedene Misserfolgserlebnisse kann ein Minderwertigkeitsgefühl entstehen, das ein Kind daran hindert, den Anforderungen der nächsten Stufe gerecht zu werden. In dieser Entwicklungsphase entsteht ein Vertrauen auf angemessene grundlegende soziale und intellektuelle Fähigkeiten. Bei Störungen in dieser Zeit können sich Gefühle des Versagens entwickeln und ein Defizit im Bereich des Selbstvertrauens entstehen.

5. Identität versus Rollendiffusion: Adoleszenz (ca. 13. Lj.) bis frühes Erwachsenenalter (ca. 18. Lj.):

Die Jugendlichen streben nach einem dauerhaften Wertesystem. Sie schließen sich zu Cliquen zusammen und suchen ihre psychosoziale Identität.

In dieser Zeit müssen die Jugendlichen v. a. drei wichtige Aufgaben bewältigen:

1. *Das Akzeptieren ihrer körperlichen Veränderungen und Reife, einschließlich Sexualität*
2. *Die Ablösung von den Eltern und die Neubestimmung sozialer Rollen*
3. *Die berufliche Orientierung*

Die Bewältigung dieser drei Aufgaben gilt als Voraussetzung für die übergeordnete Aufgabe der Identitätsentwicklung in diesem Alter. Der pubertäre Wachstumsschub ist dabei das erste konkrete Anzeichen für das Ende der Kindheit. Cliquenbildungen sind als Versuche zu betrachten, sich selbst zu definieren und ein Wertesystem zu entwickeln. Pathologische Muster beruhen auf der Unfähigkeit, ein gefestigtes Selbst zu entwickeln. In dieser Phase entsteht bei gutem Gelingen ein festes Vertrauen in die eigene Person. Misslingt dies, so kann das eigene Selbst als bruchstückhaft erlebt werden bei schwankendem unsicheren Selbstbewusstsein.

6. Intimität versus Isolierung: Junges Erwachsenenalter (ca. 18. bis ca. 25. Lj.)

Das Ziel dieser Phase liegt darin, Liebe zu erfahren, nicht in Isolation zu geraten und mit der sich festigenden Identität intime Beziehungen und sexuelle Kontakte herzustellen. Diese Phase ist v. a. durch die Fähigkeit zur festen Bindung (sexuell, emotional und moralisch) geprägt. Die jungen Erwachsenen lernen in dieser Phase die Fähigkeit zu Nähe und Bindung. Misslingt dies, so entstehen Gefühle der Einsamkeit, des Abgetrenntseins und schließlich Isolation und eine Leugnung des Bedürfnisses nach Nähe. Dies kann zu Ängsten und Depressionen führen.

7. Generativität versus Stagnation: ca. 26. Lebensjahr bis ca. 40. Lebensjahr

Das Augenmerk richtet sich in diesem mittleren Erwachsenen-Alter v. a. auf die nächste Generation und die Zeugungsfähigkeit. Die Sorge um eigene Kinder und/oder jüngere Menschen (z. B. die Anleitung jüngerer unerfahrener Arbeitskollegen) ist wichtiger Bestandteil dieser Phase. Diese Phase ist in der Regel geprägt vom

Interesse an Familie und Gesellschaft, das über unmittelbare persönliche Belange hinausgeht. Selbstbezogene Interessen und eine fehlende Zukunftsorientierung gelten als eher unangemessene Lösungen.

8. Ich-Integrität versus Verzweiflung: Höheres Erwachsenenalter

Bei gesunder lebensgeschichtlicher Entwicklung und Erledigung der Entwicklungsaufgaben vorangegangener Stufen können die Menschen dieses Lebensalters immer wieder ein Gefühl der Erfüllung und Ganzheit erleben und ohne Reue auf das hinter ihnen liegende Leben zurückblicken.
Menschen, denen dies nicht gelungen ist, leiden unter Ängsten vor dem Sterben, sind verbittert und anfällig für Depression, Hypochondrie und Paranoia. Als angemessene Lösung dieser Phase wird eine grundlegende Zufriedenheit mit dem Leben und ein Gefühl der Ganzheit betrachtet, als unangemessen ein Gefühl der Vergeblichkeit und Enttäuschung.

In jeder Krise liegt eine Chance!

Theoretiker sind sich einig, dass alle Menschen bestimmte aufeinander folgende Entwicklungsstufen durchlaufen. Während jeder einzelnen Stufe sind wir bestimmten wichtigen Belastungen ausgesetzt, an denen wir entweder wachsen oder scheitern können, je nachdem, wie wir und unsere Umwelt diese Belastungen bewältigen können. »Wie *Erikson* wiederholt betont, gibt es in jeder Entwicklungsstufe zahlreiche Klippen und mögliche Fehlentwicklungen. Die Gründe dafür können in psychischen Unzulänglichkeiten, biologischen Auffälligkeiten oder außergewöhnlichen umweltbedingten Belastungen liegen.« (*Comer*, 1995, S. 675)
Das *Ziel einer Psychotherapie* besteht darin, an misslungenen oder nicht vollendeten Entwicklungsstufen und unangemessenen Lö-

sungen anzusetzen, die Chancen der verschiedenen Lebenskrisen zu nutzen und gemeinsam mit dem Patienten reife Lösungen zu erarbeiten. Hierfür gibt es verschiedene psychotherapeutische Methoden und Übungen.

Zur Aufstellung eines Behandlungsplanes und für die richtige Auswahl der einzelnen Übungen ist daher die genaue Exploration der genannten Entwicklungsphasen wichtig.

7. Patientenbericht: Dialog mit meiner Mutter

Zu Beginn der Sitzung berichtete ich ca. fünf Minuten über aktuelle Ereignisse anhand meiner Selbstbeobachtungsliste. Die Trennung von angstvergrößernden und *hilfreichen Gedanken* – zu schmerzlichen Kindheitserlebnissen – auf einem zweigeteilten Blatt war mir besonders wichtig. Mir wurde bewusst, dass ich mir häufig heute noch selbst durch Verallgemeinerungen, Selbstabwertungen und unbeantwortbare »Warum-Fragen« schlechte Gefühle erzeuge. Die zweite Spalte der hilfreichen Gedanken blieb dabei überwiegend leer. Ich möchte mich in der kommenden Woche verstärkt mit diesen hilfreichen Gedanken beschäftigen, mich mehr auf diese Seite konzentrieren und sie regelmäßig aufschreiben. In der heutigen Sitzung werde ich mich intensiver mit meiner unendlichen Wut auf meine Mutter, den noch nicht verheilten Wunden ihrer Schläge, Ihre Schikanen und Seelenverletzungen beschäftigen und nach Lösungen suchen, da ich diese Erfahrungen nicht an meine eigenen Kinder weitergeben darf. Meine Therapeutin schlägt mir die

Übung Elternvorstellung

vor. Mit feuchten Händen, Herzklopfen und einer körperlich spürbaren Veränderung meiner Stimme stehe ich auf und versetzte mich in die Person meiner Mutter, danach in die Rolle der Tochter. Obwohl es nur eine Übung war, hatte ich zeitweise ähnliche Gefühle wie im wirklichen Kontakt mit ihr. Ich spürte eine Mischung aus Hass und schlechtem Gewissen, begann zu weinen, wütend zu werden, mich hilflos zu fühlen. Durch therapeutische Unterstützung gelang es mir anschließend zum ersten Mal meiner vorgestellten Mutter gegenüber

Gefühle von Trauer, Hass, Wut und Schmerz im Rollenspiel

zu äußern. Ob ich dies im wirklichen Kontakt mit meiner Mutter tun will bzw. ob sie so damit umgehen könnte, wie ich mir das wünsche, möchte ich in den nächsten Wochen noch prüfen. Jedenfalls ist der Kloß im Magen verschwunden, und ich erlebe es als Befreiung, diese Gefühle nicht mehr verstecken, vermeiden, hinunterschlucken zu müssen, sondern sie aussprechen zu können. Gleichzeitig beschleicht mich die Befürchtung, dass ich es mir vielleicht nicht zutrauen könnte, mit meiner Mutter in dieser Form zu sprechen, weil ich nicht weiß, ob meine Mutter jemals Verständnis für meine Gefühle entwickeln wird. Möglicherweise jage ich einer falschen Erwartung an ihr Verständnis hinterher.

Zukünftig möchte ich mich eher mit der Frage beschäftigen, wie es mir gelingen kann, meine Mutter so zu akzeptieren, wie sie ist, und meine Energie für eine bessere Erziehung meiner eigenen Kinder zu verwenden.

Hilfreich ist es für mich, auftretende Probleme sofort anzusprechen und zu versuchen, sie als erwachsene Frau zu lösen. Bei dieser Vorstellung beschleicht mich etwas Angst. Hoffentlich habe ich trotzdem zum richtigen Zeitpunkt das nötige Selbstvertrauen.
In einem weiteren Rollenspiel äußere ich gegenüber meiner imaginären Mutter diese Angst. Ich fühle mich anschließend stärker und erwachsener, gleichzeitig bin ich am Ende der Sitzung auch traurig und ausgelaugt. Aber ich weiß, dass Therapie und Veränderung oft ein schmerzlicher Prozess ist. Bis zur nächsten Sitzung werde ich verstärkt den Kontakt mit meiner Mutter suchen, um die heutige erwachsene Beziehung weiter zu beobachten und aufzuschreiben.

(Gerlinde, 34 Jahre, Verkäuferin, Somatisierungsstörung, 21. Einzelsitzung)

C)
Beginn und Abschluss einer Psychotherapie – Integration der Übungen

Um abschließend zu demonstrieren, wie die beschriebenen Übungen sinnvoll in einen Behandlungsplan integriert werden können, möchte ich noch eine exemplarische Falldarstellung für eine verhaltenstherapeutische Psychotherapie sowie deren Fortführung und einen kurzen Behandlungsverlauf darstellen. Diese können gleichzeitig auch als Vorlage für eine Falldarstellung im Rahmen von Weiterbildung und Supervision verwendet werden. (Das S-O-R-K-C-Schema kann bei Bedarf noch ergänzt, die Stichpunkte des Behandlungsverlaufs ausformuliert werden.)
Anstelle eigener abschließender Bemerkungen möchte ich an dieser Stelle und auch noch als Abschluss dieses Kapitels einige Patienten zu Wort kommen lassen.

Was bedeutet Psychotherapie für Patienten?

Gegen Ende ihrer psychotherapeutischen Behandlung bitte ich die Patienten in der Regel, das wichtigste Merkmal ihrer Psychotherapie möglichst in zwei Sätzen zusammenzufassen. Im Folgenden habe ich einige der treffendsten Antworten zusammengestellt:

Einzeltherapie

Clara, 28 Jahre, Soziale Ängste: *Therapie ist wie ein* ***großer geputzter Spiegel****, den deine Therapeutin für dich putzt und der dir hilft, dich zu erkennen und dich so zu verändern, dass dein »Innen« (Gefühle und Gedanken) und »Außen« (Gefühls- und Körperausdruck) übereinstimmt.*

Jochen, 29 Jahre, Agoraphobie: In der Therapie ist es mir gelungen, ***neue Seiten*** *– Begabungen und Talente im seelisch-körperlichen Bereich – an mir zu erkennen und zu erproben, wohl wissend, dass die Therapeutin mich dabei unterstützt.*

Barbara, 48 Jahre, Depressionen: *Du übst zuerst in einem geschützten Raum neue Möglichkeiten, mit dir, der Welt und deinem Problem umzugehen – dann gehst du einen Schritt nach draußen und so lange* ***Schritt für Schritt*** *weiter, bis du das alles in deinem ganz normalen Alltag anwenden kannst.*

Kurt, 36 Jahre, Selbstunsichere Persönlichkeit: *Ich habe einen* ***Freiraum*** *vorgefunden, in dem ich mich in Mut üben konnte, meine Lebensgeschichte zu verarbeiten, mit meinen Ängsten umzugehen und meine eigenen Grenzen zu überschreiten, um zu sehen, was noch alles für Möglichkeiten in mir stecken.*

Gruppentherapie

Horst, 53 Jahre, Psychosomatische Beschwerden: *Gruppentherapie ist eine Gruppe von Menschen, die alle* ***das gleiche Ziel*** *haben: Probleme zu erkennen und gemeinsam zu lösen. Du lernst im Kreis von lieben Menschen, deinen Körper als deinen wichtigsten Besitz wahrzunehmen, deine eigene Persönlichkeit ernst zu nehmen, Stress abzubauen, Gefühle zuzulassen und zu zeigen, Schwierigkeiten abzubauen und Hemmschwellen zu senken.*

Eva, 33 Jahre, Sexueller Missbrauch: *Die Gruppe ist ein* ***geschützter Raum****, in dem du mit mehreren Menschen zusammen übst, durchspielst, probst, Gefühle erlebst und deinen Körper wieder spüren lernst. Durch gemeinsame Übungen auch außerhalb der Therapieräume wird aus den Trockenübungen Ernst.*

Bertram, 41 Jahre, Durchsetzungsprobleme, soziale Ängste: *In der Gruppe sind Leute, die in einer ähnlichen schwierigen Lebenssituation stecken wie ich und vor denen ich mich* ***nicht zu verstecken brauche****, weil ich weiß, dass sie mich nicht verletzen werden, denn sie haben selbst auch alle Angst vor Verletzungen.*

Angelika, 19 Jahre, Essstörungen: *Eine Gruppe ist eine* ***ideale Ergänzung*** *zur Einzeltherapie. Durch körperliche Übungen, Gefühlsübungen, Angst- und Mutübungen, Unsicherheits- und Selbstsicherheitsübungen kannst du im Kontakt mit anderen Menschen an dir selbst arbeiten.*

1. Exemplarische Falldarstellung Patient Z.

1. Angaben zur spontan berichteten Symptomatik

Der 31-jährige Patient berichtet über massive Kontaktstörungen mit sozialer Isolation, Angst und Unsicherheit im Umgang mit Menschen sowie über psychosomatische Reaktionen wie Erröten, Zittern, Schlafstörungen, Sprachstörungen, körperliches Unwohlsein usw. Die sozialen Ängste haben vor etwa 15 Jahren zunächst schleichend begonnen und sich seit ca. 2 1/2 Jahren massiv verstärkt. Nachdem dem Patienten das Aussetzen der anstehenden Beförderung angedroht worden war, begab er sich schließlich – aus Angst um seine Stelle – in psychotherapeutische Behandlung.

2. Lebensgeschichtliche Entwicklung des Patienten

Der Patient wuchs gemeinsam mit seinem um sechs Jahre älteren Bruder bei den Eltern auf. Er wurde als unerwünschtes Kind geboren. Der Geburtsverlauf war normal. Der Patient galt als entwicklungsverzögert ängstlich und schüchtern, ging nicht in den Kindergarten und wurde in der Grundschule wegen seiner Brille und den abstehenden Ohren gehänselt. Er bezeichnet seine Rolle als die des Prügelknaben. Er hat sich nie gewehrt und fühlte sich viel schwächer als Gleichaltrige, was schließlich immer mehr zur Vermeidung sozialer Situationen führte.

Die bei der Geburt 29-jährige **Mutter**, von Beruf Verkäuferin, konnte ihm keinen Halt geben. Sie wird als herrschsüchtig und schuldzuweisend beschrieben. Noch heute beschimpft sie den Patienten, wertet ihn ab und lässt seine Meinung nicht gelten. Gleichzeitig hat sie ihn mit der angstinduzierenden Haltung »ohne mich wärst du verloren«, jahrelang in einer demütigenden Art und Weise an sich gebunden. Derzeit bestraft sie ihn mit Schweigen.

Der bei Geburt 33-jährige alkoholabhängige **Vater** ist vor 3 Jahren verstorben. Der Patient hatte zu ihm eine bessere Beziehung. Er lebte sozial zurückgezogen, wurde ebenfalls von der dominieren-

den Mutter häufig abgewertet und war nicht in der Lage, sich durchzusetzen oder zu wehren. Der Vater betrieb einen Getränkemarkt, von dem er abends meist sehr spät nach Hause kam, auch um sich den ständigen familiären Spannungen zu entziehen. Der Vater verstarb ganz plötzlich vor vier Jahren.
Zum heute 37-jährigen **Bruder**, von Beruf Vertreter, hatte die Mutter eine akzeptierendere Beziehung. Er wurde schon immer deutlich bevorzugt, was den Patienten bis heute belastet und in ihm immer wieder das Gefühl der Benachteiligung auslöst. Der Bruder ist selbstbewusster und kann sich in sozialen Situationen besser durchsetzen. Der Kontakt zum Patienten beschränkt sich heute auf seltene Telefonate.

Schulische/berufliche Laufbahn:

Nach dem qualifizierenden Hauptschulabschluss absolvierte der Patient die Mittlere Reife, machte dann die Ausbildung zum Bürokaufmann mit einem sehr guten Ergebnis (Abschlussnote 1,2). Seit dieser Zeit arbeitet er in der Stadtverwaltung. Die Arbeit macht ihm Spaß, solange er nicht mit sozialen Situationen konfrontiert ist. Er vermeidet Versammlungen und Kundenkontakte. Seine Arbeit erledigt er sehr gewissenhaft. Als ihm die anstehende Beförderung zum zweiten Mal vorenthalten wurde und er wegen seines »kundenschädigenden Verhaltens« von seinem Chef gerügt wurde, entschloss er sich, einen Arzt aufzusuchen. Zur Zeit geht er mit Angstgefühlen in die Arbeit, da er sich wie bei einem »Spießrutenlauf« beobachtet fühlt. Gleichzeitig ist er aber auch dankbar, dass ihm bisher noch nicht gekündigt wurde.

Aktuelle Lebenssituation:

Der Patient lebt noch bei seiner Mutter, die ihn versorgt, jedoch mit ihm nahezu nur in abwertenden und kritisierenden Worten spricht. Der Patient hat keine Freunde und hatte bisher auch noch keine Partnerin. Er verbringt seine freie Zeit überwiegend grübelnd auf seinem Zimmer und sieht täglich mehrere Stunden fern.
Ressourcen: Den Lebensabschnitt während seiner Lehrzeit bezeichnet er als die erlebnisreichste Zeit seines Lebens. Er hatte damals Kontakt zu einem gleichaltrigen Auszubildenden. Sie besuchten gemeinsam Kurse in der Volkshochschule, hatten einen

Tenniskurs belegt und sich im *Alpenverein* angemeldet. Nachdem sein Bekannter in eine andere Stadt gezogen war, ließ der Patient diese Aktivitäten wieder einschlafen. Kurz nach Behandlungsbeginn entschied er sich wieder für einen Tenniskurs. Er möchte sich im nächsten halben Jahr eine *eigene Wohnung* suchen und ausziehen, da er es bei seiner Mutter nicht mehr aushält. Außerdem verfügt der Patient über eine, in letzter Zeit vernachlässigte, *Briefmarkensammlung,* die Fähigkeit, *Schach* zu spielen, und *Interesse an neuen Aktivitäten.*

3. Psychischer Befund

Der extrem ängstlich wirkende Patient fällt auch in der Therapiesituation durch ein deutliches soziales Defizit auf. Er saß zu Beginn wie ein Angeklagter im Patientenstuhl, verhaspelte sich häufig und sprach nur in Satzfetzen. Dies besserte sich jedoch von Sitzung zu Sitzung. Mit zunehmendem Vertrauen konnte schließlich eine tragfähige therapeutische Beziehung hergestellt werden.

Die ausgehändigten Fragebögen bestätigen das Ergebnis der Anamnese. Der Patient erzielte in der **Angst-Reiz-Liste** in allen Kategorien sehr hohe Angstwerte. Im **SCL 90-R** lag er im Bereich Unsicherheit im Sozialkontakt im Extrembereich. Leicht erhöht waren die Merkmale Depressivität, Ängstlichkeit und paranoides Denken. Im **FPI** erzielte der Patient bei Gehemmtheit und Introversion stark erhöhte Werte.

Aufgrund der geringen sprachlichen Differenziertheit und Ausdrucksfähigkeit des Patienten erschien eine testdiagnostische Abklärung notwendig. Im **Intelligenz-Struktur-Test** von *Amthauer* (IST-70 R) zeigte er teilweise an **Hochbegabung** grenzende Ergebnisse im mathematisch-technischen Bereich (rechnerisches Denken PR 99/Zahlenreihen PR 99,5), wogegen die sprachlichen Fähigkeiten leicht unter dem Durchschnitt lagen. Dennoch erzielte er ein überdurchschnittliches Gesamtergebnis mit einem **IQ von 115**.

Zur Abklärung möglicher cerebraler Funktionsstörungen wurden der **Benton-Test** sowie die **c.I.-Skala** durchgeführt. In beiden Tests erzielte der Patient überdurchschnittlich gute Ergebnisse, sodass sich keine Hinweise auf mögliche cerebrale Funktionsstörungen ergaben.

4. Somatischer Befund

Der Patient zeigt im Kontakt einen sichtbaren Tremor der meist schweißnassen Hände, einschließlich deutlicher körperlicher Unruhe. Bei einer Körpergröße von 1,69 Meter und einem Gewicht von 68 Kilogramm befindet er sich in einem guten körperlichen Allgemeinzustand.
Augen: seit Kindheit bestehende ausgeprägte Kurzsichtigkeit, derzeit 6 Dioptrin auf beiden Augen
Internistisch: ohne pathologischen Befund.
Neurologisch/Psychiatrisch: EEG ohne Befund/Selbstunsichere Persönlichkeit, allseits orientiert, adäquater Affekt bei geringer Schwingungsfähigkeit, angemessener Realitätsbezug, keine formalen oder inhaltlichen Denkstörungen, keine Wahrnehmungs- oder Ich-Störungen, keine Suizidgedanken.

5. Verhaltensanalyse

a) Bedingungsanalyse

Theoretisches Modell (Genese der Symptomatik): Aus der geschilderten lebensgeschichtlichen Entwicklung wird deutlich, dass der Patient die permanent erlebten Abwertungen seiner Mutter heute als Selbstabwertungen internalisiert hat und daher **kein adäquates Selbstwertgefühl** aufbauen konnte. Sätze wie »du taugst zu nichts, du wirst noch in der Gosse enden, dir ist die Blödheit ins Gesicht geschrieben« usw. haben bisher das Leben des Patienten als **internalisierte Lernprogramme** bestimmt. Hinzu kommt noch die emotionale Vernachlässigung in der Kindheit. Die deutliche Bevorzugung des Bruders ist eine weitere Ursache für die bestehende *Selbstwertproblematik.* Die pathologischen **Konfliktvermeidungsstrategien** des Vaters hatten sicherlich eine wichtige **Modellwirkung** für den Patienten. Bereits sehr früh erlebte er Angstreduktion durch sozialen Rückzug. Da er auch keine alternativen Angstbewältigungsstrategien vorgelebt bekam, entwickelte sich ein massives **soziales Defizit**. Aufgrund dieser mangelnden sozialen Kompetenzen hat der Patient sowohl bezüglich sozialer Ängste als auch hinsichtlich zwischenmenschlicher Konflikte ein umfangreiches Vermeidungsverhalten entwickelt, das zu Angstgeneralisierung und schließlich zur **sozialen Phobie** führte. Aufgrund mangelnder emotionaler Sicherheit und Defiziten im Bereich von Konfliktbewältigungsstrategien scheiterte bisher auch die notwendige Autonomieentwicklung

Auslösende und diskriminative Bedingungen: Derzeit ist nahezu jeder soziale Kontakt, auch am Telefon, für den Patienten angstauslösend und von massiven Stressreaktionen begleitet. Besonders angstauslösend sind fremde Menschen und der Umgang mit Autoritäten.
Der Patient fühlt sich derzeit in keiner sozialen Situation angstfrei. Im Kontakt mit zwei älteren Arbeitskollegen fühlt er sich wohler und hinsichtlich seiner Arbeitsleistung anerkannt.

b) Phänomenologie (Erlebnisebenen)

Kognitionen: »Ich bin unattraktiv und minderwertig, ich bin unsicher, mich mag keiner, ich bin unselbstständig, von meiner Mutter will ich nichts mehr wissen, ich ergreife keine Initiative, ich traue mich nicht, ich möchte es schaffen – ich weiß noch nicht wie, die anderen lächeln über mich, wenn ich so weiter mache, gehe ich unter« usw.
Emotionen: Unsicherheit, Angst, Hilflosigkeit, Einsamkeit, Traurigkeit.
Physiologie: Schwitzen, Zittern, Erröten, hohes Erregungsniveau.
Motorik und Verhalten: Defizite im Bereich sozialer Kompetenzen, leises undeutliches Sprechen in knappen Sätzen, Vermeidungsverhalten. Soziale Isolation.

c) Funktionsanalyse

- Eine wichtige **motivationale Funktion** für einen Behandlungserfolg ist sicherlich momentan die berufliche Situation des Patienten, da er nur dann Aussicht auf Beförderung haben wird, wenn es ihm gelingt, sich auf Kundenkontakte einzulassen und seine sozialen Ängste und Defizite abzubauen.
- Die bisher weitgehende Verschonung vor Kundenkontakten am Arbeitsplatz kann als **sekundärer Krankheitsgewinn** betrachtet werden.
- Eine deutliche Funktion des sozialen Rückzugs besteht in der damit verbundenen **Spannungsreduktion**.

- Als **Signalfunktion**, sein Leben zu ändern und lebenswerter zu gestalten, ist die geschilderte berufliche und private Gesamtsituation einschließlich der unbefriedigende Wohn-, Kontakt- und Verstärkersituation zu sehen.

6. Diagnose

Soziale Phobie (F 40.1) und soziale Defizite bei selbstunsicherer Persönlichkeit
DD: Ängstlich (vermeidende) Persönlichkeitsstörung (F 60.6)

7. und 8. Behandlungsziele, Behandlungsplan und Prognose:

a) Zur notwendigen Förderung des *Ablösungsprozesses*, der Autonomieentwicklung und *Selbstverantwortung* sind Übungen zur lebensgeschichtlichen Analyse und Verarbeitung, Rollenspiele bezüglich lebensgeschichtlich bedingter und aktueller Konfliktsituationen, sowie der Aufbau lebenspraktischer Fertigkeiten geplant.
b) Zum Aufbau *sozialer Kompetenzen* ist die Durchführung eines Kommunikations-, Konfliktbewältigungs- und Selbstsicherheitstrainings, z. T. in Einzel-, z. T. in Gruppensitzungen geplant.
Zum Abbau der *sozialen Ängste* sind Expositions- und Kontaktübungen in sensu und in vivo auch im Rahmen der geplanten Gruppentherapie, sowie Übungen zur Förderung der *emotionalen Wahrnehmungs- und Expressionsfähigkeit* vorgesehen. Diese Übungen finden in Kombination mit einem kognitiven und emotionalen Angstbewältigungstraining statt.
c) Zum Aufbau einer adäquaten *Kausal- und Kontrollattribution* und zur Reduzierung des erhöhten *Erregungsniveaus* sind Übungen zur Verbesserung der Körperwahrnehmung und des Körperbewusstseins sowie Entspannungsübungen geplant.
d) Zur Verbesserung des allgemeinen Wohlbefindens und der Lebensqualität ist der Aufbau von *Verstärkern und Aktivitäten* unter Nutzung der vorhandenen Ressourcen im Alltag vorgesehen.

Als **übergeordnete Störung** wird die Selbstwertproblematik betrachtet. Die **Behandlungsstrategie** ist sowohl als symptomorien-

tierte Strategie als auch als Strategie am Symptom vorbei konzipiert.
Die **Prognose** für eine verhaltenstherapeutische Behandlung ist aufgrund des hohen Leidensdrucks, der Compliance und Motivation des Patienten als günstig zu bewerten.
Aufgrund der Dauer der Symptomatik und des notwendigen Umfangs des beschriebenen Behandlungsplans erscheint eine Langzeitverhaltenstherapie einschließlich einer begleitenden Gruppentherapie zu den Themen Selbstsicherheit, Kontakt und Angstbewältigung erforderlich.

2. Exemplarische Falldarstellung Patient Z.

1. Wichtige Ergänzungen zum Erstantrag

- Im Laufe der bisher durchgeführten therapeutischen Sitzungen (24 Einzel- und 12 Gruppensitzungen) ist es dem Patienten gelungen, sich eine eigene Wohnung zu nehmen und damit auch die für ihn unerträgliche häusliche Situation in der Wohngemeinschaft mit der Mutter zu beenden.
- Nachdem er zunächst einen therapeutischen Brief an seinen Bruder geschrieben und diesen dann auch tatsächlich abgeschickt hatte, fand eine fruchtbare Aussprache mit ihm statt. Seit dieser Zeit hat sich der Kontakt zum Bruder wieder etwas verbessert, worüber der Patient sehr froh ist.
- Als neue Ressourcen kristallisierten sich in den Sitzungen die gute Merkfähigkeit des Patienten sowie sein Talent zu abstrahieren heraus. Besonders gut genutzt werden konnte seine Fähigkeit, seine Gedanken und Gefühle zu Papier zu bringen.

2. Zusammenfassung des bisherigen Therapieverlaufs

In den bisher durchgeführten Einzelsitzungen waren die oben genannten Themen **Ablösungsprozess von der Mutter, Aufbau sozialer Kompetenzen und Behandlung der sozialen Ängste** die

zentralen Inhalte für Rollenspiele, Selbstkontroll- und Selbstbeobachtungsmethoden, In-vivo-Übungen, Reizkonfrontation und Übungen zur emotionalen Wahrnehmungs- und Expressionsfähigkeit.
Der **Aufbau sozialer Kompetenzen** wurde sowohl in der Gruppe als auch in der Einzeltherapie durch In-vivo-Übungen (Einkaufen, Menschen ansprechen, Auskünfte erfragen, Telefonieren, gepflegte Kleidung einkaufen, Blickkontakt halten usw.) begonnen. Hierbei wurde deutlich, dass der Patient elementare Defizite aufweist, da er jahrelang nicht mehr einkaufen ging, sich körperlich nicht pflegte, notwendige Arzt-Besuche verschob etc. Inzwischen hat der Patient, der eine starke Akne aufweist, auch einen Termin beim Hautarzt vereinbart, sowie mehrere Augenarzt-Termine, um seine Sehfähigkeit zu überprüfen und eine neue Brille und Kontaktlinsen anpassen zu lassen. Beim Tragen von Kontaktlinsen verspürt der Patient weniger soziale Ängste als mit der Brille.
In der **Gruppentherapie** zum Thema *Aufbau von Selbstsicherheit, Kontakt und Angstbewältigung* nahm der Patient anfangs meist schweigend mit deutlich erhöhtem Erregungsniveau teil. Dies hat sich jedoch durch intensive Begleitbehandlung in den kombinierten Einzelsitzungen inzwischen bereits deutlich verbessert. Der Patient ist in der Lage, sich zu beteiligen, ab und zu auch Initiative zu ergreifen und sein Erregungsniveau zu reduzieren.

Der Patient äußert in seiner eigenen ***Bilanz:***

- Ich habe begonnen, mein **Selbstwertgefühl** zu verbessern, da es mir zunehmend mehr gelingt, mit meinen Ängsten umzugehen und mehr Mut zu haben, mich in das soziale Leben einzumischen. Dies bedarf jedoch noch längerer Übung.
- Ich habe wieder meine eigenen **Stärken** kennen gelernt: meine Lernfähigkeit, mein Durchhaltevermögen, meine Zuverlässigkeit, mein Gedächtnis, den Spaß am Fahrradfahren und körperlicher Bewegung. Besonders hilfreich ist es für mich, dass ich über alle Therapiestunden Berichte verfasse und sie als Stütze für mein weiteres Leben sammle.
- Ich habe wieder begonnen, meine **Freizeit** zu gestalten und mich zu einem Spanisch- und Tenniskurs angemeldet. Es ist jedoch noch dringend notwendig, neue **Kontakte** zu knüpfen.

Der Kontakt zu meinem Bruder gibt mir einen neuen familiären Rückhalt, ich möchte ihn weiter pflegen und meine Eifersucht weiter abbauen.
- Mein **Kommunikationsverhalten** hat sich bereits geringfügig gebessert. Ich muss jedoch noch dringend lernen, auf andere Menschen noch stärker einzugehen und auch noch mehr von mir selbst zu erzählen.
- Die Bewältigung von **Stresssituationen**, in denen ich plötzlich sprachlos werde und nicht mehr weiß, was ich sagen soll, ist ein weiteres wichtiges Ziel.
- Ebenso muss ich mich innerlich noch mehr von den abwertenden Sätzen meiner **Mutter**, die schon zu meinen eigenen geworden sind, lösen.

3. Beschreibung der weiteren Therapieziele und des Behandlungsplans

Da die im Erstantrag genannten Therapieziele nur teilweise bearbeitet werden konnten und der Patient sich erst zu Beginn seiner Veränderungsprozesse befindet, ist die Fortsetzung der begonnenen Behandlung dringend erforderlich. Die im Erstantrag genannten Therapieziele, ebenso wie die oben genannten, einschließlich Behandlungsplan, werden fortgesetzt:
- Fortführung des symptomorientierten Vorgehens bezüglich der sozialen Ängste, einschließlich **Reizkonfrontation** (Einzel- und Gruppentherapie)
- Beginn der Übungen zur **Körperwahrnehmung** und Fortsetzung von Entspannung
- Ergänzung der Methoden zur Verbesserung der **emotionalen Wahrnehmungs- und Ausdrucksfähigkeit**
- Fortsetzung des Aufbaus von Verstärkern und Aktivitäten unter Nutzung der vorhandenen **Ressourcen**, insbesondere auch im intellektuellen Bereich
- Erweiterung des Verhaltensrepertoires im Bereich der **Autonomieentwicklung**
- Fortsetzung der Inhalte der **Selbstsicherheitsgruppe**

Die **Prognose** für den Erfolg einer fortgeführten verhaltenstherapeutischen Behandlung ist aufgrund des nach wie vor bestehenden hohen Leidensdrucks, der sehr guten Compliance des Patienten (regelmäßiges Führen von Selbstkontroll- und Selbstbeobachtungslisten, Therapieberichte, pünktliches Erscheinen usw.) sowie seiner hohen Motivation als sehr günstig zu betrachten.

3. Falldarstellung – Behandlungsverlauf Patient Z.

Probatorische Sitzungen

1. bis 4. probatorische Sitzung – Anamnese:
- Exploration, Fragebögen (Lebenslauf, ARL, SCL, FPI)
- *Selbstbeobachtungsliste* (soziale Ängste, Stimmung usw.)
- Intelligenztest, cerebrale Funktionstests
- Abklärung der Therapiemotivation und Compliance

5. Probatorische Sitzung – Kassenantrag:
- gemeinsame Festlegung der Behandlungsziele und des Behandlungsplans und der Behandlungsstrategie

Psychotherapeutische Einzelsitzungen

1. bis 5. Sitzung
- Aufbau lebenspraktischer Fertigkeiten durch Rollenspiele (Gespräche mit Chef, Telefonate bezüglich der Wohnungssuche, Wünsche äußern, Vermietergespräche)
- Übungen zur kognitiven Angstbewältigung durch Aufbau hilfreicher Kognitionen (Therapiematerialien *Angstbewältigung/Katastrophengedanken*)
- Entspannungsübungen zur Reduzierung des Erregungsniveaus *(Reise durch den Körper*)*

Begleitende Übungsaufgaben zwischen den Sitzungen:
- Therapieaufgaben zwischen den Sitzungen zu o. g. Übungen, Schwerpunkte: **Angstbewältigung, lebenspraktische Fertigkeiten**

- Sitzungsberichte
- Führen einer *Selbstbeobachtungsliste* zur Symptomatik und den therapeutischen Übungsaufgaben (einschließlich *Beobachtungsbogen Entspannung**)

6. bis 10. Sitzung

- Fortsetzung von Entspannungsübungen und kognitiver Angstbewältigung sowie Förderung lebenspraktischer Fertigkeiten
- Förderung des Ablösungsprozesses durch Übungen zur Familienanalyse *(Biographiekarte, Familiensoziogramm)*
- Rollenspiele (Gespräch mit der Mutter bezüglich des geplanten Auszugs)
- Übungen zum Aufbau sozialer Kompetenzen. Reizkonfrontation: In-vivo-Übungen in Begleitung der Therapeutin (Einkaufen, Arzttermine vereinbaren, Auskünfte einholen, Kleidung aussuchen usw., Therapiematerial *Selbstsicherheitsfragebogen*, Information *Selbstsicherheit und Soziale Angst*)

Begleitende Übungsaufgaben zwischen den Sitzungen:

- Therapieaufgaben zwischen den Sitzungen zu o. g. Übungen, Schwerpunkte: **Ablösungsprozess, Selbstverantwortung, soziale Kompetenzen**
- Sitzungsberichte
- Führen einer *Selbstbeobachtungsliste*

11. bis 15. Sitzung

- Fortsetzung Entspannung, kognitive Angstbewältigung, Reizkonfrontation, Aufbau sozialer Kompetenzen
- Ressourcenorientierte Entspannungsübung *(Reise zu den Stärken*)*
- Beginn der begleitenden Gruppentherapie
- Übung zum Umgang mit unangenehmen Gefühlen bezüglich des bevorstehenden Umzugs *(Ich bin nicht allein, ich habe mich)*
- Therapeutischer Brief an den Bruder

Begleitende Übungsaufgaben zwischen den Sitzungen:

- Therapieaufgaben zwischen den Sitzungen zu o. g. Übungen. Schwerpunkte: **Erregungsniveau, Umgang mit Gefühlen, Selbstsicherheit**
- Sitzungsberichte
- Führen einer *Selbstbeobachtungsliste*

16. bis 25. Sitzung

- Fortsetzung Entspannung, kognitive Angstbewältigung, Reizkonfrontation, Aufbau sozialer Kompetenzen, Umgang mit Gefühlen
- Fortsetzung der Analyse der Lebensgeschichte (Übungen: *Elternvorstellung*, therapeutische Briefe an die Mutter und den verstorbenen Vater, Therapiematerial *Erziehersätze*)
- Rollenspiel: Kontaktaufnahme mit Bruder
- Rollenspiele zur Auseinandersetzung und zur Vorbereitung eines Konfliktgesprächs mit der Mutter (Therapiematerial *Problemanalyse*)

Begleitende Übungsaufgaben zwischen den Sitzungen:

- Therapieaufgaben zwischen den Sitzungen zu o. g. Übungen. Schwerpunkte: **Autonomieentwicklung, Kontaktaufnahme**
- Sitzungsberichte
- Führen einer *Selbstbeobachtungsliste*

26. bis 35. Sitzung

- Fortsetzung der bisherigen Interventionen
- Aufbau verstärkender Aktivitäten unter Berücksichtigung der neuen Wohn- und Lebenssituation (Malkurs, Schachclub, Briefmarkenverein, Computer, Verabredung mit Arbeitskollegin, Tennis)
- Selbstsicherheits- und Kommunikationsübungen bezüglich der Arbeitsplatzsituation (Arbeitskollegen, Chef)
- Aufbau adäquater Körperwahrnehmung sowie von Kausal- und Kontrollattribution durch Übungen zur körperlichen Aktivierung (Übung *Körperbild* und *Indianertrab*, sowie Fahrradfahren, Schwimmen usw., Information *Bewegung*)
- Bearbeitung der in der Gruppentherapie mobilisierten Emotionen

Begleitende Übungsaufgaben zwischen den Sitzungen:

- Therapieaufgaben zwischen den Sitzungen zu o.g. Übungen. Schwerpunkte: **Aufbau von Verstärkern, Körperwahrnehmung, Selbstsicherheit**
- Sitzungsberichte
- Führen einer *Selbstbeobachtungsliste*

36. bis 45. Sitzung

- Fortsetzung und Vertiefung der bisher durchgeführten Methoden
- Therapieabschluss: **3 therapeutische Sitzungen, 2 Katamnesesitzungen** (im Abstand von je 3 Monaten)

Begleitende Gruppentherapie (15 Sitzungen)

Im Folgenden werden nur die Übungen und Therapiematerialien erwähnt.

Übungen:

Party / Winken / Entspannungsstern**
Rücken an Rücken / Partner-Atmen* / Gefühlskreis**
Streicheleinheiten / Körperrhythmen / Das Befürchtete tun*
Selbstsicherheitsmaschine / Fixieren / Theaterprojekt

Daneben wurden Übungen zur kognitiven Angstbewältigung, Exposition in vivo, Kommunikation sowie Entspannungs- und Besinnungsübungen durchgeführt, die durch folgende Therapiematerialien ergänzt wurden:

Therapiematerialien

Information Gruppenablauf und Gruppenregeln / Erlebnisebenen**
Erfahrung mit unangenehmen Gefühlen / Angstbewältigung*
Grundbedürfnisse / Lob* / Selbstsicherheits-Fragebogen*
*Sympathie gewinnen / Wohlbefindlichkeitsprofil**
Verhaltensbeobachtung Selbstsicherheit

---

* (Die mit einem * versehenen Übungen und Therapiematerialien kann der Leser im Band *Basisübungen* finden.)

Abschließende Beurteilung

Dem Patienten ist es im Verlauf der durchgeführten 45 Einzel- und 15 Gruppentherapiesitzungen gelungen, sein Vermeidungsverhalten und die sozialen Ängste deutlich zu reduzieren und die für seine Lebensbewältigung notwendigen sozialen Fertigkeiten aufzubauen, sodass es ihm nunmehr bereits mehrmals möglich war, an seiner Arbeitsstelle im Parteiverkehr tätig zu sein. Er hat sich von seiner Mutter gelöst und distanziert, bewohnt eine eigene Wohnung und hat sich einen kleinen Bekanntenkreis durch seine Freizeitaktivitäten aufgebaut. Mit den Gruppenmitgliedern trifft er sich 14-tägig zum Stammtisch und fühlt sich dort akzeptiert, da besonders seine Fähigkeit, »das Wesentliche sagen zu können ohne viele Worte«, geschätzt wird. Er erlebt mehr Lebensfreude und seine Stimmung ist ausgeglichener.

Seit 4.2017 wurde im Rahmen der Änderung der Psychotherapielinien das Schema des Kassenantrags für die gesetzlichen Krankenkassen leicht verändert und verkürzt.
siehe Leitfaden PTV 3 der KVB, 2017

4. Patientenbericht – Abschlusssitzung

Heute bin ich das letzte Mal in diesen Räumen. Dieser Moment ist nicht vergleichbar mit anderen Situationen, in denen ich mich von vertrauten Menschen verabschiede. Ich bin froh und erleichtert, das letzte Mal hier sein zu können, und ich hätte nie gedacht, dass dies so möglich ist – denn das ist bei Freunden völlig anders. Anfangs hatte ich große Befürchtungen, von den Therapiesitzungen und meiner Therapeutin abhängig werden zu können. Wie dringend notwendig war mir so oft die Sitzung erschienen, als ich noch voll ungelöster Probleme war. Heute weiß ich mir selbst zu helfen, wenn Probleme auftauchen. Ich bin freier, unabhängiger, selbstbewusster geworden. Ich kenne die Auslöser meiner Ängste. Nicht mehr die Angst hat mich im Griff, sondern ich sie. Ich weiß heute genau, dass sie nur dann wiederkommen kann,

- *wenn ich unangenehme Situationen vermeide statt zu konfrontieren*
- *wenn ich meinen Körper missachte*
- *wenn ich meine Gefühle nicht ernst nehme und sie nicht ausdrücke*
- *wenn ich mich bei meiner Familie nicht erwachsen verhalte*
- *wenn ich nicht für ein Gleichgewicht zwischen Aktivität und Entspannung sorge*
- *wenn ich soziale Kontakte vernachlässige*

Ich weiß heute, dass die Angst ein Signal ist, das mich davor schützt, ungesund zu leben. Es ist mir sogar gelungen, mich etwas mit ihr anzufreunden, sie als Begleiterin, die auf mich aufpasst, zu schätzen.

Folgende elf Gebote habe ich mir für die Zukunft zusammengestellt:

1. *Laufe nicht vor unangenehmen Gefühlen davon, sondern lerne sie kennen, gehe durch sie hindurch und erkenne ihre Signale.*
2. *Dein Körper ist dein wichtigster Besitz, pflege ihn wie einen wertvollen Schatz.*
3. *Gib deinen Eltern nicht die Schuld, dass du so und nicht anders bist, löse dich von ihren belastenden Botschaften und übernimm für dich deine eigene erwachsene Verantwortung. Nahezu alle Eltern versuchen wohl, ihren Kindern ihr Bestes zu geben, und machen dabei auch immer Fehler. Nimm dies alles als wichtigen Teil deiner Entwicklung und Persönlichkeit hin und pflege heute – so gut es dir gelingt – eine erwachsene Beziehung zu deinen Eltern.*

4. *Statt zu fragen »warum habe ich das Problem« ist es für deine Lebensbewältigung hilfreicher zu fragen »wozu nützt dieses Problem, wie packe ich es an?«*
5. *Wenn ein Problem auftaucht, dann handle, anstatt mit tagelangem Grübeln wichtige Energien zu vergeuden.*
6. *Wenn du bemerkst, dass du dich wieder zu sehr nach der vermuteten Meinung anderer Menschen richtest und dich vernachlässigst, dann konzentriere dich verstärkt darauf, was dir selbst gute Körperempfindungen und Gefühle verschafft und stelle ein Gleichgewicht zwischen deinen und den Bedürfnissen anderer her.*
7. *Wenn du Angst verspürst, bleibe so lange in der Situation, bis sie wieder vorübergeht, anstatt zu flüchten – denn jede Angst hat einen Anfang und ein Ende.*
8. *Jedes Problem, das du in Zukunft erleben wirst, ist gleichzeitig auch eine Reifungs- und Entwicklungsaufgabe für dich.*
9. *Verbrauche keine sinnlosen Energien, um dich für Fehler zu rechtfertigen. Es ist besser für dich, zu Fehlern zu stehen und dich im Bedarfsfall zu entschuldigen. Andere Menschen sind froh, dass auch du nicht vollkommen bist und ebenso wie sie Fehler machst, das macht dich menschlich und liebenswert.*
10. *Finde den Sinn deines persönlichen Lebens in dir selbst. Finde deinen Platz und deine ganz persönlichen Aufgaben in diesem Leben und betrachte dich als kleinen wichtigen Teil eines großen, auch mit deiner Hilfe funktionierenden Räderwerks.*
11. *Du bist nicht allein, du hast ja dich!*

(Cornelia, 31 Jahre, Grundschullehrerin, ledig, Angstpatientin, 30 Einzel- und 15 Gruppensitzungen)

Auswertung: Kurztest – Sozialangst
Wie groß ist Ihre Angst vor anderen?

Ermitteln Sie die Gesamtwerte der Rubriken »Angst«, »Vermeidung« und »Physiologie« und zählen Sie diese zusammen: Angstwert … + Vermeidungswert … + Physiologiewert … = Gesamtwert

Wenn Ihr Wert **unter 19** Punkten liegt, brauchen Sie sich keine weiteren Gedanken zu machen. Liegt Ihr Wert deutlich **über 19**, dann leiden Sie wahrscheinlich unter Ihrer Schüchternheit oder Sozialangst und sollten überlegen, ob Sie sich nicht durch therapeutische Hilfe von diesen Belastungen befreien wollen. Bei Werten **über 40** sprechen Psychologen von einer »Sozialphobie«, die das Leben der Betroffenen drastisch behindert und auf jeden Fall behandelt werden sollte.

Musikempfehlungen

Emotional stimulierende Musik

Deborah Henson-Conant: Congratulations, You made it so far
Neil Diamond: Dear Father / Lonely Looking Sky
Herbert Grönemeyer: Männer
Karl Jenkins: Adiemus
Michael Kunze und Sylvester Levay: Ich gehör nur mir, aus: Musical Elisabeth
Jacques Offenbach: Barcarole, aus: Hoffmanns Erzählungen
Maurice Ravel: Bolero
Tanita Tikaram: Only the ones we love
Giuseppi Verdi: Deine Heimat die Provence, aus: La Traviata
Pe Werner: Kribbeln im Bauch

Entspannungsmusik

Frederic Chopin: Prelude »Regentropfen«
C. Deuter: Wind and mountain
Kitaro: Tunhuang / Lord of the Wind / Free Flight / Tao
Franz Schubert: Ständchen / Entr' acte Nr. 2 aus Rosamunde

Robert Schumann: Träumerei
Sigi Schwab: CD: Guitar Special, Meditation Vol. 2
Friedrich Smetana: Die Moldau aus: Zyklus »Mein Vaterland«
Vangelis: Hymne / Reve / Le singe bleu / L'ours musicien

Rhythmische Musik:

The Carnival in Rio: CD: 20 Street Sambas
Harry Belafonte: Jamaica Farewell
Antonin Dvořák: Slawische Tänze
Gipsy Kings: Bamboleo
Modest Mussorgsky: Der Jahrmarkt von Soroschintzi
Rednex: Cotton Eye Joe
Gioachino Rossini: Soldatentanz, aus: Wilhelm Tell
Franz Schubert: Ballettmusik Nr. 2 aus Rosamunde
Paul Simon: Graceland
Guem et Zaka: CD: Best of Percussion I / Best of Percussion II

Gesamtverzeichnis der **Übungen**
Basis-Band (1) und Aufbau-Band (2)

* 1= Band Basisübungen / 2 = Band Aufbauübungen

Gesamtverzeichnis der **Therapiematerialien** Basis-Band (1) und Aufbau-Band (2)

* 1 = Band Basisübungen / 2 = Band Aufbauübungen

Info. Selbstsicherheit	Selbstsicherheit	2	89
Information Umgang mit Angst	Angst	2	210
Katastrophengedanken	Angst	2	206
Körperanalyse	Körperbewusstsein	2	145
Körper-Fragen	Körperwahrnehmung	1	175
Körperliche Aktivitäten	Körperbewusstsein	2	146
Kurztest Sozialangst	Selbstsicherheit	2	86
Lob	Gefühle	1	232
Problemanalyse	Angst	2	201
Psychotherapie – Information	Therapie	1	263
Pulskarte	Körperbewusstsein	2	144
Ressourcen-Erforschung	Lebensgeschichte	2	275
Rückmeldung	Selbstsicherheit	2	87
Selbstbeobachtungsliste	Körperbewusstsein	2	142
Selbstsicherheits-Fragebogen	Selbstsicherheit	2	84
Sinneskanäle	Körperwahrnehmung	1	171
Sympathie gewinnen	Selbstsicherheit	2	83
Therapie-Informationen	Therapie	1	248
Verhaltensbeob. Selbstsicherheit	Selbstsicherheit	2	82
Werte-Hierarchie	Lebensgeschichte	2	274
Wohlbefindlichkeitsprofil	Entspannung	1	127
Zielanalyse	Selbstsicherheit	2	88
Zufriedenes Dasein	Entspannung	1	126

Literatur

Albert-Wybranietz, K. (1983). Jeder ist eine Blüte. In: Die Farben der Wirklichkeit. lucy körner verlag. Fellbach

Ambühl, H.; Meier, B.; Willutzki, U. (2006). Soziale Angst verstehen und behandeln. LL145. Klett-Cotta. Stuttgart

Bandler, R.; Grinder, J.; Satir, V. (2002). Mit Familien reden. Gesprächsmuster und therapeutische Veränderung. 2006 Klett Cotta. Stuttgart

Bartmann, 1. (1991). Laufen und Joggen – zur Bewältigung psychischer Probleme. Trias-Verlag. Stuttgart

Boal, A.; Spinu, M.; Thorau, H. (2007). Theater der Unterdrückten. Suhrkamp. Frankfurt

Brasch, C.; Richberg, I.-M. (1990). Die Angst aus heiterem Himmel. Mosaik Verlag. 2006 München

Brem-Gräser, L. (2006). Familie in Tieren. Die Familiensituation im Spiegel der Kindererziehung. Reinhard. München

Butollo, W. (2000). Die Angst ist eine Kraft. Beltz. München

Clement, U.; Löwe, B. (1996). Fragebogen zum Körperbild (FKB-20). Hogrefe. Göttingen

Comer, R. J. (1995/2008). Klinische Psychologie. Spektrum Akademischer Verlag. Heidelberg

Darwin, C. (1965). The expression of emotions in man and animals. Chicago: University of Chicago Press. (Erstausgabe 1872)

Deutsche Gesellschaft für Verhaltenstherapie (1996). Verhaltenstherapie und Körperarbeit. In: Verhaltenstherapie u. Psychosoziale Praxis (2/96)

Disse, O. (2004) Wie Körpertherapie im Rahmen kognitiver Verhaltenstherapie stattfinden kann. In: Zeitschrift Psychotherapie. Bd. 9, Heft 2. (S. 219–229). CIP-Medien. München

Downing, G. (2000). Körper und Wort in der Psychotherapie. München. Kösel

Ellis, A. (2004). Die rational-emotive Verhaltenstherapie. Reflexionen und Neubestimmungen. Pfeiffer bei Klett-Cotta. Stuttgart

Erikson, E. H. (1963/1976). Kindheit und Gesellschaft. (6. Aufl.). Klett-Cotta. Stuttgart

Faber F. R.; Haarstrick R. (2005). Kommentar Psychotherapie – Richtlinien. Urban u. Fischer b. Elsevier

Feldenkrais, M. (1978). Bewußtheit durch Bewegung. Der aufrechte Gang. Suhrkamp. Frankfurt a. M.

Feldhege, F. und Krauthan, G. (1979), Verhaltenstrainingsprogramm zum Aufbau sozialer Kompetenz. Springer. Berlin

Fichter, M. (2009). Magersucht und Bulimie. Mut für Betroffene, Angehörige und Freunde. Karger. Freiburg

Fiedler, P. (2005). Verhaltenstherapie in Gruppen. Beltz. Psychologie Verlagsunion. Weinheim

Franke, A.; Möller, H. (1993). Psychologisches Programm zur Gesundheitsförderung. Quintessenz. München

Freyberger, H. J.; Stieglitz, R.-D. (2005). Kompendium der Psychiatrie und Psychotherapie. Karger. Basel

Gerber, W. D.; Miltner, W.; Birbaumer, N.; Haag, G. (1989). Konkordanztherapie. Röttger. München

Gerrig, R.J. & Zimbardo, G. (2008). Psychologie. Pearson Studium. München

Goleman, D. (1995). Emotional Intelligence. Why it can matter more than IQ. Bantam Books. New York

Görlitz, G. (1994). Stottern – Entstehung und Behandlung. In Sulz, S.K.P. (Hrsg.) Das Therapiebuch. CIP Medien München

Görlitz, G. (2018). Psychotherapie für Kinder und Familien – Übungen und Materialien für die Arbeit mit Eltern und Bezugspersonen. Klett-Cotta. Stuttgart, 6. Auflage

Görlitz, G. (2019). Psychotherapie für Kinder und Jugendliche – Erlebnisorientierte Übungen und Materialien. Klett-Cotta. Stuttgart, 8. Auflage

Görlitz, G. (2017). Körper und Gefühl in der Psychotherapie. Basisübungen. Klett-Cotta. Stuttgart, 8. Auflage

Görlitz, G. (2018). Selbsthilfe bei Depressionen. Klett-Cotta. Stuttgart, 6. Auflage

Grawe, K. (1995). Grundriß einer allgemeinen Psychotherapie. In: Psychotherapeut 40: 130–145

Grawe, K. (1998). Psychologische Therapie. Hogrefe. Göttingen

Grawe, K. (2004). Neuropsychotherapie. Hogrefe. Göttingen

Grawe, K.; Donati R.; Bernauer F. (1994). Psychotherapie im Wandel. Von der Konfession zur Profession. Hogrefe. Göttingen

Greenberg, L. S. und Safran, J. D. (1987). Emotion in psychotherapy: Affect, cognition and the process of change. Guilford. New York

Greenberg, L. S. (2006) Emotionsfokussierte Therapie. Dgvt-Verlag

Gross, W. (1984). Finde ich meinen Körper, so finde ich mich. Herder. Freiburg

Halpern, H. (2008). Festhalten oder Loslassen. Wie Eltern die Beziehung zu ihren erwachsenen Kindern gestalten können. Isko-Press. Hamburg

Halpern, H. (2006). Abschied von den Eltern. Isko-Press. Hamburg

Hand, I. (1986). Verhaltenstherapie und kognitive Therapie in der Psychiatrie. In: Kisker, H. et. al. Psychiatrie der Gegenwart; Band 1. Springer. Berlin

Heinrichs, N.; (2007). Ratgeber Panikstörung und Agoraphobie. Hogrefe. Göttingen

Hinsch, R. & Pfingsten, U. (2007). Gruppentraining sozialer Kompetenz. Beltz PVU. Weinheim

Hippler, B. (1994). Angst- und Panikstörungen. Sulz, S. K. D. (Hrsg.) Das Therapiebuch. CIP- Medien. München

Hippler, B. u. Görlitz, G. (2001). Selbsterfahrung in der Gruppe. Person- und patientenorientierte Übungen. Pfeiffer bei Klett-Cotta. Stuttgart

Hirzel, G. (1986). IFT-Materialien 6., Fitness für Jeden. Mit Spaß und Freude zu mehr Bewegung. Röttger Verlag. München

Hoffmann, N. (1990). Verhaltenstherapie und kognitive Verfahren. Was sie kann, wie sie wirkt und wem sie hilft. PAL Verlagsgesellschaft. Mannheim

ICD-10. (2008). Internationale Klassifikation psychischer Störungen. Klinisch diagnostische Leitlinien. Huber. Bern

Izard, C. E. (1994). Die Emotionen des Menschen. Psychologie Verlagsunion. Weinheim

Joraschky, P.; Loew, T.; Röhricht, F. (2008). Körpererleben und Körperbild: Ein Handbuch zur Diagnostik. Schattauer. Stuttgart

Kanfer, F. H.; Reinecker, H.; Schmelzer, D. (1991/1996/2004). Selbstmanagementtherapie. 2. überarbeitete Auflage. Springer-Verlag. Berlin-Heidelberg

Klinkenberg, N. (2000). Feldenkrais-Pädagogik und Körperverhaltenstherapie. Pfeiffer bei Klett-Cotta. Stuttgart

Lammers, C.-H. (2007). Emotionsbezogene Psychotherapie. Schattauer. Stuttgart.

Lazarus, A. (1978). Multimodale Verhaltenstherapie. Fachbuchhandlung für Psychologie. Frankfurt

Lazarus, A. (1985). Ich kann wenn ich will. dtv. München

Leitfaden PTV 3 der KVB, 2017

Maaser, R.; Besuden, F.; Bleichner, F.; Schüfi, R. (1994). Theorie und Methoden der körperbezogenen Psychotherapie. Kohlhammer. Stuttgart

Margraf, J. (Hrsg.) (1996/2008). Lehrbuch der Verhaltenstherapie. Band 1: Grundlagen. Springer. Berlin

Margraf, J. (Hrsg.). (1996/2000). Lehrbuch der Verhaltenstherapie. Band 2: Störungen. Springer. Berlin

Margraf, J. und Schneider, S. (1989). Panik. Angstanfälle und ihre Behandlung. Springer. Berlin

Marschall J. R. (1994). Social Phobia, New York

Mathews, A.; Gelder, M.; Johnston, D. (1994) Platzangst. Ein Übungsprogramm für Betroffene und Angehörige. Karger. Basel

McAdams D. P. (1996). Das bin ich. Wie persönliche Mythen unser Selbstbild formen. Kabel Verlag. Hamburg

McKay, M.; Wood, J.C.; Brantley, J.; McKay, M. (2008). Starke Emotionen meistern. Dialektische Verhaltenstherapie in der Praxis. Junfermann. Frankfurt

Nuber, U. (1996). Es begann als Diät und wurde zum Hobby. In: Psychologie heute. 9/96: 20–27

Nuber, U. (1997). Body Bilder. In: Psychologie heute. 9/97: 21–27

Oerter, R.; Montada, L. (1995/2002). Entwicklungspsychologie. Ein Lehrbuch. Beltz. Psychologie Verlags Union. Weinheim

Pauli, P.; Rau, H.; Birbaumer, N.; Biologische Grundlagen der Verhaltenstherapie. In: Margraf, J. (Hrsg.). (1996). Lehrbuch der Verhaltenstherapie. Band 1: Grundlagen. Springer. Berlin

Plutchik, R. (1980). Emotion: A psychoevolutionary synthesis. Harper & Row. New York

Rabaioli-Fischer, B. (2007) Frühe Gefühle: Die Bearbeitung der Lebensgeschichte in der Psychotherapie. Dustri. Oberhaching

Reinecker (2005). Grundlagen der Verhaltenstherapie. Beltz. Psychologie Verlagsunion. Weinheim

Revenstorf, D. (1996) Verhaltenstherapie und andere Therapieformen. In: Margraf, J. (Hrsg.). Lehrbuch der Verhaltenstherapie. Band 1: Grundlagen. Springer. Berlin

Ritzdorf, W. (1994). Bewegung. Broschüre aus der TK-Schriftenreihe. Hamburg

Röhricht, F. (2000). Körperorientierte Psychotherapie Psychischer Störungen. Hogrefe. Göttingen

Rösler, H.-D.; Szewczyk, H.; Wildgrube, K. (1996). Medizinische Psychologie. Spektrum Lehrbuch. Spektrum Akademischer Verlag. Heidelberg

Salter, A. (1949). Conditioned reflex therapy. Capricorn. New York

Satir, V. (1975/2007). Selbstwert und Kommunikation. Familientherapie für Berater und zur Selbsthilfe. 16. Aufl. Klett-Cotta. Stuttgart

Schilder, P. (1935). The image and appearance of the human body. Kegan. London

Schmitz, B.; Schuhler, P.; Handke-Raubach, A.; Jung, A. (2001). Kognitive Verhaltenstherapie bei Persönlichkeitsstörungen und unflexiblen Persönlichkeitsstilen. Pabst Science Publishers. Lengerich

Schröder, H. (1997). Identitätsarbeit im gesundheitspsychologischen Kontext. In: Zeitschrift Klinische Verhaltensmedizin und Rehabilitation. 3, 97: 65–72

Schubert, A. Das Körperbild in der Verhaltenstherapie. In: Verhaltenstherapie u. Psychosoziale Praxis 2/9): 203–215

Schwäbisch, L.; Siems, M. (1978). Anleitung zum sozialen Lernen für Paare, Gruppen und Erzieher. Rowohlt. Reinbek bei Hamburg

Siems, M. (1986). Dein Körper weiß die Antwort. Rowohlt. Reinbek bei Hamburg

Stangier, U.; Clark, D. M.; Ehlers, A. (2006). Soziale Phobie. Hogrefe. Göttingen

Steurer J. et al. (1995). Hyperventilationssyndrom. Thieme. In: Deutsche Medizinische Wochenschrift 120: 884–889

Stevens, J. O. (1977). Die Kunst der Wahrnehmung. Übungen der Gestalttherapie. Chr. Kaiser Verlag. München

Sulz, S. K. D. (1994). Strategische Kurzzeittherapie. CIP-Medien. München

Sulz, S. K. D. (Hrsg.) (2000). Von der Kognition zur Emotion. Psychotherapie mit Gefühlen. CIP-Medien. München

Sulz, S. K. D. (Hrsg.) (2002). Familien in Therapie. Grundlagen und Anwendung kognitiv-behavioraler Familientherapie. CIP-Medien. München

Sulz, S. K. D.; Schrenker, L.; Schricker, C. (Hrsg.) (2005). Die Psychotherapie entdeckt den Körper. CIP-Medien. München.

Techniker Krankenkasse. (1995). Balance. TK-Schriftenreihe. Hamburg

Teegen, F. (1994). Körperbotschaften. rororo. Hamburg

Thiel, A.; Paul, T. (2008). Kognitive Verhaltenstherapie bei Anorexia und Bulimia nervosa. Beltz PVU. Weinheim

Toman, W. (1980). Familienkonstellationen. Ihr Einfluß auf den Menschen und sein soziales Verhalten. Beck. München

Ullrich R.; de Muynck R. (2003), ATP 2. Einüben von Selbstvertrauen – Grundkurs. Pfeiffer bei Klett-Cotta. Stuttgart

Vocks, S. & Legenbauer, T. (2005). Körperbildtherapie bei Anorexia und Bulimia Nervosa. Hogrefe. Göttingen

Wagner-Link, A. (2005). Verhaltenstraining zur Stressbewältigung. Pfeiffer bei Klett-Cotta. Stuttgart

Wildman, F. (1995). Feldenkrais. Übungen für jeden Tag. Frankfurt a. M.

Wittchen, H.-U. et al. (1995). Angst. Karger. Freiburg

Wlazlo, Z. (1995). Soziale Phobie. Karger. Basel

Wurm, F. »Der aufrechte Gang«; dt. Version Franz Wurm. Audiothek Ex Libris CWO 7037

Yalom, I. D. (2007). Theorie und Praxis der Gruppenpsychotherapie. Ein Lehrbuch. Klett-Cotta. Stuttgart

Zimbardo, Ph. G. (1995). Psychologie. Lehrbuch. Springer. Berlin

Zimbardo, G. & Gerrig, R.J. (2004). Psychologie. 16. aktual. Aufl. Pearson Studium. München